刮痧拔罐

养生治病一本通

主编　周建党（主任医师）
　　　凌　云（中医讲师）

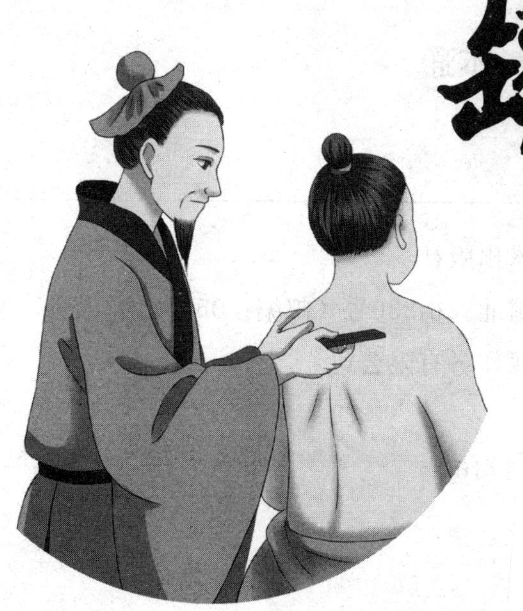

河北科学技术出版社
·石家庄·

图书在版编目（CIP）数据

刮痧拔罐养生治病一本通 / 周建党，凌云主编. ——石家庄：河北科学技术出版社，2012.4（2020.11重印）

ISBN 978－7－5375－5169－4

Ⅰ. ①刮… Ⅱ. ①周… ②凌… Ⅲ. ①刮搓疗法②拔罐疗法 Ⅳ. ①R244

中国版本图书馆CIP数据核字(2012)第060443号

刮痧拔罐养生治病一本通

周建党　凌　云　主编

出版发行：河北科学技术出版社
地　　址：石家庄市友谊北大街330号（邮编：050061）
印　　刷：三河市金泰源印务有限公司
经　　销：新华书店
开　　本：710×1000　1/16
印　　张：19
字　　数：230千字
版　　次：2012年6月第1版
印　　次：2020年11月第2次印刷
定　　价：89.00元

前　言

随着社会的进步、经济的发展，生活水平的大幅度改善，人们的保健意识也逐渐加强，越来越多的人开始关注自己、家人、朋友的健康，开始寻求一种无毒副作用、有效而经济的养生治病之法。

俗话说“刮痧、拔罐，病去一半”。拔罐、刮痧疗法是我们祖先传承下来的治病养生法，历史悠久，源远流长，而且效果显著。

刮痧是通过手指、刮板或针具等来开泄皮肤毛孔，刺激皮下毛细血管和神经末梢，通络经脉，流通气血，调节脏腑功能，发挥各种正常调节功能，达到排除痧气病邪、祛病强身的保健治疗目的。

拔罐是以各种罐为工具，利用燃油、抽气等方法排除罐中的空气，造成罐内负压使其吸附于人体特定穴位，通过对经络、穴位的吸拔作用，将毛孔吸开并使皮肤充血，使体内的病理产物从皮肤毛孔中被吸出体外，最终达到扶正祛邪、调理阴阳、调节脏腑、散寒除湿、行气活血的目的。

为了满足人们治病和养生的需求，解除对养生的困惑，我们潜心于博大精深的中医文化，四处走访专家，八方查阅资料，编撰了这本《刮痧拔罐养生治病一本通》。本书详细介绍了刮痧、拔罐的基本常识和方法，为使得刮痧拔罐更富有针对性，还特别介绍了通过罐斑、刮拭局部等方式来测试自己的健康状况和体质，然后进

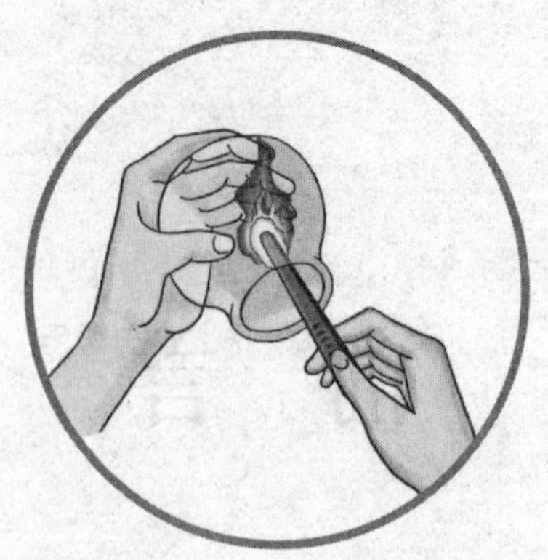

一步对修复亚健康、调治疾病做了详细指导。此外，为满足广大爱美女性的需求，特别设置了美容塑身专题，《刮痧拔罐养生治病一本通》让你收获健康的同时，由内而外美起来。

本书语言通俗，即使从零开始，你也能一看就懂；图文并茂，边养生边美容，你也能成为养生能手；对症调治，“手到病自除”的奇迹也能经由你自己的双手去创造！

编　者

目 录

第一章 明常识，刮痧拔罐与养生 / 002

第一节 刮痧常识须知 / 004

刮痧疗法的作用 / 004
选对用具巧刮痧 / 006
刮痧板的3种用法 / 011
掌握刮痧体位 / 013
谨记刮痧要点 / 015
刮痧6个步骤 / 018
常见四大刮痧疗法 / 020
刮痧紧急须知 / 026
晕刮如何处理 / 027

第二节 拔罐常识须知 / 028

拔罐疗法的四大作用 / 028
常用罐具的主要特点 / 030
拔罐常用的辅助材料 / 034

拔罐的十大操作流程 / 037
拔罐常用的5种体位 / 039
不同瘀点不同病况 / 041
拔罐的适应证与禁忌证 / 043
拔罐须知的注意事项 / 045

第二章　亚健康，刮痧拔罐与保健 / 048

第一节　刮痧有妙方，调治亚健康 / 050

焦虑烦躁 / 050
腰酸背痛 / 052
手足怕冷 / 054
心神不安 / 056
益气通便 / 058

第二节　拔罐有奇方，调治亚健康 / 060

失眠 / 060
脾胃不和 / 062
犯迷糊 / 064
晕车船 / 066
气短 / 068
酸软 / 070
肾虚 / 072
足跟痛 / 074

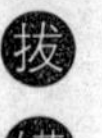
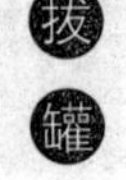

第三章 炫美丽，刮痧拔罐与养颜瘦身 / 076

第一节 由内而外，刮痧让你美得自然 / 078

防 皱 / 078
美 白 / 080
美 发 / 082
美 颈 / 084
丰 胸 / 086
纤 腰 / 088
美 腿 / 090
减 肥 / 092

第二节 无微不至，拔罐让你容颜靓丽 / 094

雀 斑 / 094
黄褐斑 / 096
眼 袋 / 098
皮肤粗糙 / 100

第四章 除疾患，刮痧拔罐与治病 / 102

第一节 刮痧拔罐调治内科病 / 104

感 冒 / 104
发 热 / 108

偏头痛 / 112
腹　泻 / 114
支气管哮喘 / 117
糖尿病 / 123
高脂血症 / 127
心绞痛 / 131
胃下垂 / 135
消化性溃疡 / 138

第二节　刮痧拔罐驱除外科病 / 142

落　枕 / 142
颈椎病 / 145
慢性腰肌劳损 / 149
腰椎间盘突出症 / 153
风湿性关节炎 / 157
痔　疮 / 160
脱　肛 / 164

第三节　刮痧拔罐击败妇科病 / 168

月经不调 / 168
痛　经 / 172
闭　经 / 176
带下病 / 179
外阴瘙痒 / 182
盆腔炎 / 185

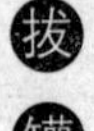

妊娠呕吐 / 189
产后缺乳 / 192
乳腺增生 / 195
更年期综合征 / 198

第四节　刮痧拔罐调治男科病 / 202

遗　精 / 202
早　泄 / 206
阳　痿 / 209
前列腺炎 / 213
前列腺增生 / 217

第五节　刮痧拔罐远离儿科病 / 220

小儿高热 / 220
小儿惊风 / 223
婴幼儿腹泻 / 226
百日咳 / 229
小儿厌食症 / 233
小儿遗尿症 / 236
儿童多动症 / 239

第六节　刮痧拔罐调治皮肤病 / 243

荨麻疹 / 243
湿　疹 / 247
带状疱疹 / 250

皮肤瘙痒症 / 254
神经性皮炎 / 257
白癜风 / 260
过敏性鼻炎 / 264

第七节　刮痧拔罐扫除五官病 / 267

红眼病 / 267
青光眼 / 270
近视眼 / 274
鼻窦炎 / 277
慢性咽炎 / 280
耳　鸣 / 283
耳　聋 / 287
牙　痛 / 291

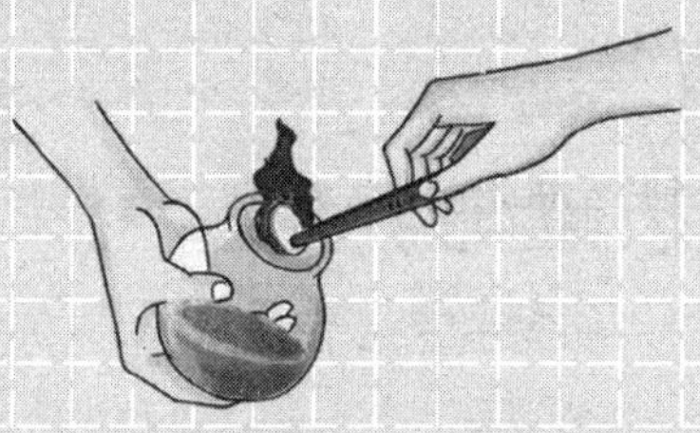

GUASHA BAGUAN YANGSHENG ZHIBING YIBENTONG

第一章

明常识，刮痧拔罐与养生

刮痧、拔罐主要传授有病治病，无病强身的中医传统养生秘法。那么刮痧、拔罐到底有什么样的作用？拔罐、刮痧的常识及操作方法有哪些？如何采取正确体位？哪些人适合拔罐？晕刮应如何处理？以及刮痧、拔罐所选用的工具有哪些？本章将为你一一解答，让你打消对刮痧拔罐养生的疑惑。

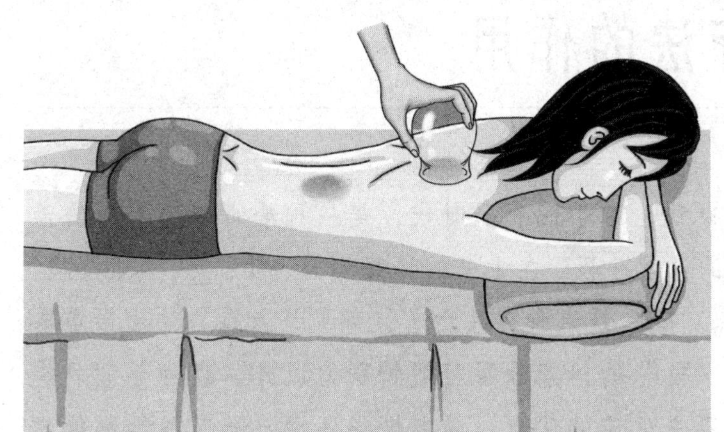

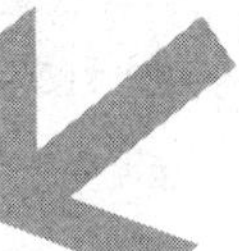

◉第一节　刮痧常识须知

◉第二节　拔罐常识须知

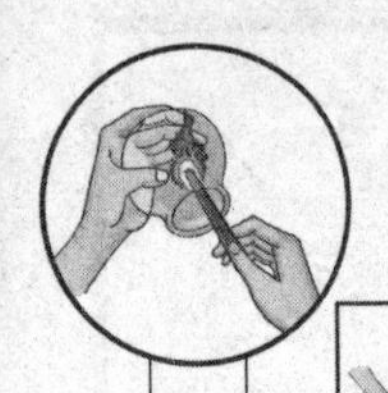

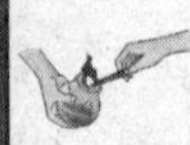

第一节　刮痧常识须知

刮痧疗法的作用

刮痧古称砭法，源于旧石器时代，是一种最古老而有效的治疗方法。中医的治疗手段，在古书的记载为砭、针、灸、药、按跷、导引六种方法。“砭”是六种方法之首，可见是六种方法中最重要的方法。除了“砭”的治疗效果可能特别好以外，还由于它具有简单直接、无不良反应的优点，只要懂得医理，随时随地都能为人治病，是最方便的医疗方法，因此被古人将之列为各种治病方法之首。

现代刮痧是在中医的脏腑经络学说和生物全息理论的指导下进行的，主要功能是增强自身的康复能力。用具有刮痧板和刮痧油，刮痧板有水牛角制品和玉石制品两种。水牛角本身就具有清热解毒、活血软坚的作用；玉性味甘平，入肺经，润心肺、清肺热。据《本草纲目》记载，玉具有清音哑、止烦渴、定虚喘、安神明、滋养五脏六腑的作用，是具有清纯之气的良药，玉石含有人体所需的多种微量元素，有滋阴清热、养神宁志、健身祛病的作用；刮痧油全系采用天然植物药材，经最新科技提炼浓缩调配而成，具有清热解毒、活血化瘀、开泄毛孔、疏通经络、排毒驱邪、消炎镇痛、保护皮肤、预防感染的功效。

刮痧的适应范围十分广泛，经临床验证：凡针灸、按摩、气功能解决的病症，用刮痧法也能解决。刮痧主要起到以下几个方面的作用：

（1）**调节阴阳** 阴阳是中医理论的基本核心。人体在正常的情况下，保持着阴阳相对平衡的状态。如果因七情六淫以及跌打损伤等因素使阴阳的平衡遭到破坏时，就会导致“阴胜则阳病，阳胜则阴病”等病理变化，而产生“阳盛则热，阴盛则寒”等临床证候。刮痧治疗的关键就在于根据证候的属性来调节阴阳的偏盛偏衰，使机体转归于“阴平阳秘”，恢复其正常的生理功能，从而达到治愈疾病的目的。刮痧调和阴阳的作用，基本上是通过腧穴配伍和刮痧手法来实现的。例如：病在经络、在皮肉者属表，刮痧宜轻刮；病在脏腑、在筋骨者属里，宜重刮。刮痧对阴阳平衡的调节是呈双向性的，如血压不稳者，经刮拭躯干、四肢腧穴后，偏低的血压可升高；偏高的血压亦可降低。

（2）**活血化瘀** 人体肌肉、韧带、骨骼一旦受到损伤，在局部产生瘀血，使经络气血流通不畅，若瘀血不消，则疼痛不止。这时在局部或相应腧穴刮拭，可使瘀血消除，新血得生，经络畅通，气血运行，达到通则不痛之目的。这就是刮痧活血化瘀的作用。

（3）**清热消肿** 根据中医治法中“热则疾之”的原理，通过放痧手法的刺激，使热邪疾出，以达清热之目的，使内部阳热之邪透达体表，最终排出体外，以清体内之瘀热、肿毒。

（4）**祛痰解痉，软坚散结** 由痰湿所致的体表包块及风证，通过刮痧、放痧治疗，使腠理宣畅，痰热脓毒外泄，有明显的止痉散结效果。

（5）**扶正祛邪** 刮痧治病后，相应腧穴的皮肤，使之出现青、紫充血的痧痕，使腠理得以开启疏通，将滞于经络腧穴及相应组织、器官内的风、寒、痰、湿、瘀血、火热、脓毒等各种邪气从皮毛透达于外，使经络得以疏通。另外，当人体正气虚时，外邪易乘机而入，通过补虚泻实之法刮拭相关腧穴部位，可使虚弱的脏腑功能得以增强，可与外邪相抵抗，使机体恢复正常状态。

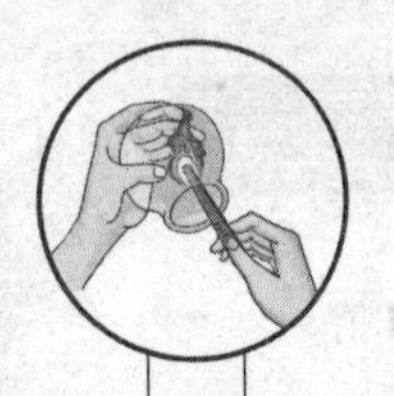

选对用具巧刮痧

刮痧工具的选择直接关系到刮痧治病保健的效果。古代用铜钱、汤勺、嫩竹板等作为刮痧工具，用水、麻油、酒作为润滑剂。这些工具虽然取材方便，能起到一些刮痧治疗作用，但因其简陋、本身无药物治疗作用，均被淘汰，已很少应用。现在多选用经过加工的有药物治疗作用又没有不良反应的工具，如选用天然水牛角为材料的刮痧板，对人体肌表无毒性刺激和化学不良反应。而且水牛角本身是一种中药，具有发散行气、活血和润养作用。刮痧的常用工具包括刮痧板和润滑剂及毛巾等清洁用品。

1.刮痧板

刮痧板是刮痧的主要工具。目前各种形状的刮痧板、集多种功能的刮痧梳都相继问世，其中有水牛角制品，也有玉制品。水牛角质地坚韧，光滑耐用，药源丰富，加工简便，药性与犀牛角相似，只是药力稍逊，常为犀牛角之代用品。水牛角味辛、咸、寒。辛可以发散行气、活血润养，咸能够软坚润下，寒又能清热解毒。因此，水牛角具有发散行气、清热解毒、活血化瘀的作用。玉性味甘平，入肺经，润心肺，清肺热。

标准的水牛角刮痧板呈长方形。长10厘米，宽6厘米，厚的一边为0.5厘米，薄的一边为0.2厘米。四角钝圆，宽侧的一边呈凹形。保健刮痧时用厚的一侧，治疗病症时用薄的一侧刮按。

半凹陷的一侧，用于刮按脊柱部位及四肢的手指、足趾等部位。钝圆的四角则用于压按经脉、穴位、痛敏感点等部位。

水牛角和玉制品的刮痧板，刮拭完毕后可用肥皂水洗净擦干或以酒精擦拭消毒。为防交叉感染，最好固定专人专板使用。水牛角刮板如长时间置于潮湿之地，或浸泡在水中，或长时间暴露于干燥的空气中，均可发生裂纹，影响其使用寿命。因此，刮板洗净后应立即擦干，最好放在塑料袋或皮套内保存。玉质板在保存时要避免磕碰，以防弄碎。

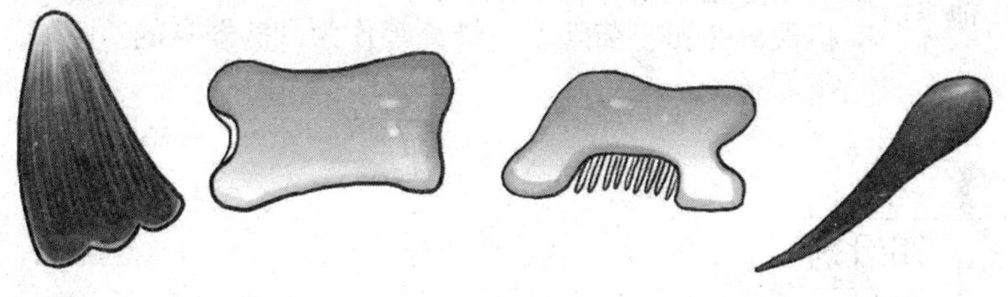

另外，还有一些民间较常用的刮具：

硬币	选取边缘较厚钝而光滑、没有残缺的铜钱、银元、铝币等作为刮痧器具。
石器	这大概是最早的刮痧器具，多选用表面光滑无棱角、便于持握的石块作为刮痧器具。
陶器	一般选取边缘光滑无破损的汤匙、瓷碗、瓷杯、瓷盘等，用其边缘进行刮痧。

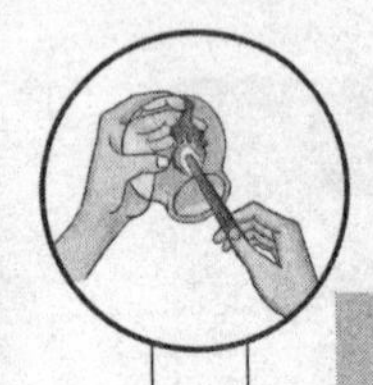

苎 麻	取已成熟的苎麻剥皮晒干，摘去枝叶，用根部较粗的纤维揉成小团作为刮痧器具。
木器板	多选用沉香木、檀香木等质地坚实的木材，制成平、弯、有棱角而光滑、精巧适用的刮痧板，用其边缘作为刮痧器具。
其 他	如有用适量头发、棉纱线等揉成团使用者。也有用小酒杯、有机玻璃纽扣、药匙、小蚌壳等作为刮痧器具的。

2 润滑剂

刮痧之前，为了防止划破皮肤，还要在皮肤表面涂一层润滑剂，如香油、色拉油都可以用。当然，有条件的话，最好采用专门的“刮痧活血剂”。它是一种采用天然植物油加十余种天然中药，经传统与现代高科技结合的方法提炼加工而成的刮痧油，具有清热解毒、活血化瘀、开泄毛孔、疏通经络、排毒驱邪、消炎止痛等作用。一般多选用以下刮痧介质。

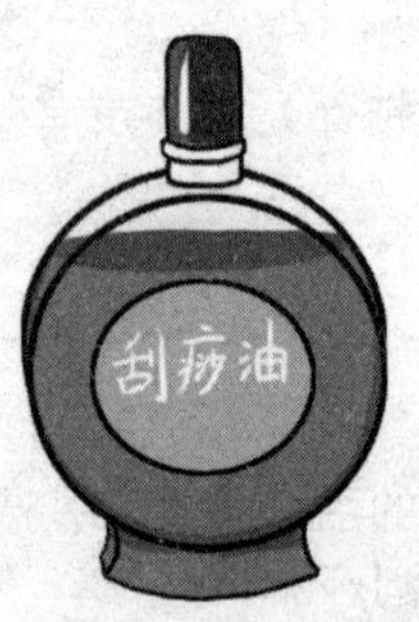

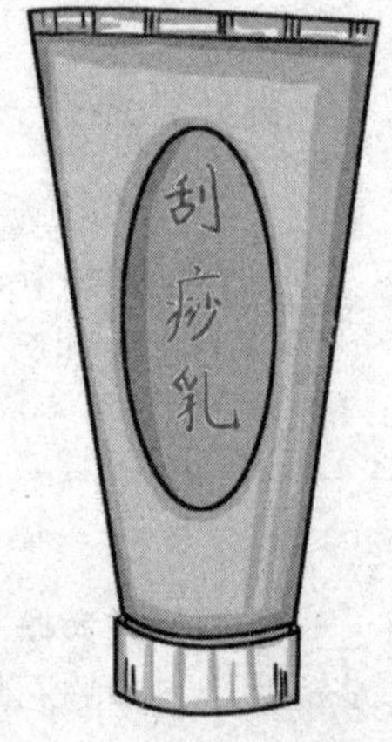

麻 油	也可用其他植物油代替。适用于久病劳损、年老体弱者及婴幼儿等。
冬青膏	以冬绿油（水杨酸甲酯）与凡士林按1：5的比例混合调匀制成。适用于一切跌打损伤的肿胀、疼痛，以及陈旧性损伤和寒性病症等。
葱姜汁	取葱白、鲜生姜等量切碎、捣烂，按1：3的比例浸入95%乙醇中，停放3～5日后，取汁液应用。适用于风寒引起的感冒、头痛等症，以及因寒凝气滞而致的脘腹疼痛等（小儿刮痧时多用生姜汁。因为小儿皮肤柔嫩，姜汁十分润滑，刮拭时应用不易擦破皮肤）。
白 酒	用浓度较高的粮食白酒或药酒。适用于损伤疼痛日久或麻木不仁、手足拘挛、腰膝酸软、无力及癌肿等病症，对发热的患者尚有降温的作用。
鸡蛋清	将生鸡蛋的一端磕一个小孔后，悬置于容器上，取渗出的蛋清用。适用于热病、久病后期、手足心热、烦躁失眠、嗳气吐酸等病症。

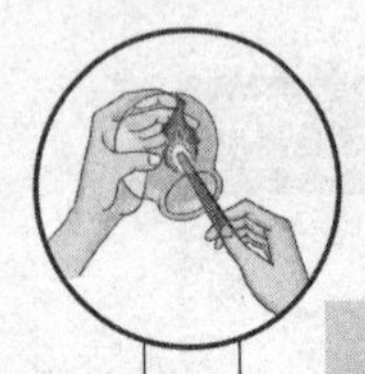

薄荷水	取新鲜薄荷叶，浸泡于适量的开水中，容器加盖放1天后，去渣取汁液应用。适用于一切热病（如发热或局部红肿热痛诸症），以及夏季刮痧时应用。
滑石粉	医用滑石粉或爽身粉等均可用。适用于婴幼儿、皮肤娇嫩者，以及在炎热夏季手法操作时应用。
其　他	如止痛灵、透解刮痧油、清解刮痧油、活血刮痧油和通络刮痧油等都是较好的刮痧润滑剂。

3.毛　巾

毛巾最好选择纯棉的干净毛巾，纯棉的毛巾柔软，对皮肤无刺激性，用于刮痧过程中以及刮痧后的清洁工作。清洁的纸巾也可以。

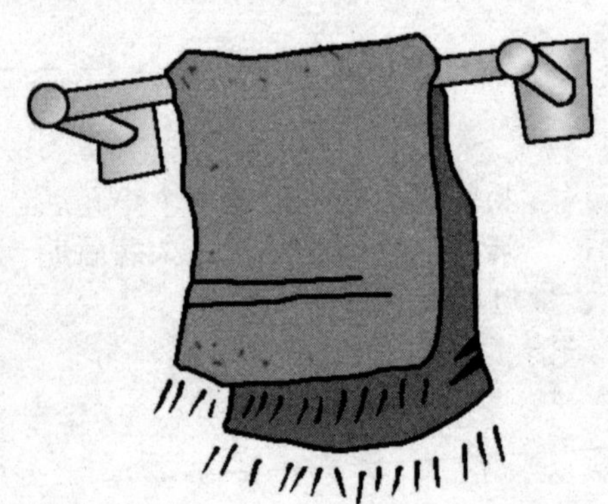

刮痧板的3种用法

1.持板法

施术者一般用右手（左手也可）拿住刮痧板，拇指放在刮痧板的一侧，其余四指放在刮痧板的另一侧。治疗时刮痧板厚的一面对手掌，保健时刮痧板薄的一面对手掌。

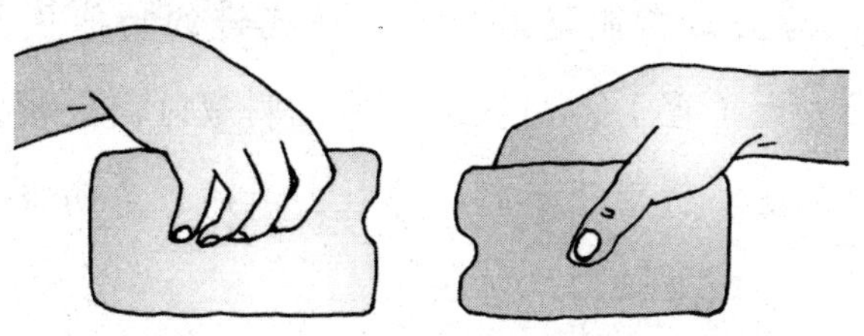

持板手法

2.刮拭角度

刮痧板与刮拭方向保持45°～90°进行刮痧。用力要均匀，由上而下或由中线向两侧刮拭。治疗病症时用刮痧板薄的一侧刮拭，保健强身时用其厚的一侧刮。

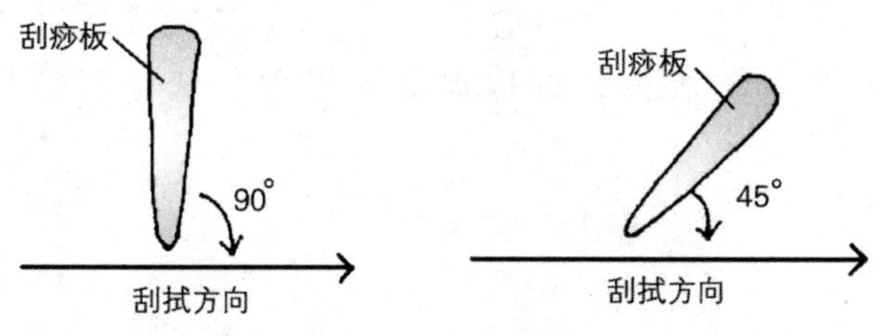

刮拭角度

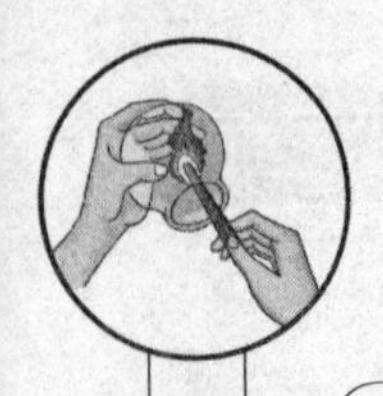

3.刮痧的补泻手法

刮痧疗法分为补法、泻法和平补平泻法。它的补泻作用，取决于操作力量的轻重、速度的缓急、时间的长短、刮拭的快慢、刮拭的方向等诸多因素。

① **补法**：补法是指能鼓舞人体的正气，使低下的功能恢复旺盛的方法。刮拭按压力小（轻），刮拭速度慢，刺激时间较长，向心脏方向的手法为补法。适用于年老、体弱、久病、重病或体形瘦弱之虚证患者。

② **泻法**：泻法是指能疏泄病邪，使亢进的功能恢复正常的方法。刮拭按压力大（重），刮拭速度快，刺激时间较短，背离心脏方向的手法为泻法。适用于年轻、体壮、新病、急病或形体壮实之实证患者。

③ **平补平泻法**：介于补法和泻法之间，有3种刮拭方法。

第一种为按压力大，刮拭速度慢。

第二种为按压力小，刮拭速度快。

第三种为按压力中等，速度适中。常用于正常人保健或虚实兼见证的治疗。

另外，选择痧痕点个数少者为补法，选择痧痕点数量多者为泻法。操作的方向顺经脉运行方向者为补法；操作的方向逆经脉运行的方向者为泻法。刮痧后加温灸者为补法；刮痧后加拔罐者为泻法。

掌握刮痧体位

1.仰卧位

患者面部朝上，平卧于床上，暴露腹部及上肢内侧部。适用于取穴和刮拭头面、胸部、腹部和上肢内侧、前侧、下肢前侧及外侧等部位或穴位。

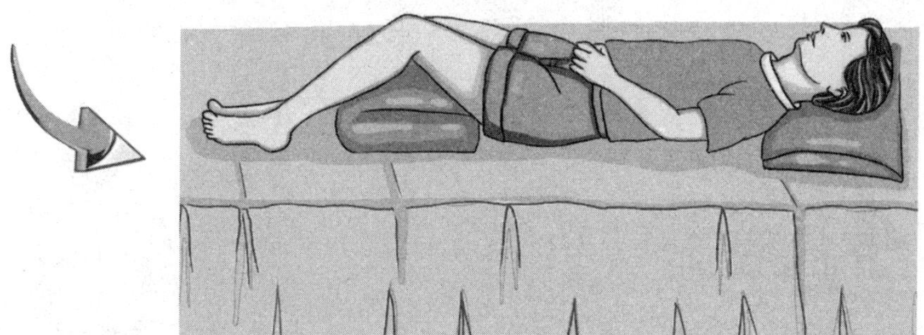

2.俯卧位

患者面部朝下平卧于床上，适用于取穴和刮拭背部、腰骶部和下肢后面及足底部等部位或穴位。

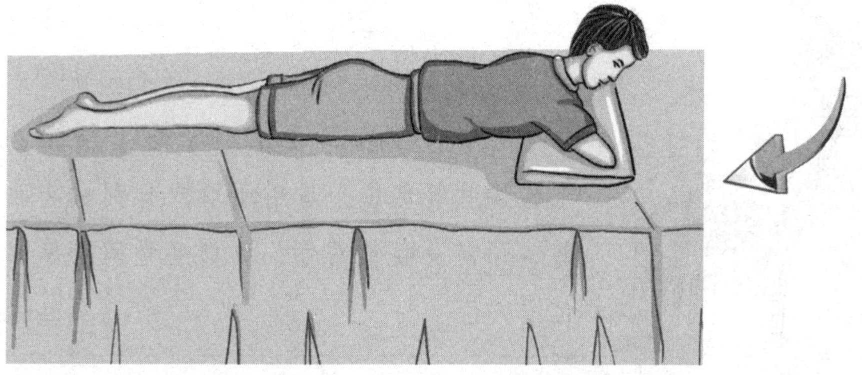

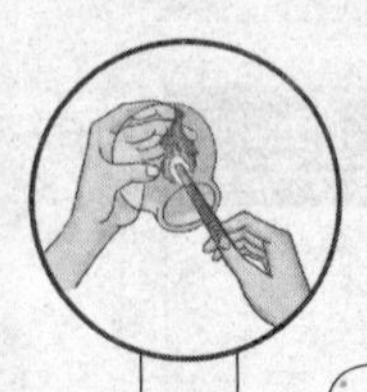

3.侧卧位

患者面部朝向一侧，两膝微微屈曲，身体侧卧。适用于取穴和刮拭一侧的面部、肩胛部、四肢的外侧部和胸部肋间隙、背部肋间隙及身体侧面部穴位。

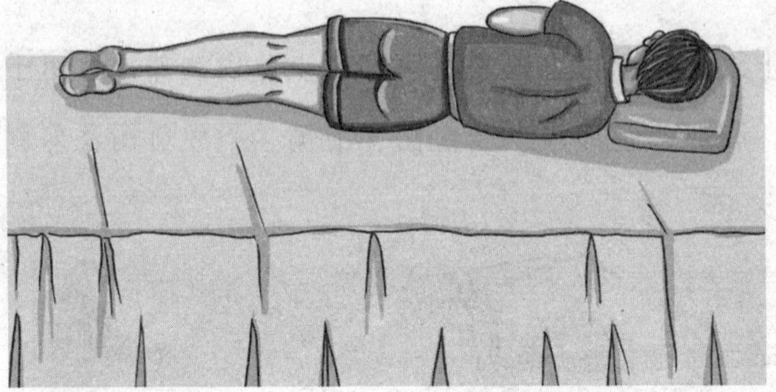

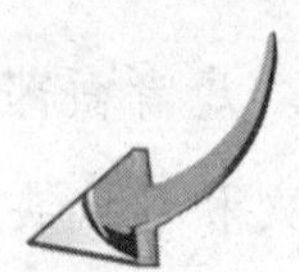

4.正坐位

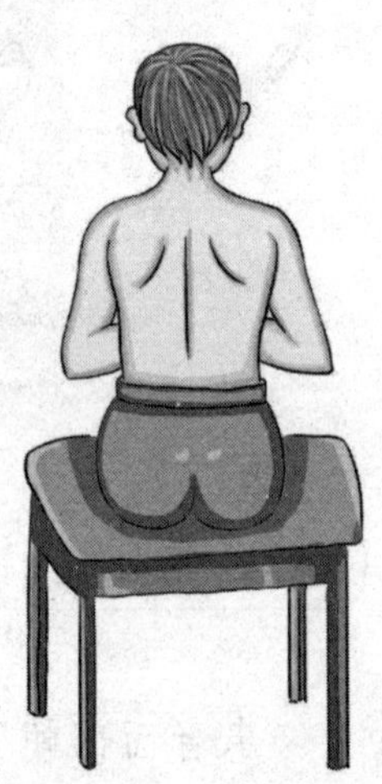

患者坐于凳上，暴露后背及项部，适用于取穴和刮拭脊柱两侧、头颈的后面、肩胛部、背部、腰骶部以及臀部等部位或穴位和进行检查脊柱两侧的体位。

5.仰坐位

患者仰坐在椅子上，暴露下颌缘以下、喉骨等部位。适用于取穴和刮拭头面部、颈前及喉骨两旁、胸部肋骨间隙等部位或穴位。

谨记刮痧要点

1.避风保暖

刮痧时要选择空气清新、冷暖适宜的室内环境，注意避风、保暖，尤其是在冬季应避寒冷与风口。夏季刮痧时，应回避风扇直接吹刮拭部位。因为刮痧时，人体皮肤的毛孔是张开的，如遇风寒之邪，邪气就会直接进入体内，不但影响刮痧效果，还会引发新的疾病。

2.刮拭手法与时间

用泻刮或平补平泻手法进行刮痧时，每个部位一般刮拭时间在3～5分钟；用补刮手法刮拭每个部位时间为5～10分钟。通常一个患者，应选3～5个部位刮拭。体弱年迈、儿童、特别紧张怕痛的患者宜用补法刮拭。随时注意观察患者的面色表情及全身情况，以便及时发现和处理意外情况；病情重、病灶深，但体质好或疼痛性疾病患者，刮痧宜用泻法或平补平泻法刮拭；病情轻、病灶浅、但体质较差的患者，宜用补法。冬季或天气寒冷时刮痧时间宜稍长，夏季或天气热时则刮痧时间宜缩短；前一次刮痧部位的痧斑未退之前，不宜在原处进行再次刮拭出痧。再次刮痧时间需间隔3～6天，以皮肤上痧退为标准。一般3～5次为1个疗程；凡肌肉丰满处（如背部、臀部、胸部、腹部、四肢）宜用刮痧板的横面（薄面、厚面均可）刮拭。对一些关节处、手脚指部、头面部等肌肉较少、凹凸较多处宜用刮痧板棱角刮拭。

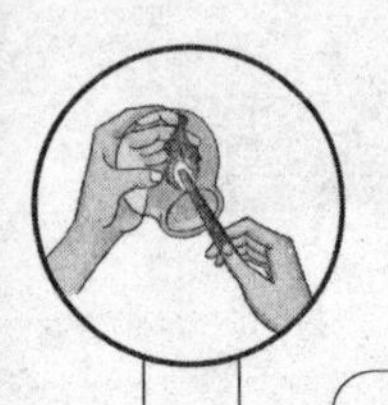

3.刮拭顺序

任何病症宜先刮拭颈项部。一般原则是先刮头颈部、背腰部，再刮胸腹部，最后刮四肢和关节部。每个部位一般先刮阳经，后刮阴经；先刮拭身体左侧，后刮拭身体右侧。顺一个方向刮拭，不要来回刮，原则上由上而下，由内侧向外侧。面部由内侧刮向外侧，头部由头顶向周围，项部由上向下，背腰部由上而下及由内侧向外侧，胸部由内侧向外侧，腹部由上而下，四肢由上而下。应刮完一处之后，再刮另一处，不可无次序地东刮一下、西刮一下。

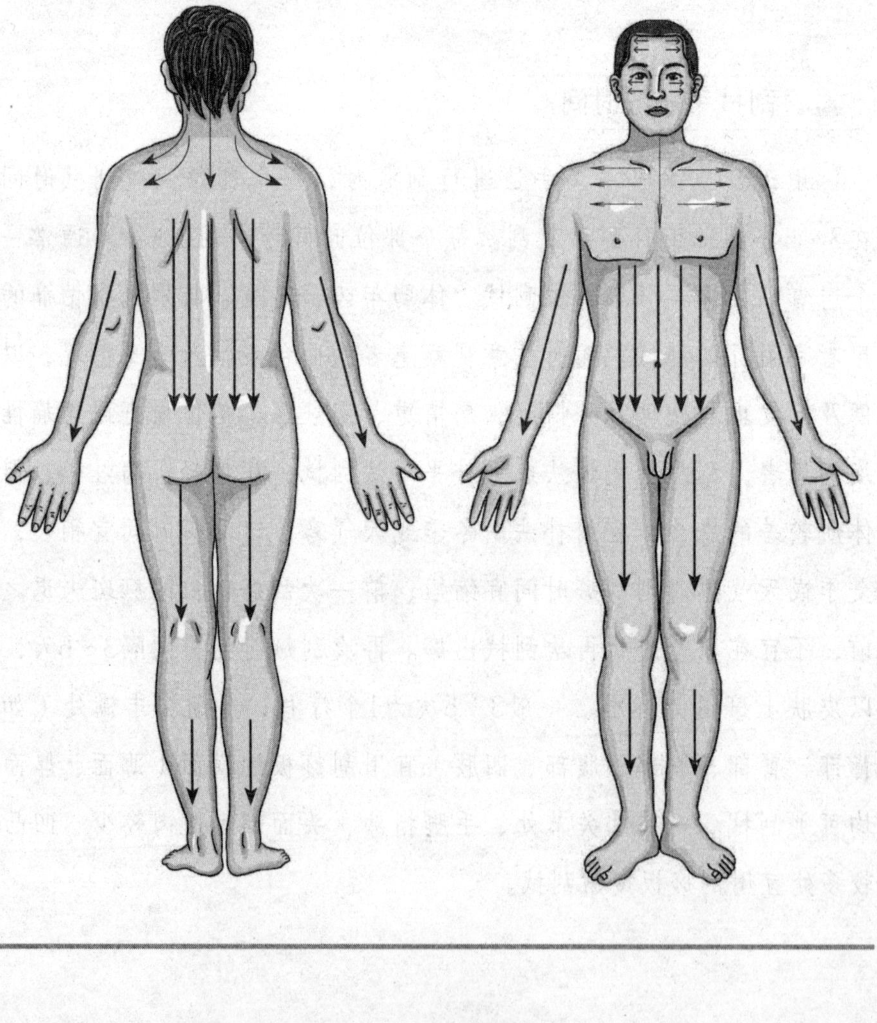

4.不可强求出痧

刮痧时以出痧为度，但不可强求出痧。只要刮至皮肤毛孔清晰可见，无论出痧与否，都会起到平衡阴阳、疏通经络、畅达气血的功能。室温低时不易出痧，血瘀之证、实证、热证容易出痧，虚证、某些寒证、肥胖症与服激素类药物后均不易出痧。对于不容易出痧的病症和部位，只要刮拭方法和部位正确，就有治疗效果。片面追求出痧而过分刮拭，不仅消耗正气，还可造成软组织损伤。

5.刮痧后

刮拭完毕后，应用医用棉球擦净患者身上的刮痧油，穿上衣服，休息一会儿；若是面部刮痧，半小时后方可到室外活动；刮痧后宜饮一杯淡的糖盐水，以利于新陈代谢、补充津液、促进排毒。

6.刮痧时限与疗程

刮痧时限与疗程应根据不同疾病之间的性质及患者体质状况等因素灵活掌握。一般每个部位刮20次左右，以使患者能耐受或出痧为度。在刮痧治疗时，汗孔开泄，为了有利于扶正祛邪、防止耗散正气，或祛邪而不伤正，所以每次刮治时间，以20～25分钟为宜。初次治疗时间不宜过长、手法不宜太重，不可一味片面强求出痧。第二次间隔5～7日后或患处无痛感时再实施，直到原处清平无斑块，病症自然就痊愈了。通常连续治疗7～10次为1个疗程，间隔10日再进行下一个疗程。如果两个疗程刮拭完成仍无效者，应进一步检查，必要时改用其他疗法。

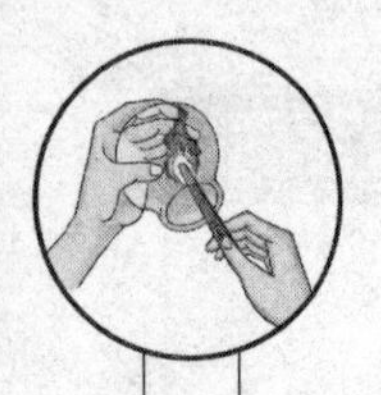

刮痧6个步骤

第一步 刮痧前一定要保持良好的心理状态，避免紧张、恐惧心理，要全身心放松。如果是让别人刮痧，应与刮痧者积极配合。

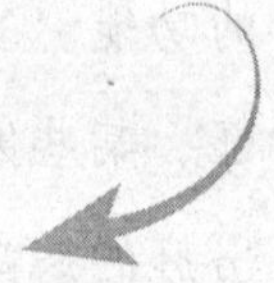

第二步 准备齐全刮痧器具与用品。检查刮具边缘是否光滑、安全，刮痧板一定要消毒。

第三步 根据患者所患疾病的性质与病情，确定治疗部位，尽量暴露，用毛巾擦洗干净，选择合适的体位。在刮拭部位均匀地涂抹刮痧油，如果是美容，就涂美容刮痧乳。刮痧油或美容刮痧乳用量宜薄不宜厚。

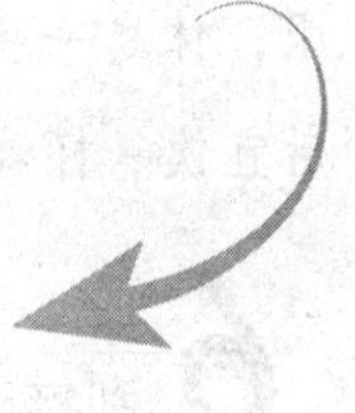

第四步 一般右手持刮痧工具，灵活利用腕力、臂力，切忌生硬用蛮力，硬质刮具的平面与皮肤之间角度以45°为宜，切不可成推、削之势。用力要均匀、适中，由轻渐重，不可忽轻忽重，并保持一定的按压力，以患者能耐受为度，使刮拭的作用力传达到深层组织，而不是在皮肤表面进行摩擦。刮拭面尽量拉长，点线面三者兼顾，综合运用，点是刺激穴位，线是循径走络，面是作用皮部。

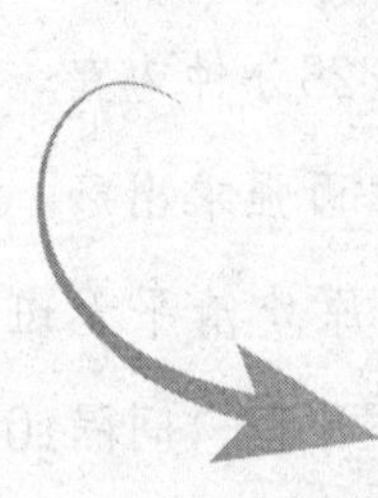

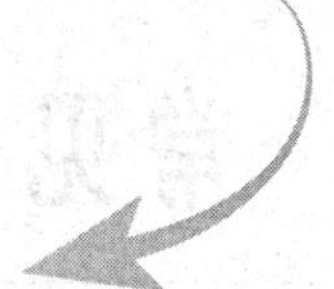

第五步 保健刮须和头部刮治，可不用刮痧油，亦可隔衣刮拭，以患者能耐受为度。

第六步 刮完后，擦干水渍、油渍。让患者穿好衣服，休息一会儿，再适当饮用一些姜汁糖水或白开水，会感到异常轻松和舒畅。一般刮拭后半小时左右，皮肤表面的痧点会逐渐融合成片，刮痧后24～48小时出痧表面的皮肤触摸时有痛感或自觉局部皮肤有微微发热。这些都属于正常反应，休息后即可恢复正常。一般深部出现的包块样痧或结节样痧在皮肤表面逐渐呈现深紫色或青黑色，消退也较缓慢。

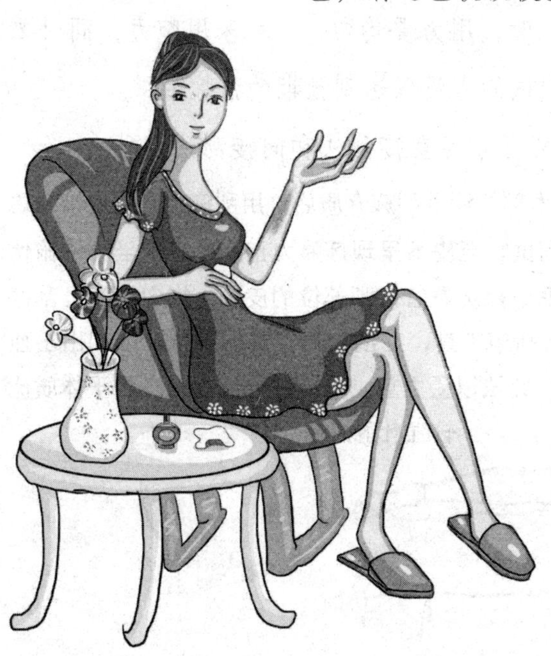

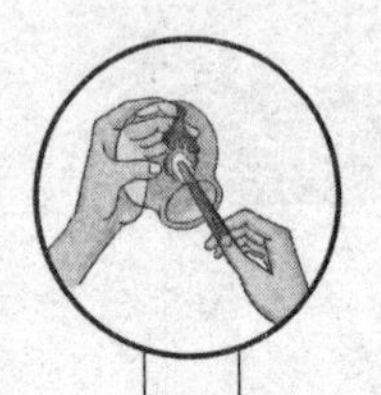

常见四大刮痧疗法

临床操作时，要根据病情选择相应的刮痧种类，这是达到刮痧治疗效果的关键。不同的疾病和病情，采用不同的刮痧方法才能发挥刮痧治病的最好治疗作用。

因医者所用刮具不同，故刮痧方法又可分刮痧法（用刮具）、撮痧法（用手指）、挑痧法（用针具）和放痧法（用针具）四大类。

1.刮痧法

刮痧法是刮痧疗法最常用的一种方法，是用刮痧器具蘸刮痧介质后在患者体表的特定部位反复刮拭，使皮肤出现"痧痕"的一种操作方法。要按顺序刮拭。刮拭时，用力要均匀，一般采用腕力，同时要根据患者的反应随时调整刮拭的力量以达到预期的治疗效果。

因临床应用的不同，又可分为直接刮法和间接刮法两种。

（1）直接刮法：指在施术部位涂上刮痧介质后，用刮痧工具直接接触患者皮肤，反复进行刮拭，至皮下呈现痧痕为止。患者取坐位或俯伏位，术者先用热毛巾擦洗患者被刮部位的皮肤，均匀地涂上刮痧介质，然后持刮痧工具，在刮拭部位进行刮拭，以刮出出血点为止。此法以受力重、见效快为特点。多用于体质比较强壮的患者。

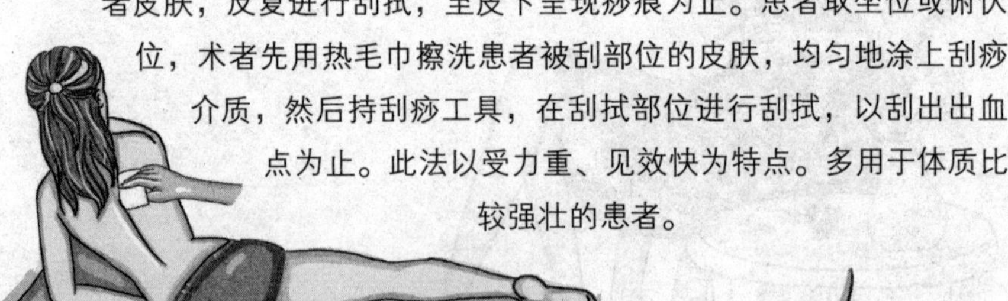

（2）间接刮法：指先在患者将要刮拭的部位放一层毛巾或棉布，覆盖在其刮拭部位的皮肤上，然后再用刮痧工具在毛巾或棉布上进行刮拭，使局部皮肤发红、充血，呈现出斑点来，称为间接刮法。此法以受力轻、动作柔为特点。多用于小儿、年老、体弱、高热、中枢神经系统感染、抽搐及某些皮肤病患者。

2. 撮痧法

撮痧法是指施者用手指代替刮具，在患者体表的一定部位，用手指扯、挟、挤、抓至出现红紫痧痕为止的一种方法。根据不同的指法和力度又可分为扯痧法、挟痧法、挤痧法和抓痧法等。

（1）扯痧法：施术者以拇、食指合力提扯撮痧部位，用力较重，使小血管破裂，以扯出痧痕为止，操作时拇、食指对抗用力，将皮肤提起，当提至最高点处，两指做上下或旋转的动作，如此进行3～5遍，至皮肤出现痧痕。此法力度较大，具有发散解表、通经疏郁的功效。但要以患者能忍受为度，扯痧法主要用于头部、颈部、背部、面部的太阳穴和印堂穴。

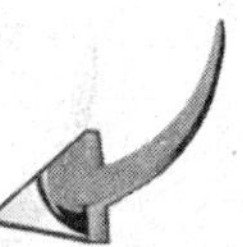

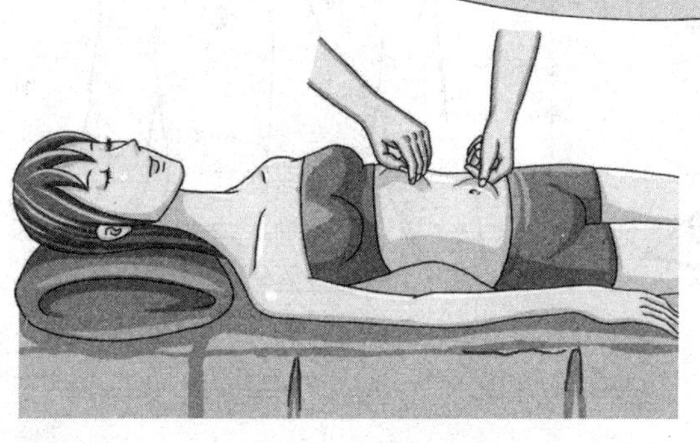

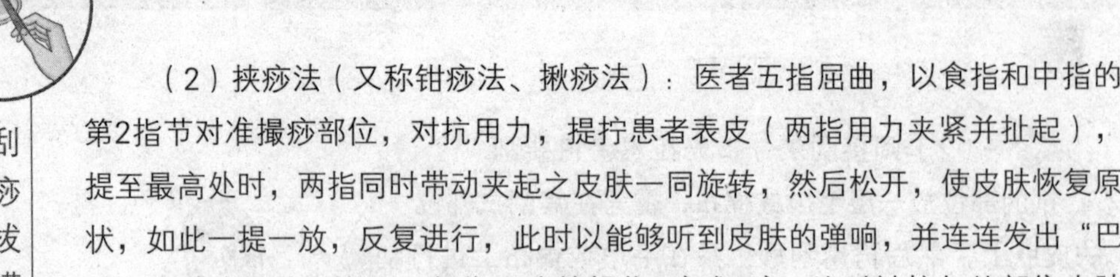

（2）挟痧法（又称钳痧法、揪痧法）：医者五指屈曲，以食指和中指的第2指节对准撮痧部位，对抗用力，提拧患者表皮（两指用力夹紧并扯起），提至最高处时，两指同时带动夹起之皮肤一同旋转，然后松开，使皮肤恢复原状，如此一提一放，反复进行，此时以能够听到皮肤的弹响，并连连发出“巴巴”声响为最佳。在同一部位可连续操作6遍或7遍，这时被拧起的部位皮肤就会出现“痧痕”。由于揪的作用对皮肤有较强的牵引力，所以常引起局部或全身反应，使施术部位的皮肤潮红，且稍有疼痛感，但痧被揪出，局部出现瘀血后，患者就会感到周身舒展。此法多选择在腧穴上，具有通经活络、活血止痛、调和阴阳、引血下行的功效。适用于皮肤张力不大的头部及腹、颈、肩、背等处。

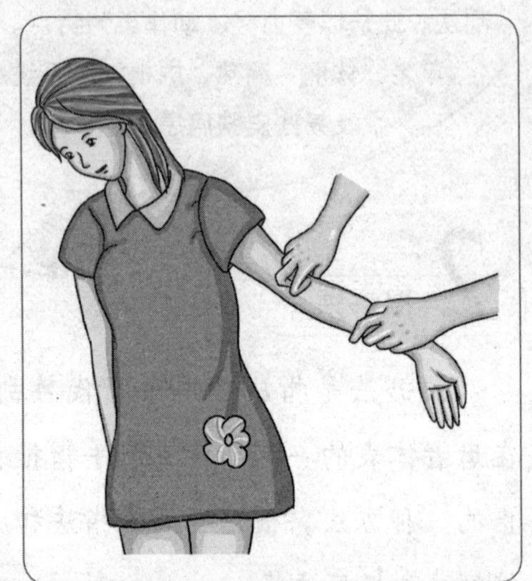

（3）挤痧法：施术者用拇指和食指在施术部位用力挤压，连续操作3～5次，挤出一块块或一小排紫红色痧斑为止。此法多选用体表各个腧穴来操作，一般用于头额部位。

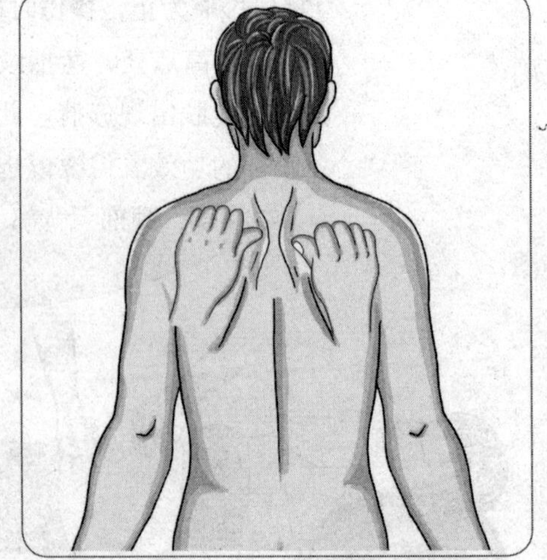

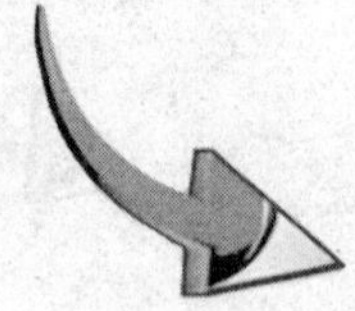

（4）抓痧法：施术者以拇指、食指和中指三指对抗用力，在患者撮痧部位体表游走，交替、反复、持续、均匀地提起施治的部位或穴位。被着力的局部在指的不断对合转动下提夹，以手指的自然滑动，使皮肉自指滑行移动，至出现痧痕为止。此法具有疏通经络、健脾和胃、调和气血、行气活血之功效。

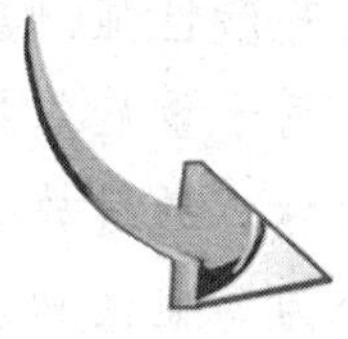

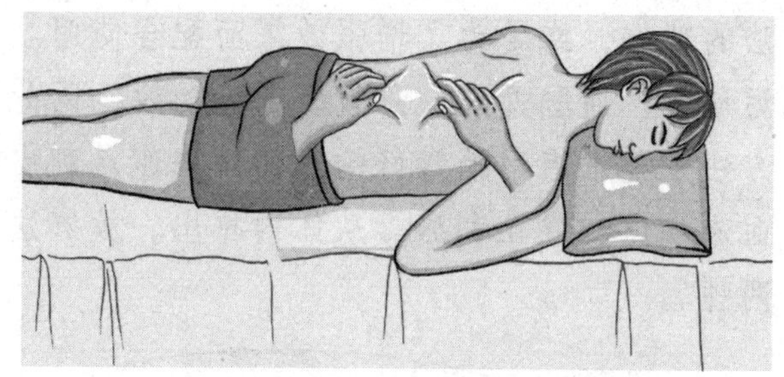

3.挑痧法

是用针具在人体体表的一定部位或穴位上，刺入皮下挑断纤维丝或挤出点滴瘀血来治疗疾病的方法。挑痧时，施者先用酒精棉球将挑刺部位消毒，然后左手捏起挑刺部位的皮肉，右手持三棱针，对准部位，将针横向轻快刺入皮肤，挑破皮肤0.2～0.3厘米，再深入皮下，挑断皮下白色纤维组织或青筋，有白色纤维组织的地方，挑尽为止。如有青筋的地方，每点挑3下，同时用双手挤出瘀血。术后用碘酒消毒，敷上无菌纱布，胶布固定。此法主要用于头部、颈部、胸部、腰背部和四肢部等。可治疗喑痧、宿痧、郁痧、闷痧等病证。

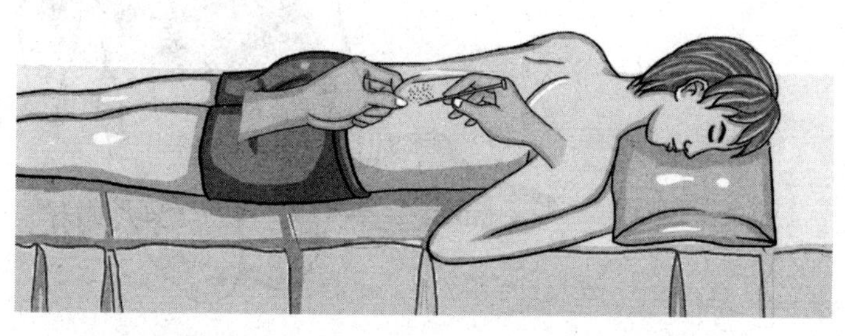

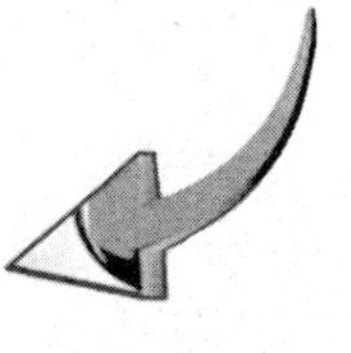

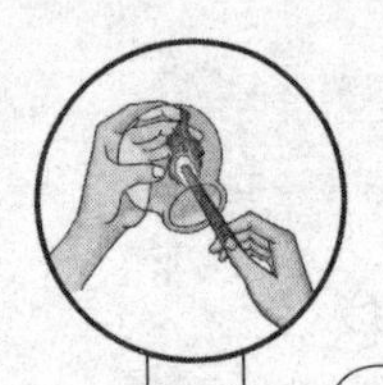

4.放痧法

放痧法是刮痧疗法中的一种配合使用疗法。主要用于四肢末端穴位、口腔内穴位、五官部位的部分穴位，以及一些不能施以刮痧法的部位，或是为了增强效果而配合使用。本法刺激性强，具有清泻痧毒、通脉开窍、急救复苏等功效，因此，多用于重症急救，其方法是施术者用消毒好的三棱针快速点刺皮肤血脉，通过放痧可使血流加速、瘀血和痧毒从体内排出。放痧法又分为泻血法和点刺法两种。

（1）泻血法：常规消毒，左手拇指压在被刺部位的下端，上端用橡皮管结扎，右手持三棱针对准被刺部位的静脉，迅速刺入静脉中1.5～3毫米深,然后出针,使其流出少量血液,出血停止后,用消毒干棉球按压针孔。当出血时，也可轻按静脉上端，以助瘀血排出，毒邪得泄。此法适用于肘窝、腘窝及太阳穴等处的浅表静脉，可用以治疗中暑、急性腰扭伤、急性淋巴管炎等病。

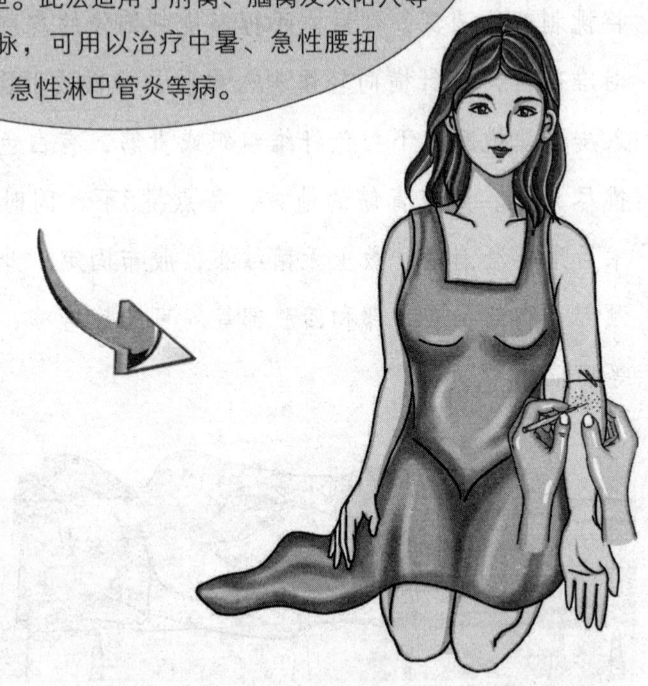

（2）点刺法：针刺前先推按被刺部位，使血液积聚于针刺部位，经常规消毒后，左手拇、食、中三指夹紧被刺部位或穴位的皮肉，右手持针，对准穴位迅速刺入3～6毫米，随即将针退出，轻轻挤压针孔周围，使少量出血，然后用消毒干棉球按压针孔。此法多用于手指或足趾末端穴位，如十宣穴、十二井穴或头面部的太阳穴、印堂穴、攒竹穴、上星穴等。

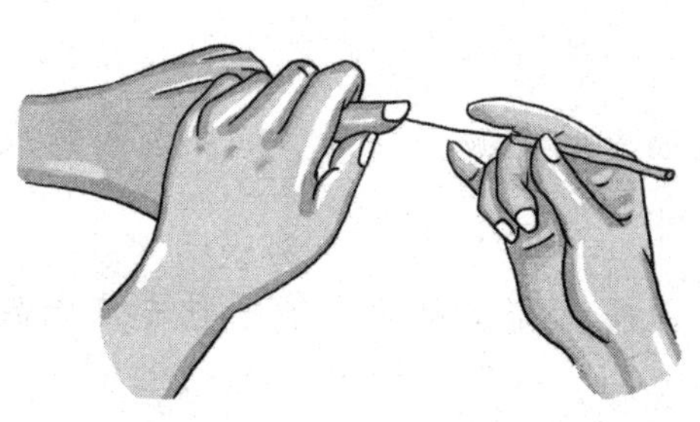

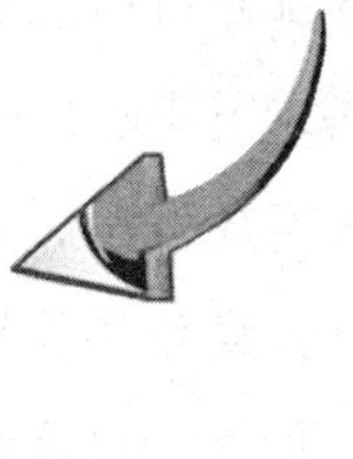

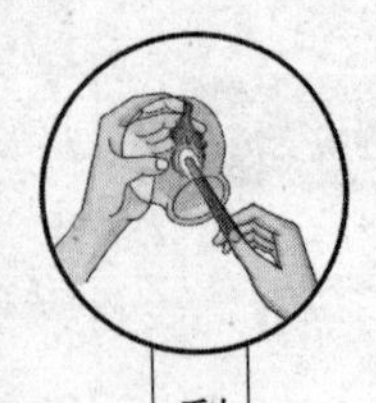

刮痧紧急须知

1.患者患有重度的心脏病出现心力衰竭者、肾脏病出现肾衰竭者、肝硬化腹水者的腹部、全身重度浮肿者，禁忌刮痧。

2.大血管显现处禁重刮，可用棱角避开血管用点按轻手法刮拭。下肢静脉曲张、下肢浮肿的患者，刮拭方向应从下向上刮拭，用轻手法。

3.有出血倾向的疾病如白血病、血小板减少等需慎刮（只能用轻手法刮拭，不要求出痧）。

4.皮肤高度过敏，皮肤病如皮肤上破损溃疡、疮头，新鲜或未愈合的伤口，或外伤骨折处禁刮。

5.久病年老、极度虚弱、消瘦者需慎刮（只能用轻手法保健刮拭）。

6.孕妇的腹部、腰骶部，妇女的乳头禁刮。

7.眼睛、耳孔、鼻孔、舌、口唇五官处、前后二阴、肚脐（神阙穴）处禁刮。

8.醉酒、过饥、过饱、过渴、过度疲劳者禁刮，以免出现晕刮现象。

9.小儿囟门未合时，头颈部禁用刮痧。

10.对尿潴留患者的小腹部慎重力刮痧，以轻力揉按为准。

11.刮痧出痧后30分钟以内忌洗凉水澡。

12.过度饥饱、过度疲劳、醉酒者不可接受重力、大面积刮痧；否则，会引起虚脱。

13.精神病患者禁用刮痧法，因为刮痧会刺激这类患者发病。

晕刮如何处理

如果在刮痧过程中，患者出现头晕、目眩、心慌、出冷汗、面色苍白、四肢发冷、恶心欲吐或神昏仆倒等晕刮现象，应及时停止刮拭，迅速让患者平卧，取头低脚高体位。让患者饮用一杯温糖开水，并注意保温。迅速用刮痧板刮拭患者百会穴（重刮）、水沟穴（棱角轻刮）、内关穴（重刮）、足三里（重刮）、涌泉穴（重刮）。静卧片刻即可恢复。

对于晕刮应注意预防。如初次接受刮痧治疗、精神过度紧张或身体虚弱者，应做好解释工作，消除患者对刮痧的顾虑，同时手法要轻即用补法。若饥饿、疲劳、大渴时，不要对其刮痧，应令其进食、休息、饮水后再予刮拭。施术者在刮痧过程中要精神专注，随时注意患者的神色，询问患者的感受，一旦有不适情况应及时纠正或及早采取处理措施，以防出现晕刮现象。

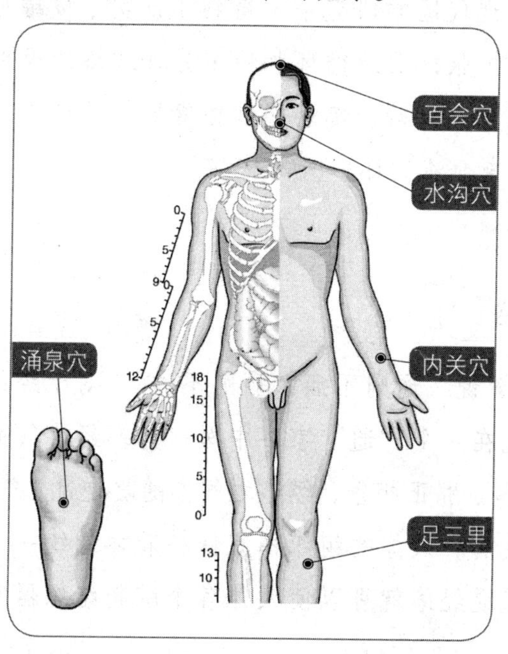

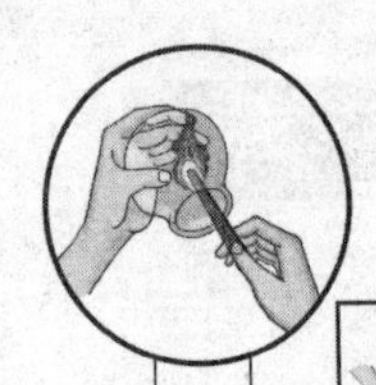

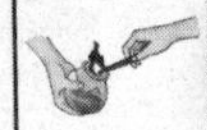

第二节　拔罐常识须知

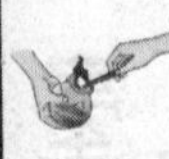

拔罐疗法的四大作用

拔罐疗法施术于皮部，在防病治病上的作用主要表现在以下4个方面：

1.行气活血

以罐为器，利用燃烧的热力排去其中的空气以产生负压，使之吸着于皮肤，造成被拔部位的皮肤瘀血现象，拔罐正是通过吸附肌表使经络通畅，气血通达，化散瘀血，消除凝滞固塞，全身气血通达无碍，局部疼痛得以减轻或消失。

这一点，在现代医学研究中也得到了证实：拔罐可使局部皮肤充血、毛细血管扩张，血液循环加快；另外拔罐的吸附刺激可通过神经—内分泌调节血管舒、缩功能和血管壁的通透性，增强局部血液供应而改善全身血液循环。

2.疏通经络

《黄帝内经》说“通则不痛，痛则不通”。对于经络而言，疾患的生成其本初就在一个“通”字。中医认为，经络气血通达则人体健康;若阴阳失调、邪正相争，经络之气亦随之逆乱，气血运行被阻，则可发生各种疾病。人体的组织器官保持着协调统一，是一个有机的整体。因而疏通经络就可以使人体各个脏腑组织器官得到气血温养濡润，身体功能发挥其正常作用。上面我们已经提到过，拔罐就是利用相应病所（如阿是穴），使阻塞的穴位、经络得以开通，气血得以通达。因此，利用拔罐疏通经络，可以对颈椎病、肩周炎、腰腿痛等痛症患者得以施治。

3. 解表祛邪

通过局部拔罐吸附作用，使局部（毛细血管扩张、充血）皮肤出现毛孔开泄、发汗，有利于散表邪，有利于排泄体内代谢废物（如肌肉中的乳酸等），使体表之病邪从表面散。

4. 扶正固本

人体气机顺畅了，各种气血来往各安其所。自然，整个身体就会运转正常，机体正气自然便可安康。反之，则会出现气机横逆的现象，那么，体内“纷争四起”，或者气行狂飙，或者凝滞不前，就会元气大伤。即使从现代医学来看，拔罐也可使吸附部位毛细血管破裂，继而局部出现血液凝固，但不久即崩溃而引起自家溶血现象，随即产生一种新的刺激素即一种类组胺的物质，随体液周流全身，刺激全身组织器官，增强其功能活动，提高机体的抗病能力。

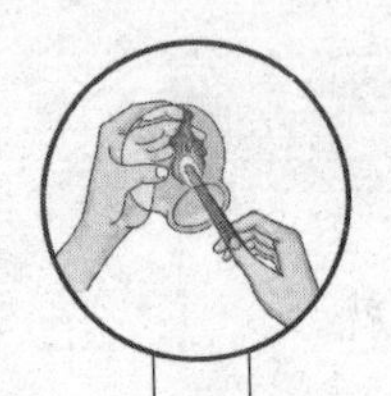

常用罐具的主要特点

罐子是拔罐疗法的主要工具。随着历史的发展，生产力的进步和提高，罐子的种类也日益增多。从原始的兽角到竹罐、陶罐、铜罐、铁罐、玻璃罐，直到现在较为流行的真空抽气罐，可谓种类繁多，各具特色。医者可根据病症灵活选用。

1.牛角罐

牛角罐是最为古老的拔罐治疗工具，多以牛角制成。其制法为：截下牛角，取其中角质部分，将中间制成空筒，牛角近端截断处边缘打磨平滑，作为罐口，此罐在农牧地区取材容易，制作方便，吸附力强，易于操作，但是不易消毒，而且不透明，不易观察罐内情况。一般不用作刺络拔罐。

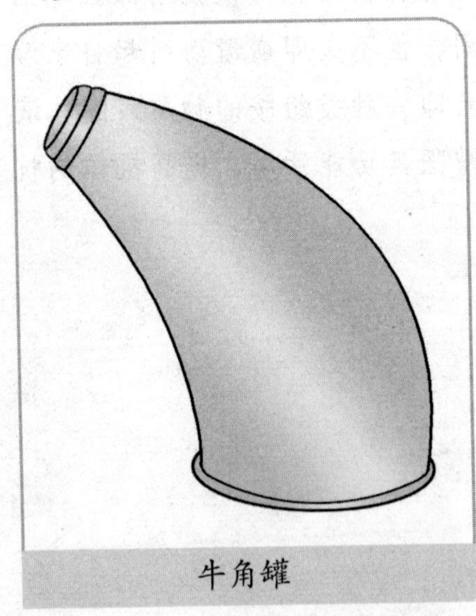
牛角罐

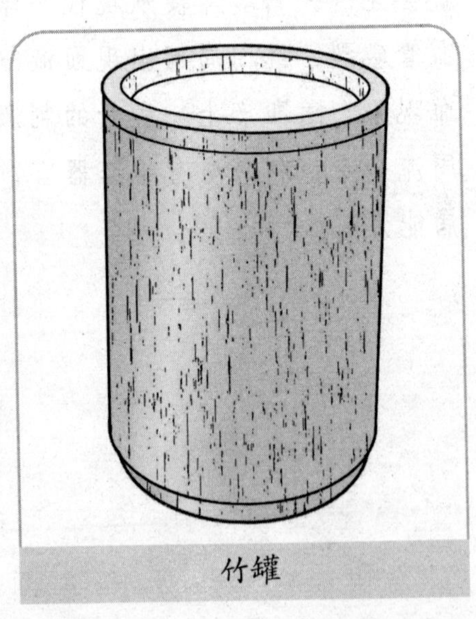
竹罐

2. 竹罐

竹罐用毛竹制成。取材容易，制作简便，价格低廉，轻巧，不易摔碎。能吸收药液，多用中药煎煮后做药罐。缺点是容易爆裂漏气，吸附力不大。

3. 陶罐

陶罐用陶土烧制而成。吸力较大，但容易破碎，较重，不便携带。

4. 玻璃罐

玻璃罐用玻璃制成。除药店和医疗器械商店所售的大、中、小3号专用拔罐外，也可用罐口边缘光滑的广口罐头瓶代替。质地透明，可观察到罐内皮肤的充血、瘀血程度，以便随时掌握情况，进行调整，目前临床上使用较为广泛。缺点也是容易破碎。

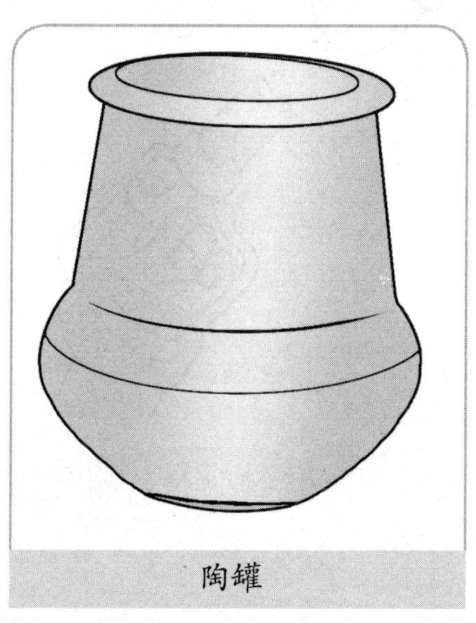

陶罐

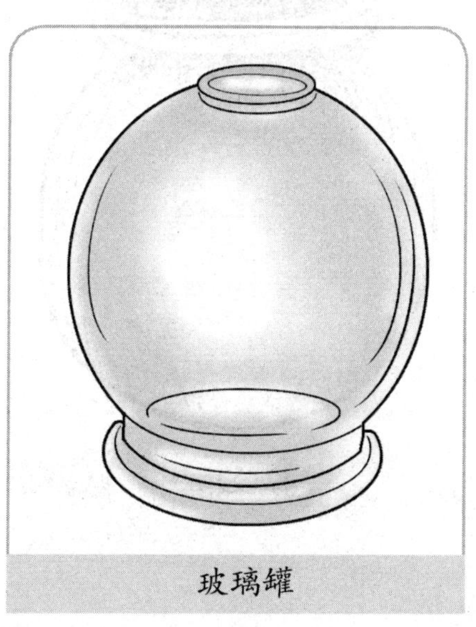

玻璃罐

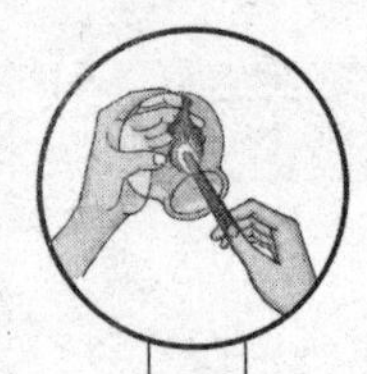

5.橡胶罐

橡胶罐是仿照玻璃罐形状以橡胶为原料制成的一种罐具。其优点是不易破碎，携带方便，不必点火，操作简便。但是吸附力不强，无温热感觉，不能用于走罐等手法，不能高温消毒。

6.真空抽气罐

真空抽气罐是近年来利用机械抽气原理在传统的加热拔罐法(如火罐、水罐)的基础上,结合现代科技研制而成。材料用树脂注塑,罐体透明，重量轻，又可通过阀门调整罐内负压大小，且无玻璃罐容易破碎、不便携带的缺点。不足是无温热感，不能用于走罐等手法。

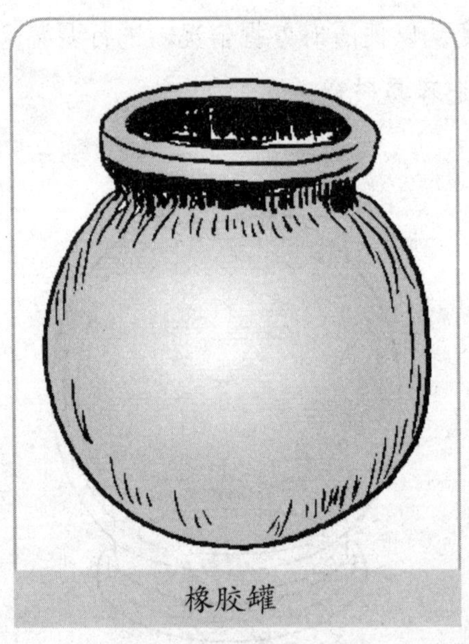

橡胶罐

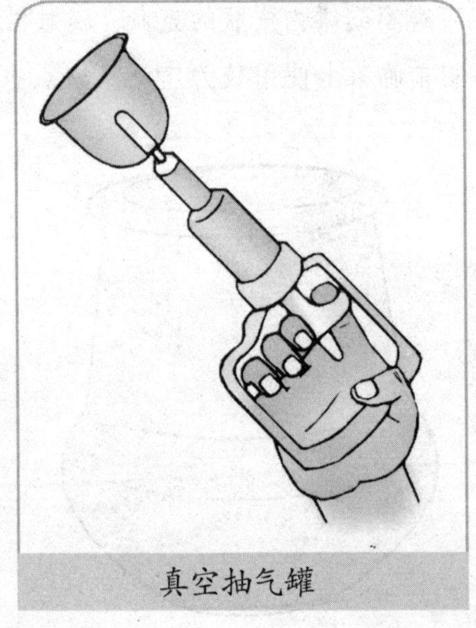

真空抽气罐

7.电罐

电罐是在传统火罐基础上发展起来的。采用了真空、磁疗、红外线、电针等多种技术，具备了多种治疗功效。负压及温度均可通过电流控制，使用安全，不易烫伤，患者感觉更加舒服。但是其缺点是体积大，携带不便，成本高，且只适于拔固定罐，不能施行其他手法。

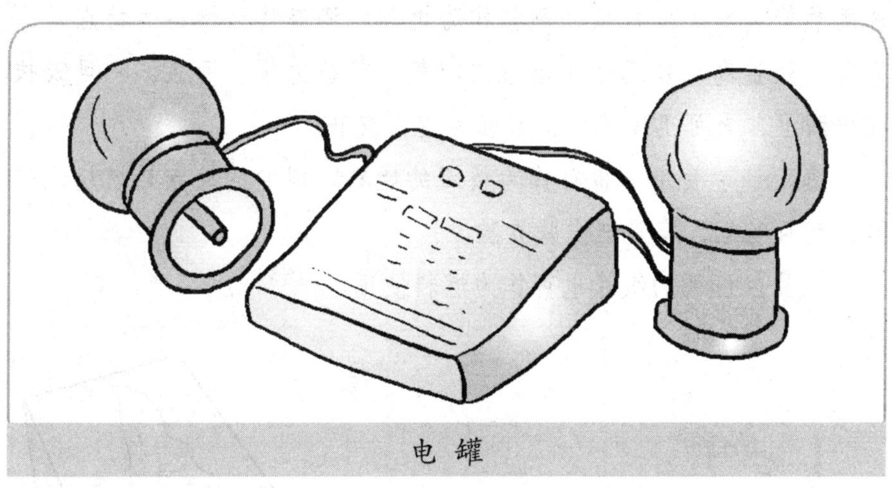

电 罐

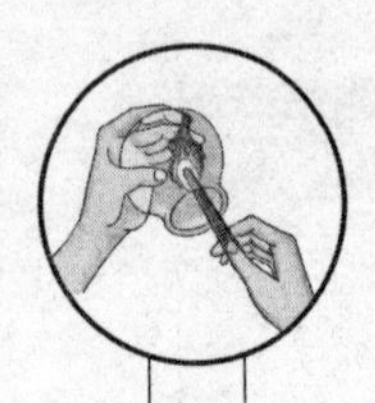

拔罐常用的辅助材料

1.燃料

酒精：火罐法是以燃烧作为排气手段的，所以在治疗时一般均选用热能高而又发挥快的酒精作为燃料。酒精作为燃料的特点是火力猛、热量高，能迅速排出罐内空气，吸拔力强。而且，一旦吸拔在皮肤上，火可迅速熄灭，不容易烫伤皮肤。

食用油：食用油也可作为拔罐的燃料。但它的缺点是燃烧比较慢，而且有烟，容易把皮肤弄脏。

纸片：纤薄的纸片也可作为燃料使用。

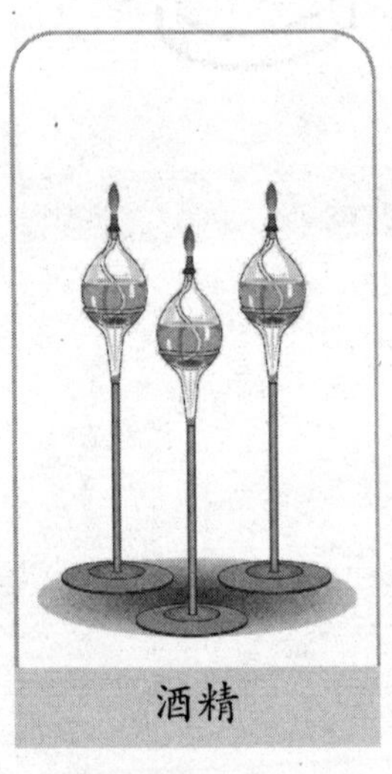

酒精

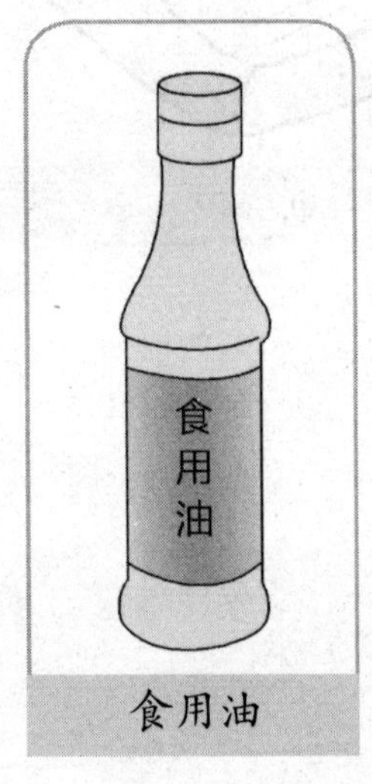

食用油

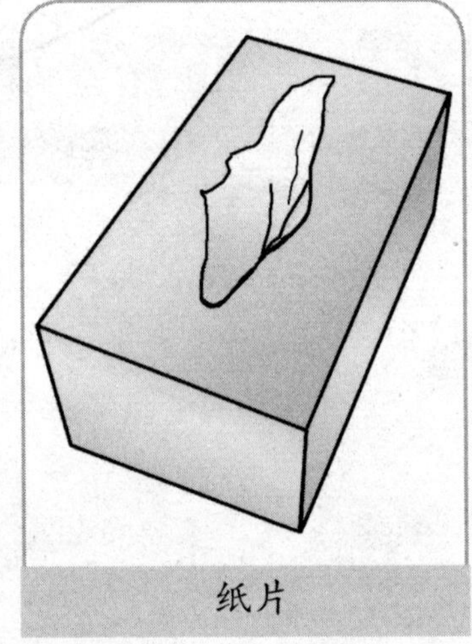

纸片

2.点火工具

火柴或打火机：拔火罐时用于点火。

镊子或止血钳：用于拔火罐时夹持乙醇棉球。也常用细铁丝弯成 15 厘米左右的长柄，一端用纱布包绕一小撮脱脂棉，外用线缠紧，用来蘸取乙醇。也可以用葡萄糖注射液瓶子装乙醇，用一根较粗的铁丝穿过瓶子的橡皮塞，铁丝的一端扎牢一团纱布、棉球或海绵等作为点火端，另一端作为柄用。蘸乙醇时以不滴为度，过多则易滴到患者身上而烫伤患者。

3.润滑剂

拔罐疗法可以不用介质。但对于一些特定的拔罐法需要一些介质作为润滑剂，以防止皮肤划伤。如在施走罐手法时，需要用介质润滑，以免拉伤皮肤。常用介质有液状石蜡、按摩乳、甘油、松节油、凡士林、植物油等。

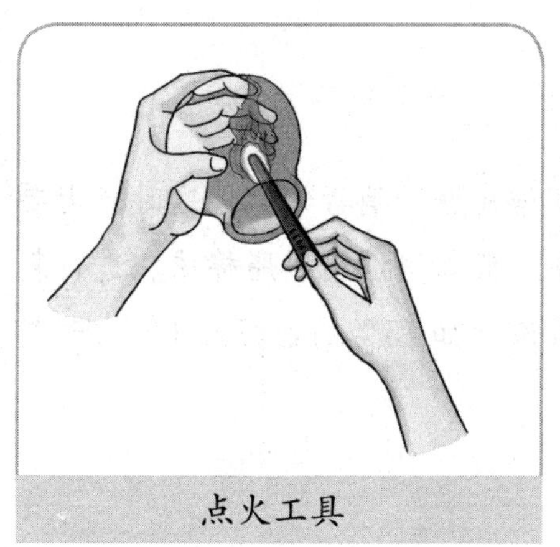
点火工具

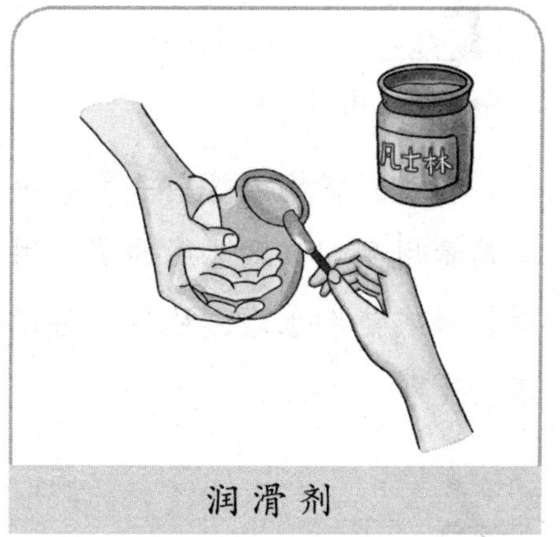

润滑剂

4.药物

药物主要用于浸泡罐具或涂抹于患处，以加强拔罐的治疗效果。药物配方主要是根据不同病情而选择的不同中草药。一般以活血化瘀、行气止痛、清热解毒、温经散寒等药物为主。如桃仁、红花、延胡索、香附、生姜等。

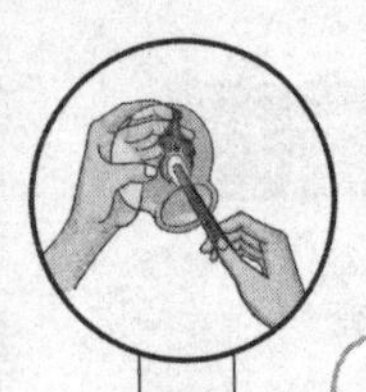

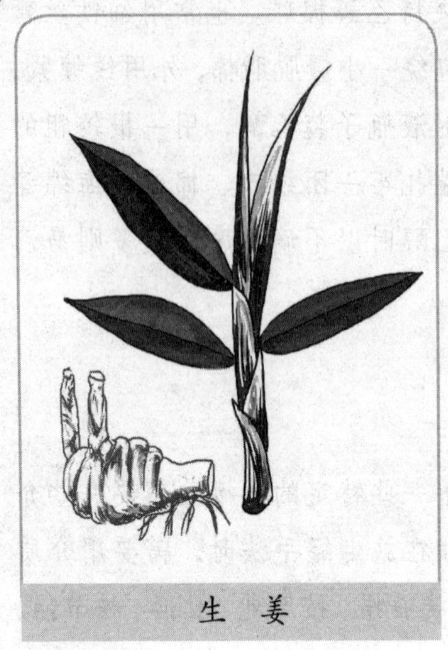

生 姜

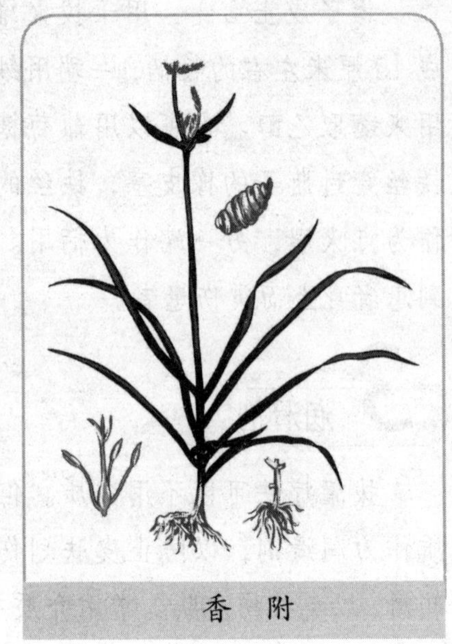

香 附

5.消毒用品

在进行拔罐治疗前一般都要清洁皮肤、消毒罐具，这时就需要有消毒用品。拔罐选用的消毒用品一般都用酒精脱脂棉球。进行刺血拔罐或使用水罐，还应准备消毒液，如75％的乙醇或1％的苯扎溴铵（新洁尔灭）。

6.其他用具

如果要施行针罐法，则要准备好毫针；如果要施行刺络拔罐，则要准备好皮肤针和三棱针；如果施行药罐法，则要事先准备煮竹罐用的锅、炉等；如果需要对骨骼隆起不平部位拔罐，则需要准备好薄面饼，贴于治疗部位，这种方法称为“垫罐法”或“间接拔罐法”。

拔罐的十大操作流程

（1）拔罐时，应根据所拔部位的面积大小而选择不同口径的罐具。

（2）在拔罐前用酒精对罐具消毒。

（3）对初次拔罐治疗者及体弱、紧张、年老等易发生意外反应的患者，宜采取卧位，并选用小罐具，且拔罐数目要少。

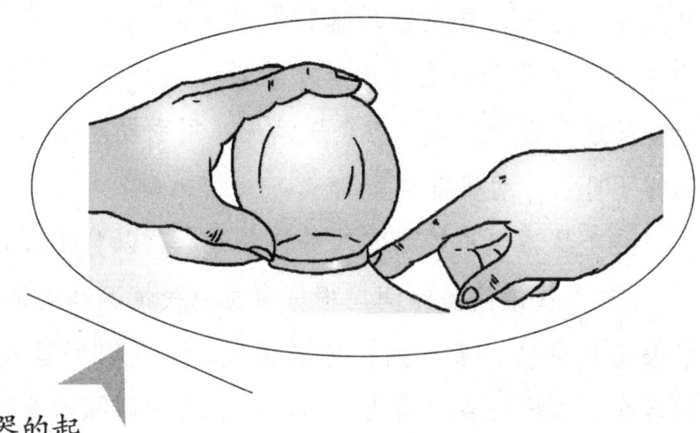

普通拔罐器的起罐方法图

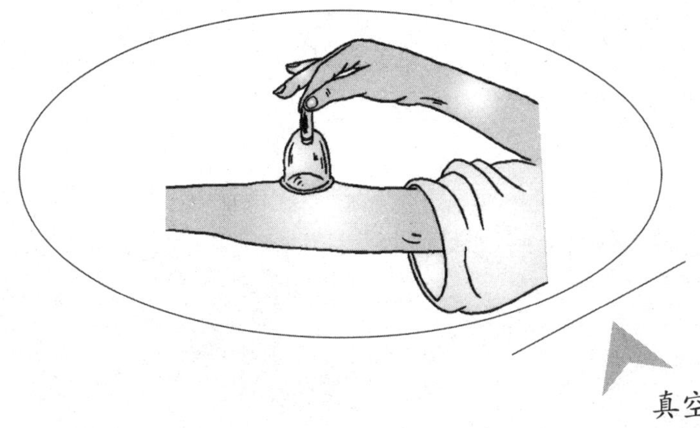

真空拔罐器的起罐方法图

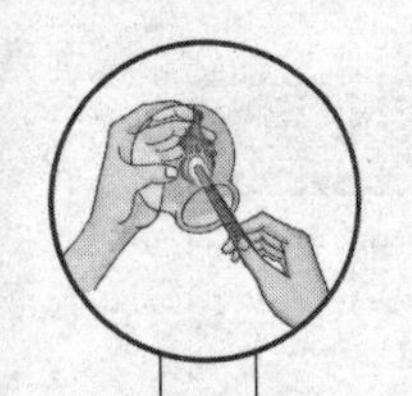

(4) 一般宜选择肌肉丰满、富有弹性、没有毛发和骨骼、无关节凹凸的部位进行拔罐，以防漏气和脱落。

(5) 任何病症宜先拔颈项部。一般原则是先头颈部、背腰部，再胸腹部，最后四肢和关节部。

(6) 拔罐时，操作动作要迅速而轻巧，要做到稳、准、轻、快。

(7) 一般留罐 10 ~ 20 分钟，拔罐部位的皮肤充血、瘀血时，将罐取下。若罐大而吸拔力强时，可适当缩短留罐时间，以免起水泡。

(8) 起罐时，一般先用左手夹住火罐，右手拇指或食指从罐口旁边按压一下，使气体进入罐内，即可将罐取下。切不可用力猛拔，以免拉伤皮肤。真空拔罐器的起罐方法是，一手握着或按着吸附的罐体，另一只手向上（向外）拉动排气阀门杆，使之与胶塞松动，使空气进入罐内，罐体内负压消失，用手提起罐体即可与皮肤分离。同样不可用力猛拔罐具。

(9) 拔罐完毕后，宜饮一杯白开水，以利排毒。

(10) 拔罐间隔时间应根据瘀斑消失情况和病情、体质而定。一般瘀斑消失快、急性病、体质强者，间隔时间宜短；瘀斑消失慢、慢性病、体质弱者，间隔时间宜长。通常间隔治疗时间为 3 ~ 7 天，7 ~ 10 次为 1 个疗程，若 2 个疗程无效，应改用其他疗法。

拔罐常用的5种体位

拔罐时的体位与治疗效果密切相关。在拔罐时，应根据拔罐部位选择适宜的体位。其原则是一要充分暴露治疗部位，二要使患者舒适持久，三要方便施术者操作。拔罐时常用的体位有以下几种：

1.仰卧位

患者自然平躺于床上，双上肢或平放于体侧，或屈曲搭于腹侧，下肢自然分开，膝下可垫以软枕。此体位适用于头面、胸腹、上肢内（外）侧，下肢前面、内（外）侧部位的拔罐治疗。

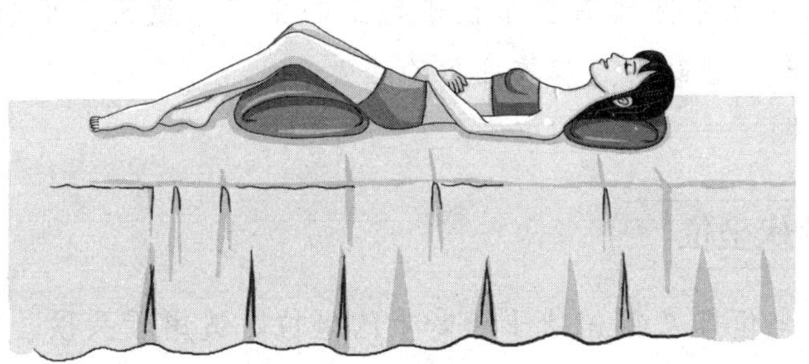

仰卧位

2.俯卧位

患者自然俯卧床上，胸前颏下可垫以软枕（也可不垫），踝关节下也可垫以软枕。适用于项、背、腰、臀及双下肢后侧的拔罐治疗。

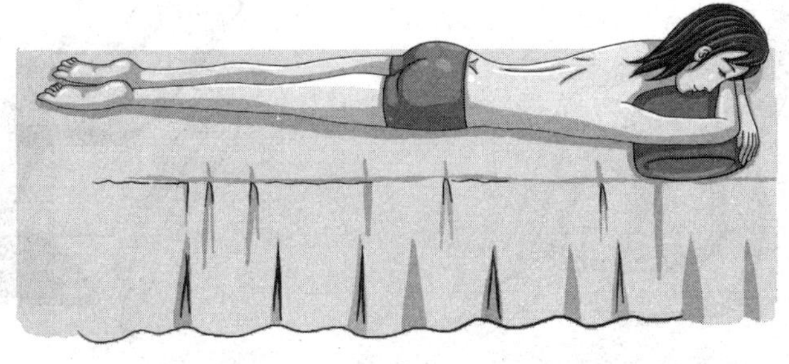

俯卧位

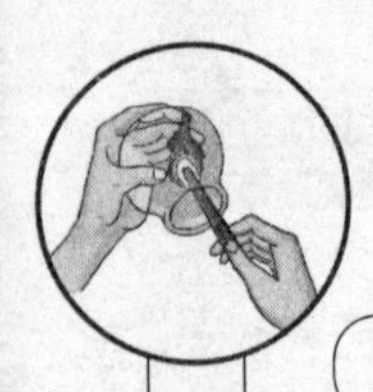

3.侧卧位

患者自然侧卧于床，双下肢屈曲，前臂下可垫以软枕。适用于颈、肩、胁肋、髋、膝及上、下肢外侧的拔罐治疗。

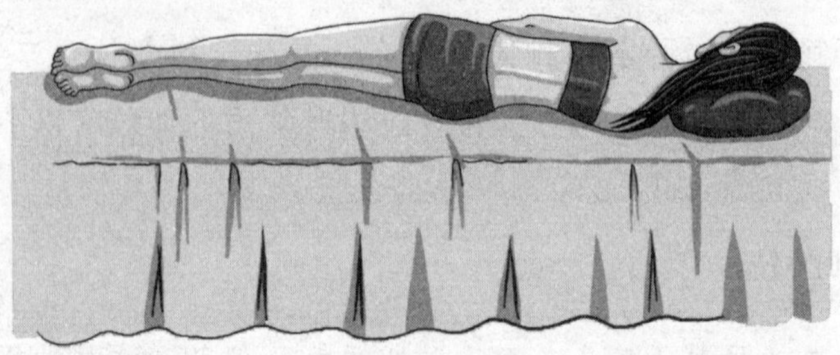

侧卧位

4.仰靠坐位

仰靠坐位即仰面靠坐于扶手椅上的坐位。适用于前头、面颈、上胸、肩臂、腿膝、足踝等部位的腧穴。

5.俯伏坐位

俯伏坐位即头部俯伏于椅背上的坐位。适用于头顶、后头、项背等部位的腧穴。

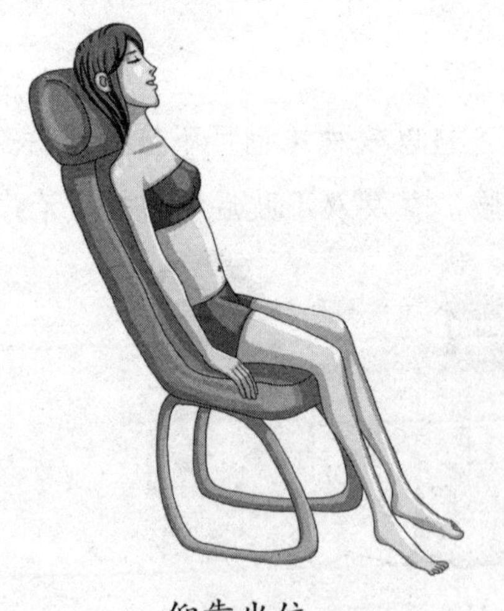

仰靠坐位

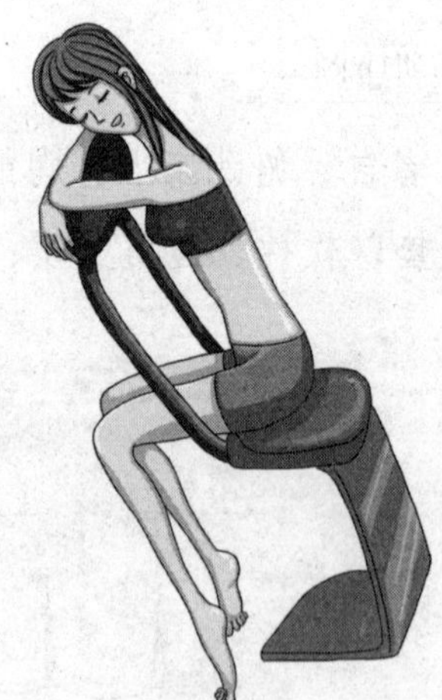

俯伏坐位

不同瘀点不同病况

宜知人体的瘀血点

凡在人体各部出现以下诊断点者拔罐，治疗效果更好。

1.鸡皮样点

毛孔中心凹陷，孔周隆起，白色，状似鸡皮疙瘩，为营血内陷的病症，应在周围拔罐走罐，使营血外达，效果更好。

2.羊毛疔点

毛孔凹陷，周边有一红圈，红圈多有一缺口，压之褪色，点中的毫毛竖立挺直,有如钉子钉在皮孔上。此种表现多为气血阻滞造成。可在局部拔罐放血。

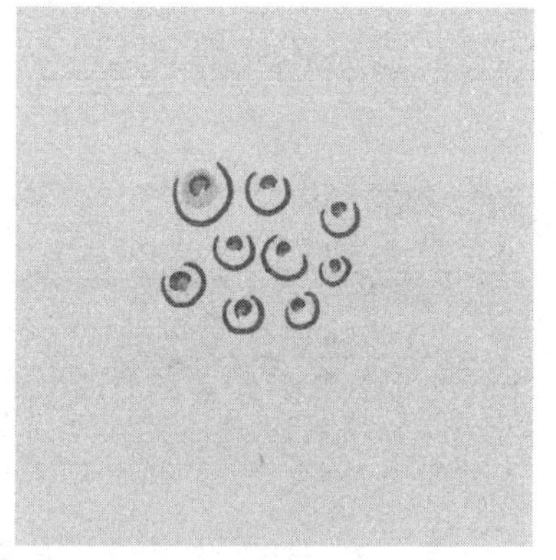

鸡皮样点

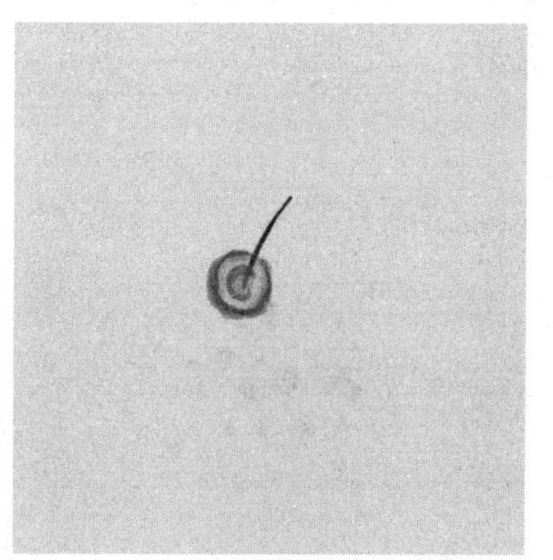

羊毛疔点

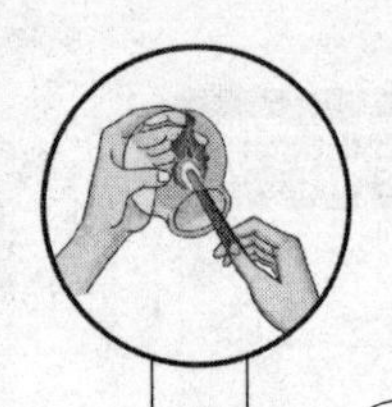

3. 虫血瘀点

其状似羊毛疔，不同点是毛孔周围的红圈呈放射状延伸，弯曲如虫脚，似蜘蛛状，相当于现代医学称的“蜘蛛痣（血管蛛）”，压之褪色，此为体内血液积有包块的久病表现。在此局部拔罐放血疗效好。

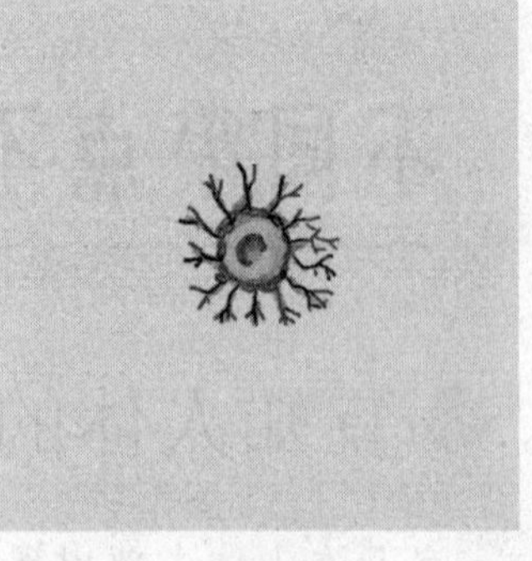

虫血瘀点

4. 斑点

其形如斑，与表皮相平，形状大小不一，有的如针帽、芝麻，有的融合成片；颜色有红、黄、蓝、白、黑、褐、紫等，以红、褐、白色为常见，多无光泽，压之多不褪色，无压痛，此多为邪入营血的表现，此处放血拔罐疗效更好。

5. 瘀疹点

其形如瘀（沙子），凸出表皮，形状大小，多如沙子、芝麻；颜色有红、瘀、白色 3 种，此为肺热或肝热表现。此处放血拔罐疗效更好。

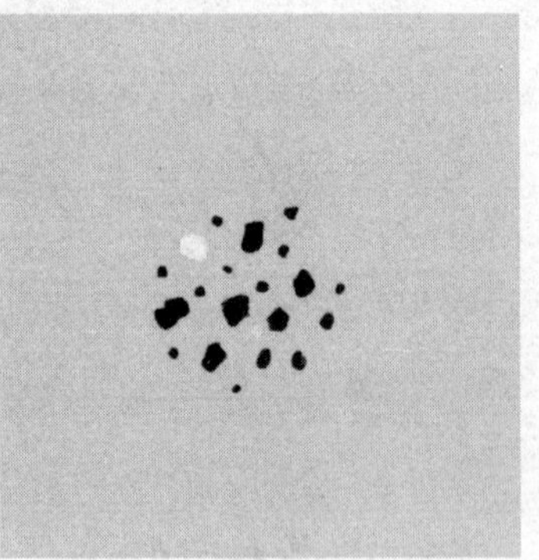

斑点

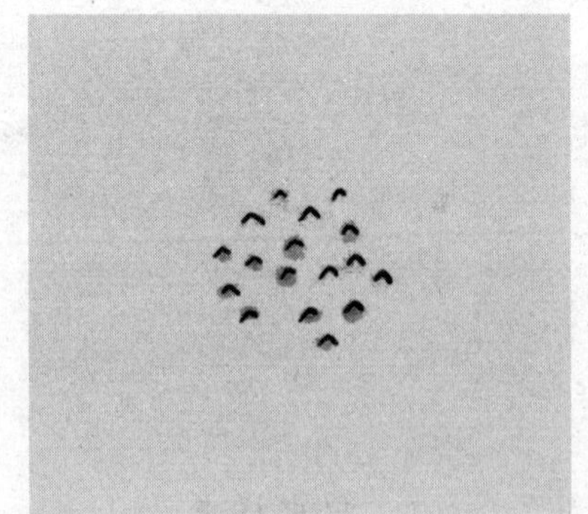

瘀疹点

拔罐的适应证与禁忌证

拔罐疗法因其操作简便、经济且患者无痛苦、疗效显著，而在民间深受广大患者的欢迎，并且它的适应范围十分广泛，凡针灸、按摩疗法适用的疾病均可用本法治疗。例如以下诸多疾病均可进行拔罐治疗，而且见效快、疗效显著。

1. 内科：适用于感冒、支气管炎、哮喘、头痛、高血压、三叉神经痛、面神经麻痹、失眠、健忘、糖尿病、胃肠炎、腹泻、便秘、消化不良、脑血管意外、胆囊炎、肝炎等。

2. 外科：适用于胃肠痉挛、腰椎间盘突出症、腰椎肥大、坐骨神经痛、肩周炎、泌尿系结石、脱肛、落枕、神经损伤等。

3. 妇科：适用于月经不调、盆腔炎、带下病、痛经、功能性子宫出血、围绝经期综合征、子宫脱垂、肿瘤疾病等。

4. 男科：适用于阳痿、早泄、遗精、不射精症、慢性前列腺炎、前列腺增生症等。

5. 儿科：适用于百日咳、哮喘、消化不良、遗尿、疳积。

6. 五官科：适用于结膜炎、近视、红眼病、鼻炎、牙痛、咽炎、颞下颌关节炎、口腔溃疡、目赤肿痛等。

7. 皮肤科：适用于痤疮、湿疹、皮炎、带状疱疹、荨麻疹、酒渣鼻、皮肤瘙痒症等，同时还可用于防病、强身。

吃药有注意事项，当然，拔罐也不例外！为了避免不必要的医疗事故发生或延误患者的治疗，以下病症应当禁用或慎用该疗法。

1 有出血倾向的患者，如血小板减少性紫癜、白血病、血友病、毛细血管脆性试验阳性等不宜拔罐。

2 皮肤病皮损部位、传染性皮肤病、皮肤严重过敏、局部破损溃烂者不宜拔罐。

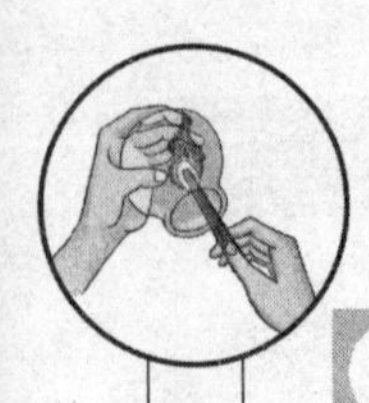

3 急性软组织损伤，局部忌用拔罐。

4 外伤、骨折、静脉曲张、大血管体表投影处、心尖搏动处及瘢痕处不宜拔罐。

5 妊娠期妇女的下腹部、腰骶部、乳房及合谷、三阴交、昆仑等穴不宜拔罐。其部位刺激不宜强烈。

6 五官及二阴处不宜拔罐。

7 身体极度虚弱、形体消瘦、皮肤失去弹性而松弛者及毛发多的部位不宜拔罐。

8 精神失常、精神病发作期、狂躁不安及破伤风、狂犬病等痉挛抽搐不能配合者不宜拔罐。

9 恶性肿瘤患者不宜拔罐。

10 有重度水肿且病情严重者及中度或重度心脏病、心力衰竭、肾衰竭、肝硬化腹腔积液者不宜拔罐。

11 活动性肺结核的患者，尤其是其胸腹部不宜拔罐。

12 醉酒、过饥、过饱、过度疲劳者均不宜拔罐。

拔罐须知的注意事项

1 拔罐时应保持室内空气清新、温度适中。夏季避免风扇直吹，冬季做好室内保暖，尤其对需宽衣暴露皮肤的患者应令其避开风口，以免受凉感冒。

2 注意清洁消毒。施术者双手、患者拔罐部位均应清洁干净或常规消毒，拔罐用具必须常规消毒。

3 拔罐的工具必须边缘光滑，没有破损。

4 在拔罐过程中，罐具适中，使罐拔得紧而又不过；当用罐数目较多时，罐具间的距离不宜太近，以免罐具牵拉皮肤产生疼痛或罐具互相挤压而脱落。

5 要掌握手法轻重，由上而下走罐，并不时蘸植物油或水保持润滑，以免刮伤皮肤。

6 拔罐后，根据患者的病情、皮肤情况，结合季节的不同，选取不同的留罐时间，病情轻、皮肤较嫩、夏季炎热之时，留罐时间应稍短；若病情较重、皮肤粗糙、冬季寒冷之时，留罐时间相对应稍长。

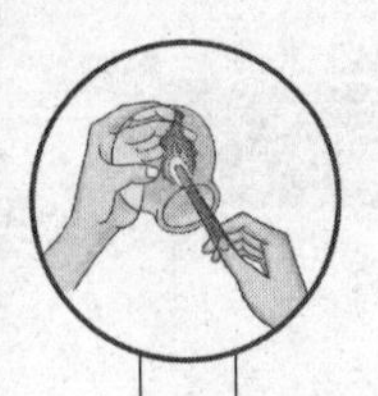

7 拔罐可使皮肤局部出现小水泡、小水珠、出血点、瘀血现象，或有时局部出现瘙痒，均属正常治疗反应。一般阳证、热证多呈现鲜红色瘀斑；阴证、寒证多呈现紫红色或淡红色瘀斑；寒证、湿证多呈现水泡、水珠；虚证多呈现潮红或淡红。若局部没有瘀斑，或虽有潮红，但起罐后立即消失，说明病邪尚轻、病情不重、病已接近痊愈或取穴不准。

8 拔罐后出现水泡较大或皮肤有破损，应先用消毒细针挑破水泡，放出水液，再涂上防腐生肌药即可。

9 拔罐期间注意询问患者的感觉。患者感觉拔罐部位发热、发紧、发酸、凉气外出、温暖舒适、思眠入睡，为正常得气现象；若感觉紧、痛较明显或灼热，应及时取下罐重拔；拔罐后无感觉，为吸拔力不足，应重拔。

10 拔罐过程中，若出现面色苍白、出冷汗、头晕目眩、心慌心悸、恶心呕吐、四肢发冷、神昏仆倒等症状，此为晕罐。遇到晕罐现象时，应立即停止拔罐，让患者平卧，饮温开水或糖水，休息片刻，多能好转。晕罐严重者，应针刺、点掐百会、人中、内关、涌泉、足三里、太冲等穴位，或艾灸百会、气海、关元、涌泉等穴位，必要时应送医院进行急救。对年老体弱、儿童、精神紧张、饥饿、初诊的患者，更应注意防止出现不适。

11 一般拔罐后，3小时之内不宜洗澡。

12 若病情需要，可配合使用其他疗法，如针灸、推拿、药物等，以增强疗效。

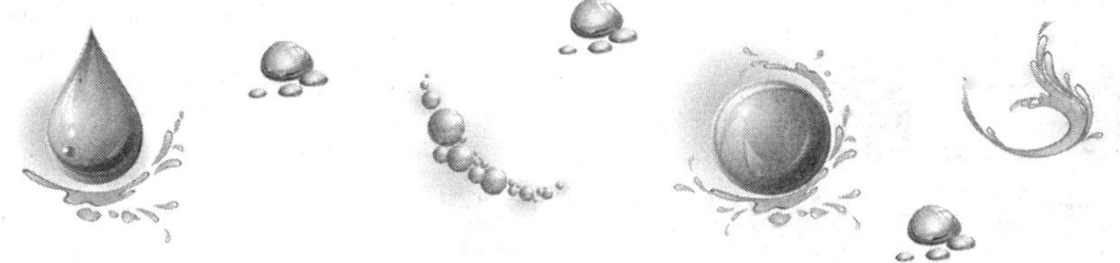

第二章

亚健康，刮痧拔罐与保健

俗话说“命要活得长，全靠经络养”。身体的经络通过刮痧、拔罐可以及时发现人体的隐疾，对疾病可以做到未雨绸缪，及时地将疾病扼杀于萌芽期，以确保健康，才可长命百岁。所以，刮痧、拔罐不失为解决亚健康诸如失眠、心慌、气短等问题的有效手段。

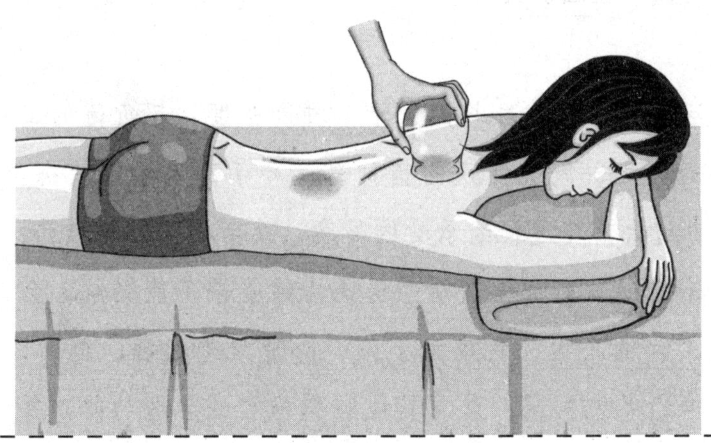

◉第一节　刮痧有妙方，调治亚健康

◉第二节　拔罐有奇方，调治亚健康

焦虑烦躁

对症刮痧 → 生活护理

现代人生活压力大，往往长期处于一种高强度、超负荷的工作运转中，久而久之，就会使人的精神总是处于高度紧张状态。当人体长期压力过大，超过神经承受的限度，就会难以控制自己，出现焦虑、烦躁等一系列负面情绪。这些情绪长期不能缓解，会导致胁肋胀痛、食欲不振、免疫力下降，加速衰老过程，同时，会使内分泌与神经系统失调，影响其他脏腑器官的生理功能，并且，往往会使女性月经不调、乳腺增生、面部出现黄褐斑甚至更年期症状加重，也会给男性造成性功能障碍。因此，绝不可等闲视之。

【对症刮痧】

取穴

督脉、夹脊穴、肝俞、魂门、胆俞、期门。

方法

1. 用面刮法和双角刮法从上向下刮拭背部督脉、夹脊穴和膀胱经，重点刮拭背部与肝胆同水平的部位，再重点刮拭肝俞至胆俞、魂门。

2. 用平面刮法由内向外重点刮拭期门穴，动作要缓慢。

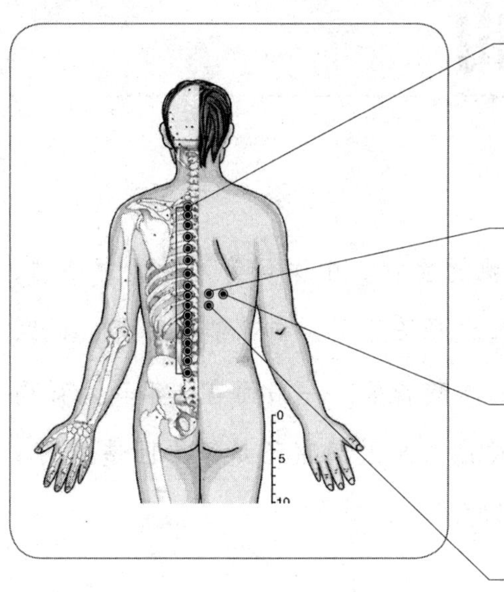

❶ 夹脊穴　位于背、腰部，当第一胸椎至第五腰椎棘突下两侧，后正中线旁开0.5寸，一侧17个穴位。左右两侧共34穴。

❷ 肝俞穴　在背部，当第9胸椎棘突下，旁开1.5寸。

❸ 魂门穴　在背部，当第9胸椎棘突下，旁开3寸。

❹ 胆俞穴　在背部，当第10胸椎棘突下，旁开1.5寸。

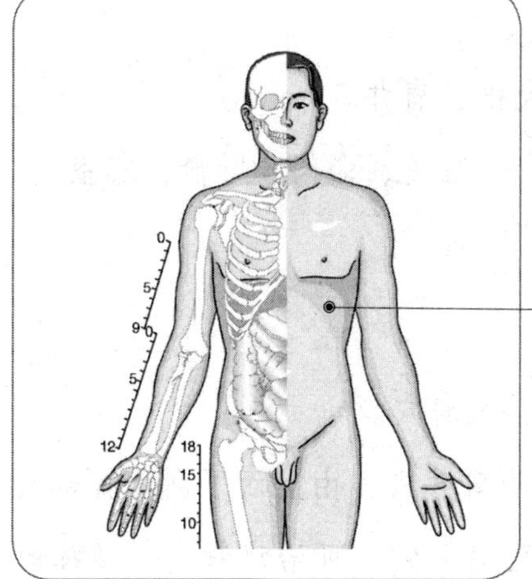

❺ 期门穴　在胸部，当乳头直下，第6肋间隙，前正中线旁开4寸。

生活护理

易焦虑烦躁者应选择清淡饮食，保持愉快的心情，注意休息，多食蔬菜、水果及相关食品；以适宜的方式发泄情绪，如想发脾气时用运动(运动食品)方式来缓解。

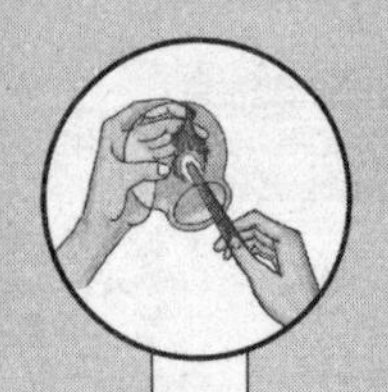

腰酸背痛

对症刮痧 → 生活护理

腰酸背痛是很多人经常出现的症状。中医认为：肾虚骨不健，膀胱经气血不足或气滞血瘀，加之肾阳不足，御寒能力下降，风寒之邪乘虚而入，自然引起人们的腰酸背痛。一般而言，年轻人背痛多数是姿势不良、缺乏运动、长期久坐及睡眠不足等原因造成的；少部分则可能是脊椎病变所引起的。

【对症刮痧】

取穴

头颈部：风池、风府、天柱、大椎、肩井。

背部：大杼、附分、至阳、膈俞、膈关、命门、肾俞、志室。

下肢部：阴谷、委中、委阳。

方法

1. 用单角刮法刮拭头部的风池、风府穴。

2. 用面刮法由内向外刮拭双肩的肩井穴，由上而下刮拭背部大椎至至阳穴，大杼至膈俞穴，附分至膈关穴，可治疗背痛。腰疼时应重点刮拭命门、肾俞、志室穴。

3. 用拍打法拍打下肢部的委中、委阳、阴谷穴处。

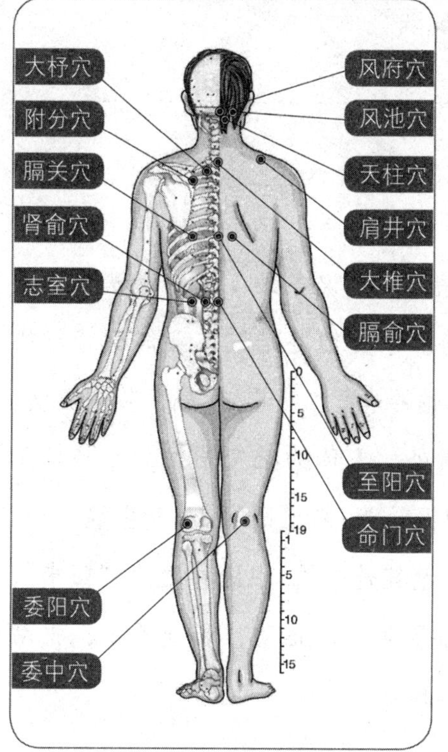

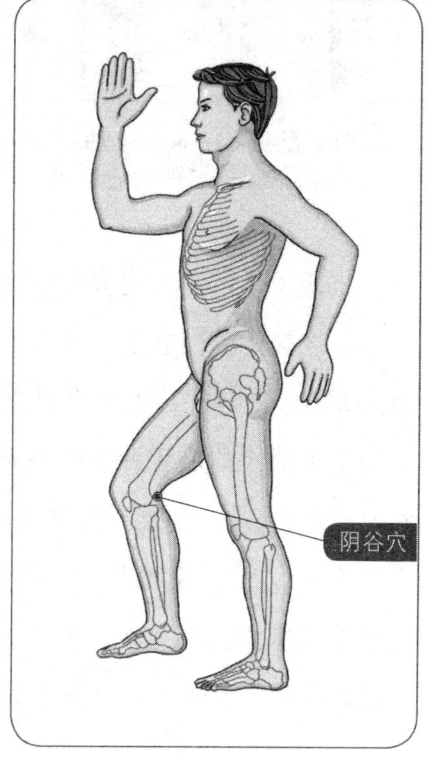

生活护理

腰酸背痛者宜经常参加一些诸如太极、气功和游泳的体育锻炼，并养成习惯；搬重物或捡取地面上的东西时，尽可能以弯曲膝盖取代弯腰；一日三餐摄取均衡的营养，确保肌肉、骨骼组织正常而健康地生长。

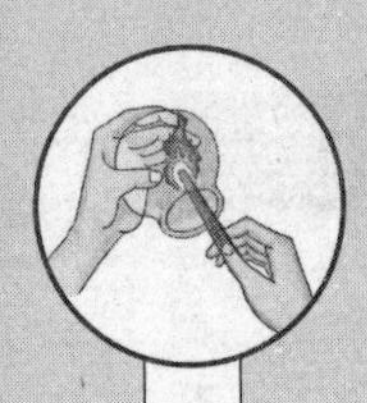

手足怕冷

对症刮痧 → 生活护理

生活中，有些人总是手足冰凉，不要说冬天，就是春秋天也是一样，这就是我们常说的手足怕冷。手足怕冷是肌体亚健康状态的典型表现。手脚发凉同时会有身体怕冷、精力减退、容易疲劳等症状。造成手足怕冷的原因除了气候因素外，人体的正气不足，尤其是阳气的不足，也是一个重要的原因。中医认为：阳虚则寒。阳气主温主外，阳气不足，人们就会感到形寒肢冷，尤其是手足，中医称之为“四末”，是肢体的末端，气血运行到手足需要阳气的推动，阳气不足，推动力弱，手足气血不足，故见寒凉而不温。

【对症刮痧】

取穴

劳宫、阳池。

方法

1. 首先用刮痧板凹槽由指根部向指尖部刮拭两手手指，直至手指发热。再用面刮法刮拭两手手掌，也应刮至发热。

2. 用平面按揉法按揉上肢部的劳宫、阳池。

3. 用面刮法分别刮拭双足的足背和足底，直至发热为止。

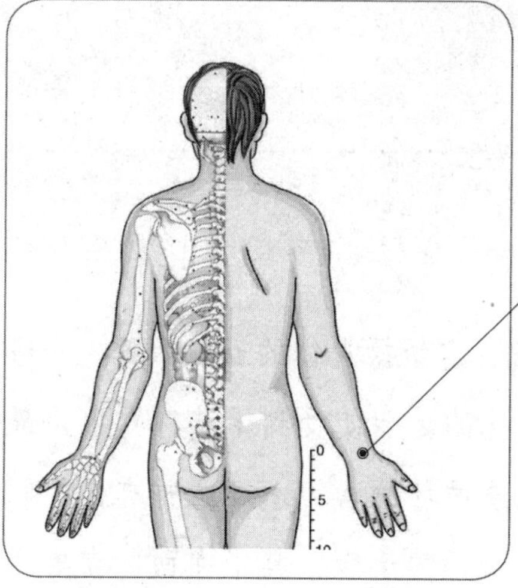

❶
阳池穴　在腕背横纹中，当指总伸肌腱的尺侧缘凹陷处。

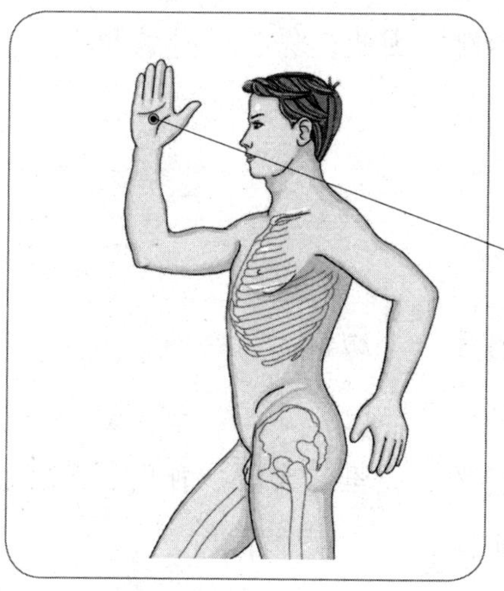

❷
劳宫穴　在手掌心，当第2、3掌骨之间偏于第3掌骨，握拳屈指时中指尖处。

生活护理

经常手足怕冷者平时要多参加体育锻炼，进一步增强自身体质；注意保暖细节：睡前热水洗脚，外出穿衣戴帽着厚袜，床上用电热毯子；合理调整饮食，足量储存人体必需营养素，进一步提高免疫功能与耐寒能力。

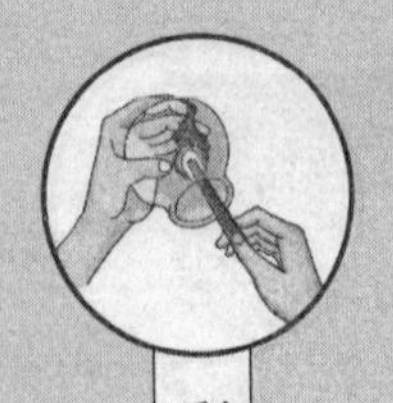

心神不安

对症刮痧 → 生活护理

《黄帝内经》认为心为君主之官，它统摄身体的五脏六腑。一般情况下，心是不会受到任何邪气干扰的；即使受到干扰，心也是最后一个受伤害的。心主血脉，是血液循环的动力；还主神志，控制精神活动以及对其他脏器的调节。心开窍于舌，其华在面、在志为喜。而心和小肠相表里，心和小肠通过经脉的连接，在生理功能方面互相促进，在病理变化上也互相影响。因此，保护好心脏和小肠，有利于我们养生安神。

【对症刮痧】

取穴

背部：厥阴俞、心俞、天宗、神堂、小肠俞。

胸腹部：膻中、巨阙、关元。

上肢部：少海、曲泽、尺泽、内关、通里、大陵、神门、劳宫、少泽、小海、支正、养老、少冲、中冲。

方法

1. 用面刮法分别刮拭背部两侧的厥阴俞至心俞、天宗、神堂、小肠俞。

2. 用单角刮法由上而下分段刮拭胸腹部膻中、巨阙至关元穴，动作宜缓慢。

3. 用面刮法刮拭从手厥阴心包经曲泽穴刮至中指中冲穴；从手、

太阳、小肠经小海穴刮至小指少泽穴；手少阴心经少海穴刮至小指少冲穴。

4. 用平面按揉法按揉上肢部的通里、神门、支正、内关、大陵、劳宫、养老。

5. 用拍打法拍打曲泽、少海，拍打前应适量涂点刮痧油。

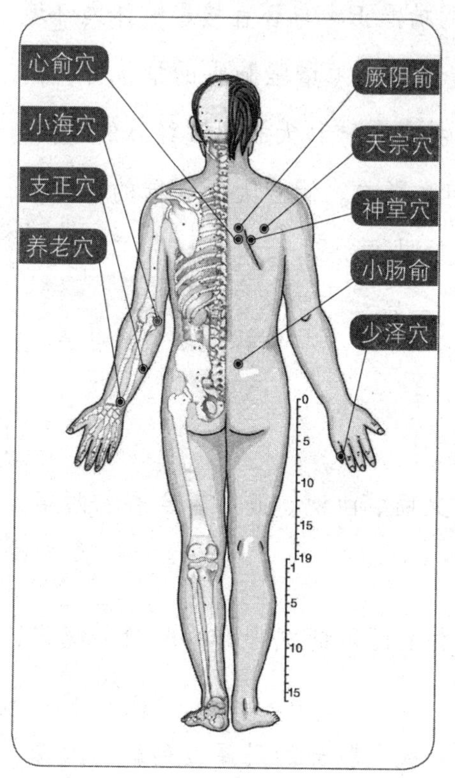

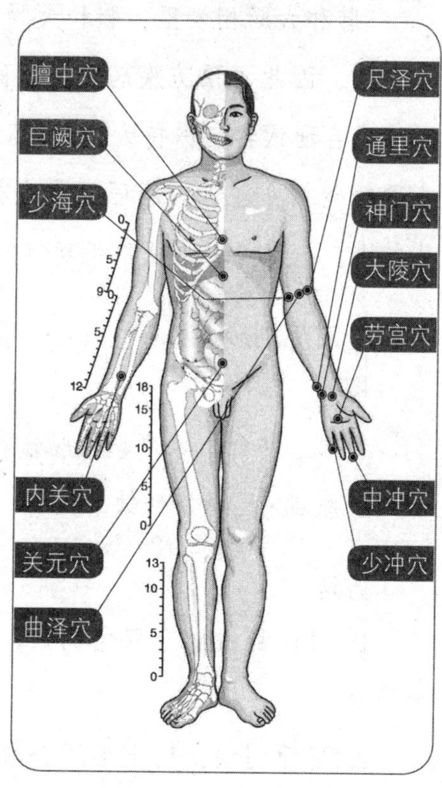

生活护理 T

姜枣龙眼蜜膏：龙眼肉250克，大枣肉250克，蜂蜜250克，鲜姜汁2汤匙。先将龙眼肉、大枣肉洗净，放入锅内，加水适量，煎煮至熟烂时；加入姜汁、蜂蜜，文火煮沸，调匀；待冷后，装瓶即可。每日2次，每次取1汤匙，开水化开，饭前食用。本品开胃健脾、益智养心。适宜于思虑劳伤太过、心脾亏虚、纳呆、腹胀、健忘失眠者食用。

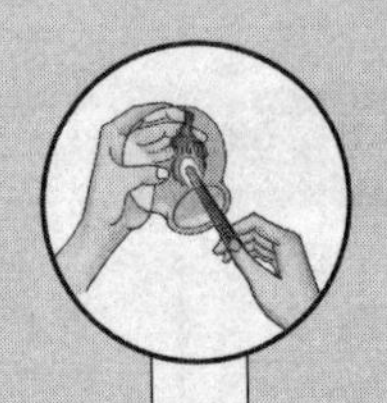

益气通便

对症刮痧 → 生活护理

肺和大肠相表里，肺和大肠的功能正常与否直接影响体内环境的清洁。因此，预防疾病、维护健康，必须增强肺脏的抵抗力，同时注意合理饮食，保持大便畅通。并且，肺和大肠通过经脉的连接，生理功能相互促进，病理变化也相互影响。倘若大肠和肺的保健齐头并进，一定可以收获事半功倍的效果。

【对症刮痧】

取穴

背部：肺俞、魄户、大肠俞。

上肢部：尺泽、列缺、太渊、少商、曲池、偏历、合谷、商阳。

方法

1. 用面刮法配合双角刮法，由上而下刮拭背部的肺俞、魄户、大肠俞。

2. 用面刮法，由上而下分段刮拭上肢部的尺泽、列缺、太渊、少商，用同样的方法刮拭曲池穴至商阳穴。重点刮拭太渊、列缺、偏历，并拍打曲池、尺泽穴。

3. 用面刮法刮拭整个足底，直至发热为止。

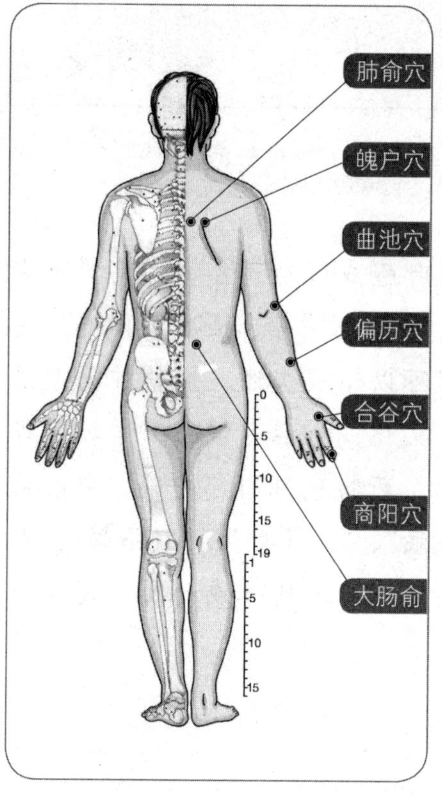

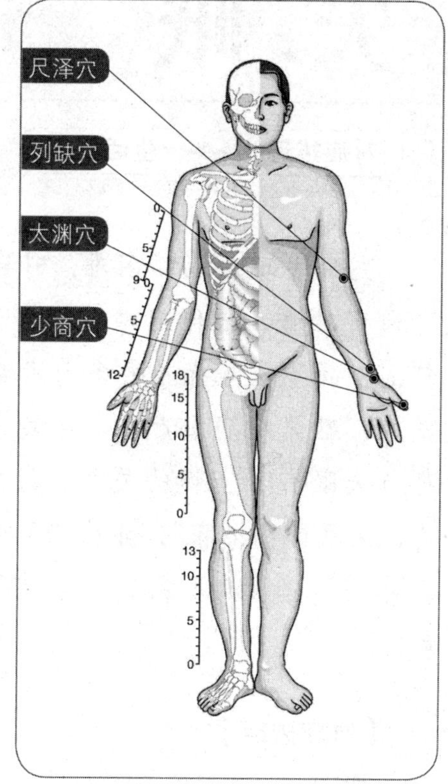

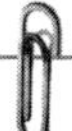

生活护理

首乌粥：何首乌30克，粳米100克。将何首乌煎水取汁，去渣，与粳米、清水适量共煲粥，调味服用。每2～3日1剂，分2次服。何首乌除能养血安神外，还有通便作用，特别对失眠、大便干结的患者有良好的效果。

核桃饮：核桃仁适量，白糖适量。将核桃仁微炒后，捣烂，加入少许白糖拌匀即成。日服2次，每次服15克，热开水送服。两周1个疗程。本品既能滋补肝肾，又可润肠通便。

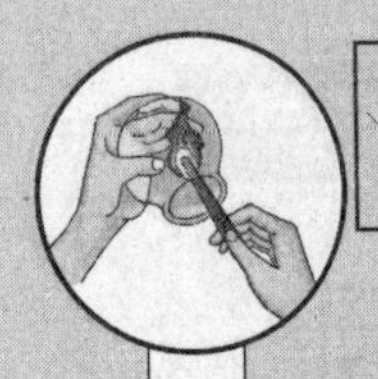

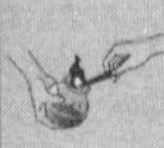

失眠

对症拔罐 → 生活护理

失眠表现为入睡困难，时寐时醒或醒后不能再睡，严重者可通宵难眠，常伴有精神不振、头痛、头晕、心悸、健忘、多梦、食欲不佳等症。很多因素都可以造成失眠，如精神因素诱发的、躯体疾病引起的。年龄、文化、生活习惯、工作环境等都与失眠有着密切的关系。此外，药物也可引起失眠。中医认为，失眠即“不寐”，亦称“不得眠”、“不得卧”、“目不瞑”，是人体阴阳、气血不调造成心神不安、心失所养或心血不足等引起的。

【对症拔罐】

取穴

心俞、肝俞、脾俞、胃俞、神门、三阴交。

方法

1．针罐法：侧卧位，先针刺神门、三阴交穴，然后用闪火法将大小适中的火罐吸拔于心俞、脾俞、胃俞、肝俞，留罐 20 分钟。每日治疗 1 次，10 次为 1 个疗程。

2．走罐法：俯卧位，在背部涂上适量的按摩乳或油膏，选择大小适宜的玻璃罐或竹罐，用闪火法将罐吸拔于背部，然后来回走罐数次，走罐时手法宜轻，直至局部皮肤潮红。再将火罐吸拔于心俞穴，留罐 10 分钟。

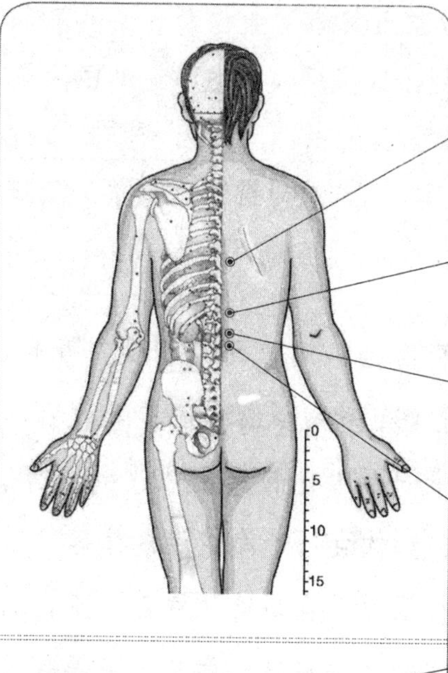

1 心俞穴　在背部，当第 5 胸椎棘突下，旁开 1.5 寸。

2 肝俞穴　在背部，当第 9 胸椎棘突下，旁开 1.5 寸。

3 脾俞穴　在背部，当第 11 胸椎棘突下，旁开 1.5 寸。

4 胃俞穴　在背部，当第 12 胸椎棘突下，旁开 1.5 寸。

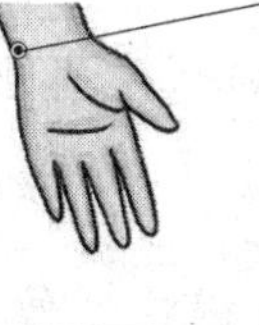

5 神门穴　在腕部，腕掌侧横纹尺侧端，尺侧腕屈肌腱的桡侧凹陷处。

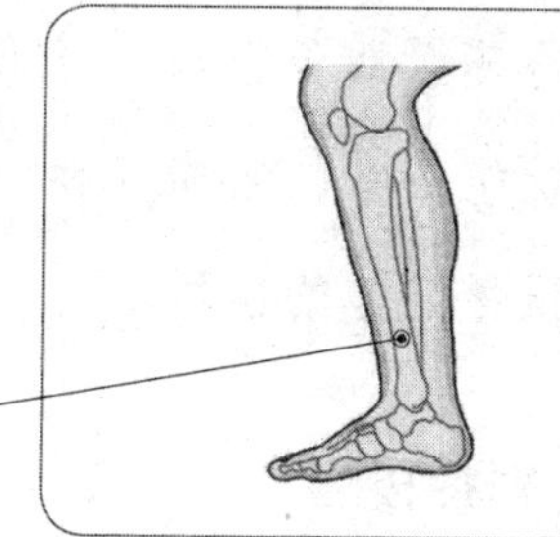

6 三阴交穴　在小腿内侧，当足内踝尖上 3 寸，胫骨内侧缘后方。

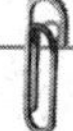

生活护理

经常失眠的患者生活应有规律，晚餐不宜吃得过饱，睡前不吸烟、不喝茶和咖啡；睡前用温水泡脚或入睡前洗个热水澡，会使你感到身心放松，易于入睡；一般情况下，每人每天需要7～9小时的睡眠时间。不要担心睡得太多，人体内有生物钟，它不允许你睡得过多；争取每天在固定的时间起床、就寝，使生活变得有规律；加强锻炼，劳逸结合。

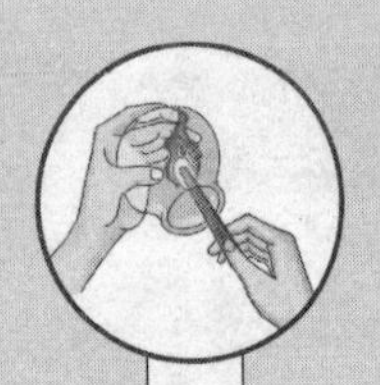

脾胃不和

对症拔罐 → 生活护理

《脾胃论》说：百病皆由脾胃衰而生，治脾胃即可以安五脏。脾胃既是人体五脏六腑气机升降的枢纽，也是人体气血生化之源和赖以生存的水谷之海。影响脾胃健康的因素有很多，比如外部因素，如风寒、暑热等的影响；饮食方面，如饮食不干净或无规律等，带来身体内部损害；精神因素，如精神压力大容易给脾胃带来不良的影响。其他脏腑因素，如与脾胃关联的其他脏器，如肾、肺等脏器的健康状况不好也会影响脾胃健康。脾胃虚弱通常表现为胃纳不佳、胃脘冷痛、腹满肠鸣、大便溏稀、恶心呕吐、呃逆呕吐等。因此，脾胃功能正常，才能气血旺盛，所以，用拔罐疗法健脾和胃，也能达到强身健体的作用。

【对症拔罐】

取穴

脾俞、胃俞、中脘、章门、阳陵泉、三阴交、足三里。

方法

用真空罐或火罐，每次选拔2～3穴，隔2～3天1次，吸拔10～15分钟，1个月为1个疗程。

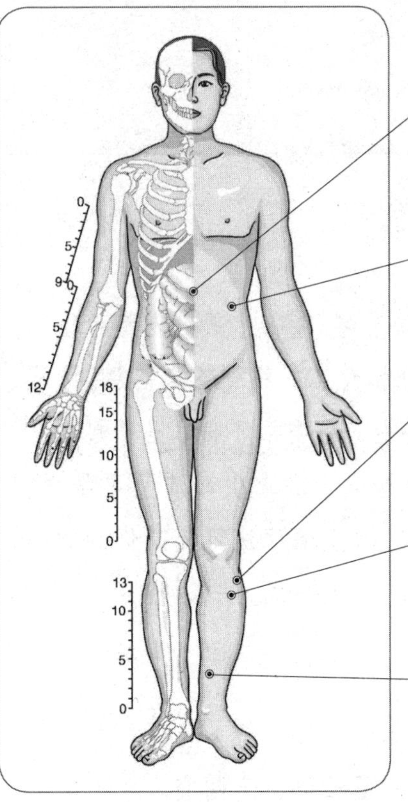

❶ 中脘穴　在上腹部，前正中线上，当脐中上 4 寸。

❷ 章门穴　在侧腹部，当第 11 肋游离端的下方。

❸ 阳陵泉穴　在小腿外侧，当腓骨小头前下方凹陷处。

❹ 足三里穴　在小腿前外侧，当犊鼻下 3 寸，距胫骨前缘一横指（中指）。

❺ 三阴交穴　在小腿内侧，当足内踝尖上 3 寸，胫骨内侧缘后方。

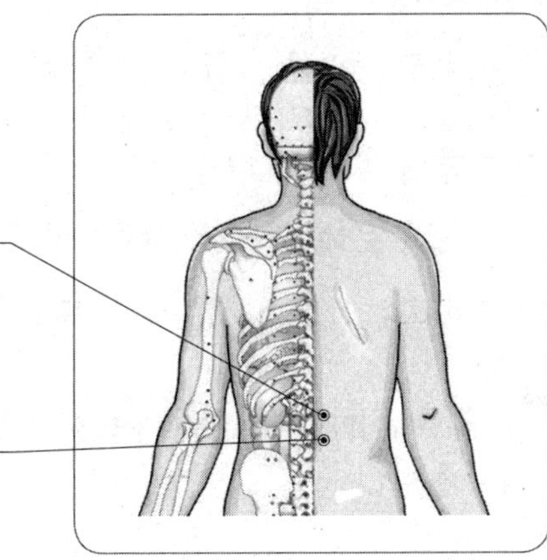

❻ 脾俞穴　在背部，当第 11 胸椎棘突下，旁开 1.5 寸。

❼ 胃俞穴　在背部，当第 12 胸椎棘突下，旁开 1.5 寸。

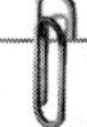

生活护理

脾胃虚弱者平时要保持良好的精神状态，纠正不良饮食习惯，少食刺激性食物、生冷食物以及咖啡、巧克力、土豆、红薯和酸性食物。少食多餐，忌烟戒酒。

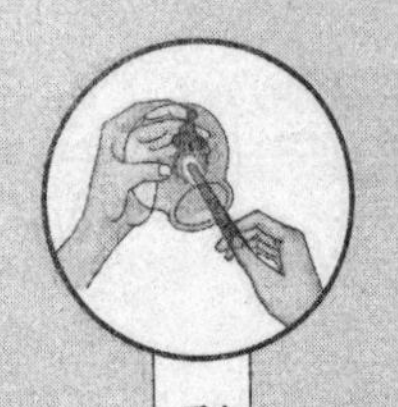

犯迷糊

对症拔罐 → 生活护理

大脑为人体的中枢，经常保持大脑清醒、睿智，是人人都希望的。然而，现代人生活节奏加快、就业压力加大，许多人经常焦虑、烦躁、失眠，即使是大白天，也常会感到头昏脑涨、委靡不振、提不起精神。而追求健康、渴望长寿是我们共同的愿望，讲求生命质量更是现代人所追求的最终目的。选择适当的经穴，用拔罐疗法可提高你的智商，安定你的心灵，还可预防老年痴呆症，不妨一试。

【对症拔罐】

取穴

太阳、心俞、肝俞、肾俞、内关、足三里、三阴交。

方法

用真空罐或火罐，每次选取 2 ~ 3 穴，吸拔 10 ~ 15 分钟，每周做 3 次，1 个月为 1 个疗程。

❶ 心俞穴　在背部，当第 5 胸椎棘突下，旁开 1.5 寸。

❷ 肝俞穴　在背部，当第 9 胸椎棘突下，旁开 1.5 寸。

❸ 肾俞穴　在腰部，当第 2 腰椎棘突下，旁开 1.5 寸。

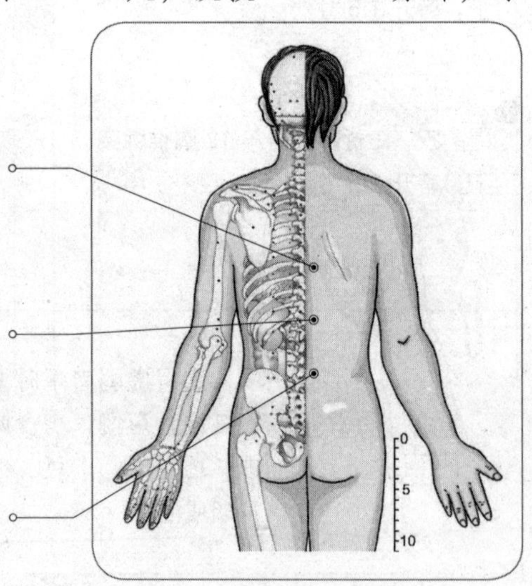

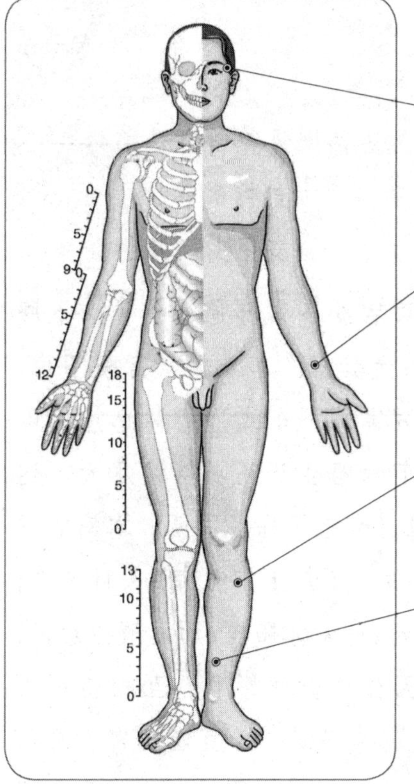

④ 太阳穴　在颞部，当眉梢与目外眦之间，向后约一横指的凹陷处。

⑤ 内关穴　在前臂掌侧，当曲泽与大陵的连线上，腕横纹上 2 寸，掌长肌腱与桡侧腕屈肌腱之间。

⑥ 足三里穴　在小腿前外侧，当犊鼻下 3 寸，距胫骨前缘一横指（中指）。

⑦ 三阴交穴　在小腿内侧，当足内踝尖上 3 寸，胫骨内侧缘后方。

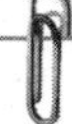

生活护理

益智健脑一方面要养成良好的生活习惯，大脑和其他器官一样，长时间的劳动得不到休息，神经系统长时间处于紧张状态，就会产生大脑疲劳，出现困倦、头痛、失眠、记忆力减退等现象，自然会影响学习效果。因此，我们要学会劳逸结合，紧张的学习之后就要休息片刻。另一方面在营养和饮食上要科学的搭配。比如我们应多吃一些富含牛磺酸、钙、锌、蛋白质、磷脂和维生素类的食物，或者补充一些含有以上元素的保健品。饮食要保持多样化，做到不偏食、不挑食，为大脑提供良好的脑组织营养。

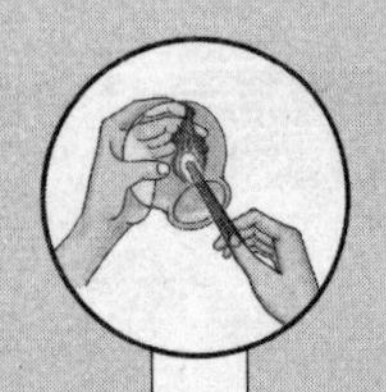

晕车船

对症拔罐 → 生活护理

生活中常有些人坐上汽车或船只后没多久就觉得头晕，上腹部不舒服、恶心、出冷汗，甚至呕吐；尤其当汽车或船只行驶不稳，如急刹车、急转弯或突然启动时更厉害，下车或下船休息片刻即可逐渐减轻或恢复。有的人这种晕车晕船症状还可持续几天。这是怎么回事呢？本病虽非大病却给患者带来了许多不便。本病的发生，多因身体虚弱，心脾亏虚、气血不足，不能上充髓海，头目失养；或因过食肥甘厚味，痰湿壅盛，上蒙清窍；或素体阳亢，加之精神紧张，气郁化火，上扰清窍。以上几种原因往往彼此影响，互相转化夹杂，但临床仍以体质虚弱、气血不足者为多见。治宜健脾胃、补养气血。

【对症拔罐】

取穴

足三里、神阙、内关、胃俞、丰隆等。

方法

采用针罐法或留罐法，针罐法采用补法或平补平泻的手法，待进针得气后再进行拔罐；留罐法一般留罐 15 分钟左右，待皮肤出现红色瘀斑起罐。每周治疗 1 次，10 次为 1 个疗程。如偏于气血亏虚者，加气海、膈俞、脾俞等穴；如偏于痰浊中阻者，加丰隆、公孙、中脘等穴；如偏于肝阳上亢者，加太冲、太阳、内庭等穴。

如果在乘车乘船的过程中突然出现症状，没有条件进行拔罐治疗时，可临时用玻璃杯、小药瓶代替拔罐，采用投火法治疗，也会起到同样的效果。或者在以上穴位上采用指压的方法治疗，晕车晕船的症状都会明显减轻或完全缓解。

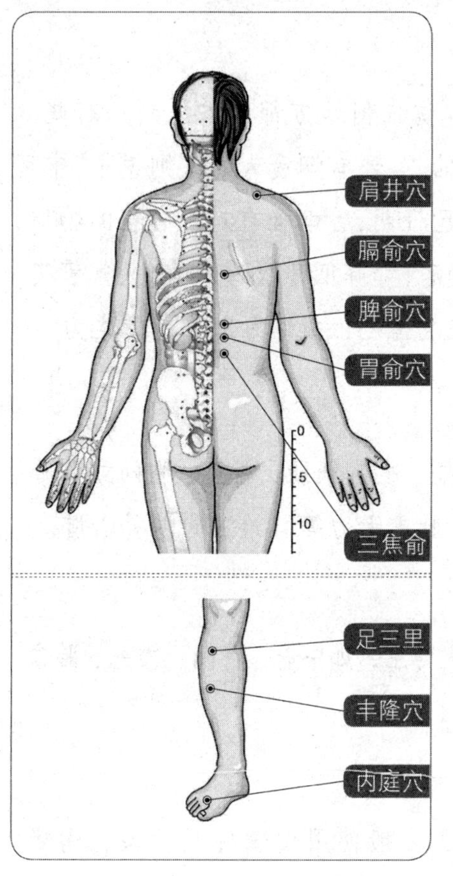

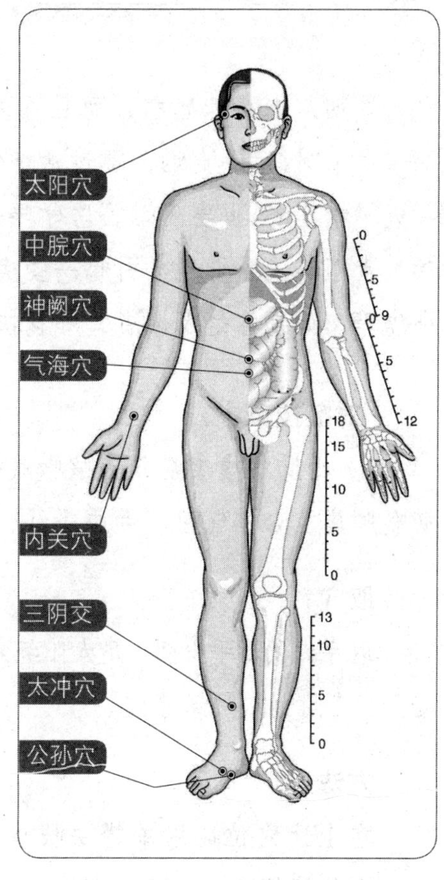

生活护理

预防晕车晕船，出行前要保证充足的睡眠，乘车前尽量不要吃东西，选择前排的座位就座，行车途中可用与人聊天或听音乐等方式分散注意力。

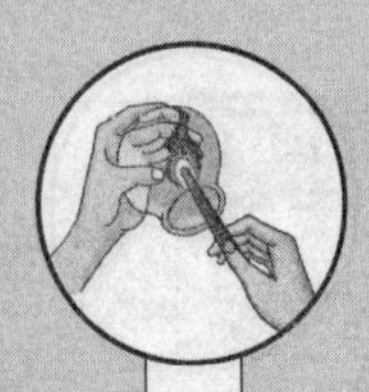

气 短

对症拔罐 → 生活护理

香烟，大家都熟悉，而且可以说任何地方都可以见到。有些吸烟者说："饭后一支烟，赛过活神仙。"还有烟瘾大的人则说："宁可一天不吃不喝，也要吸烟。"医学早已证明，香烟含有对人有害的物质，如尼古丁等。吸烟还会引起一些疾病，如降低呼吸道的净化、气管炎、肺癌等。如果你是吸烟者，那就快戒掉吧！拔罐可助你一臂之力。

【对症拔罐】

1. 心肺气虚者症状为咳嗽气短、咳声低弱、喘息、胸闷或胸痛、咽喉肿痛、心悸气短、舌质淡红、脉虚无力等。治法为调补心肺。

取穴

取手太阴、手少阴、足太阳经穴为主，如中府、巨阙、内关、肺俞、心俞、三阴交、尺泽等穴。

方法

在上述穴位应用单罐法拔罐，一般使用玻璃罐或竹罐、陶罐。一般穴位留罐 10 ~ 20 分钟。对于症状严重者，可用闪罐法对肺俞及心俞穴闪罐 8 ~ 10 次，以强化心肺活动功能。

2. 肝肾阴虚者症状为眩晕、耳鸣、腰膝酸软，或可见阳痿、遗精、少寐多梦、健忘、舌质红少苔、脉弦细。治法为调补肝肾，育阴潜阳。

取穴

以足少阴及足厥阴经穴为主，如章门、行间、太溪、肾俞、水泉、肝俞穴。

方法

取上穴用单罐法拔罐，玻璃罐及竹罐、陶罐均可，若用药罐方以育阴潜阳之方剂为佳，可辨证施用龙胆泻肝汤、六味地黄丸等剂留药。

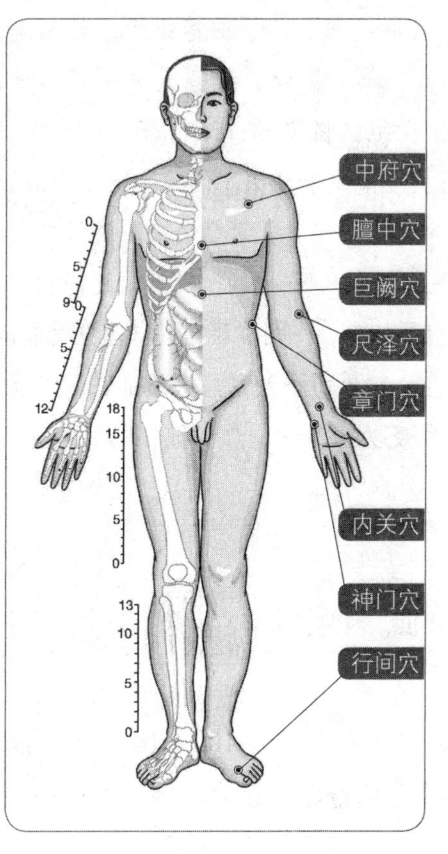

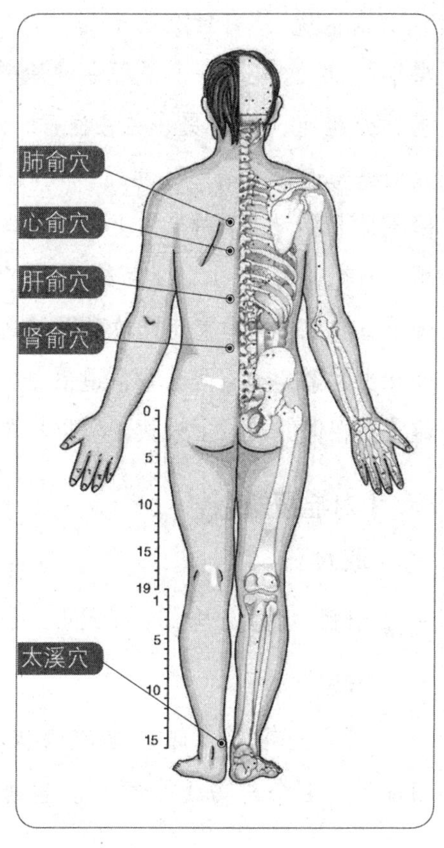

生活护理

戒烟时应明确戒烟目标，改变工作环境及与吸烟有关的老习惯，戒烟者会主动想到不再吸烟的决心。要有这种意识，即戒烟几天后味觉和嗅觉就会好起来。

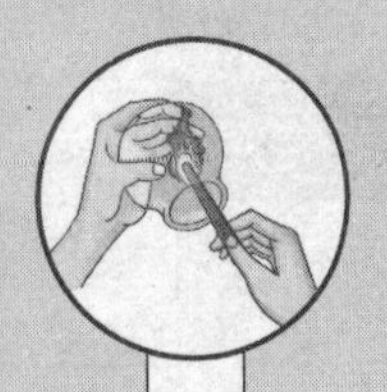

酸软

对症拔罐 → 生活护理

俗话说："有什么别有病，没什么别没钱"、"不怕挣得少，就怕走得早"。说的都是一个道理：健康是人生第一财富，健康是幸福第一法宝。20世纪，医学更多关注医疗，21世纪，将更多关注预防；20世纪，人们更多追求治病，21世纪，人们将更多地追求健康。因为治病是下游，健康是上游。从下游走向上游，是当今时代的呼唤，是社会文明进步的表现。研究表明，1元钱的拔罐预防投入能节省8.59元的医疗费，还能相应地节省约100元的重症抢救费用。更重要的是，我们健康了，自己少受罪，儿女少受累，节省医药费，造福全社会，何乐而不为呢？实践证明，用拔罐疗法在保健穴位上吸拔，可以增强免疫功能，达到强身健体的目的。

【对症拔罐】

取穴

中脘、膏肓、命门、足三里、手三里、内关、劳宫、涌泉、关元。

方法

用真空罐或火罐，每次吸拔2～3穴，留罐10～15分钟。隔日1次，1个月为1个疗程。也可按摩或指压上述穴位。

❶ 膏肓穴　在背部，当第4胸椎棘突下，旁开3寸。

❷ 命门穴　在腰部，当后正中线上，第2腰椎棘突下凹陷中。

❸ 手三里穴　在前臂背面桡侧，当阳溪与曲池连线上，肘横纹下2寸处。

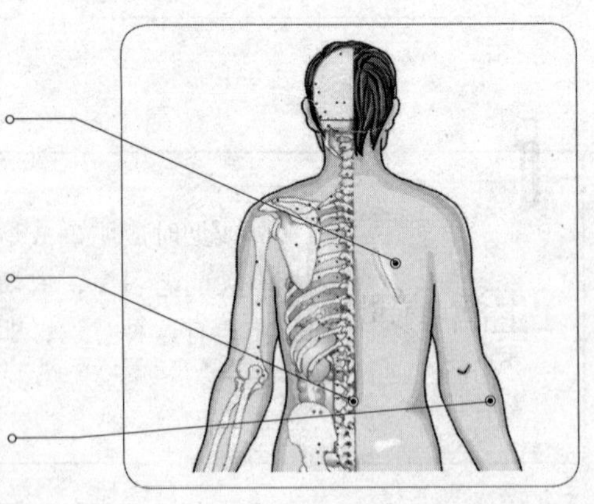

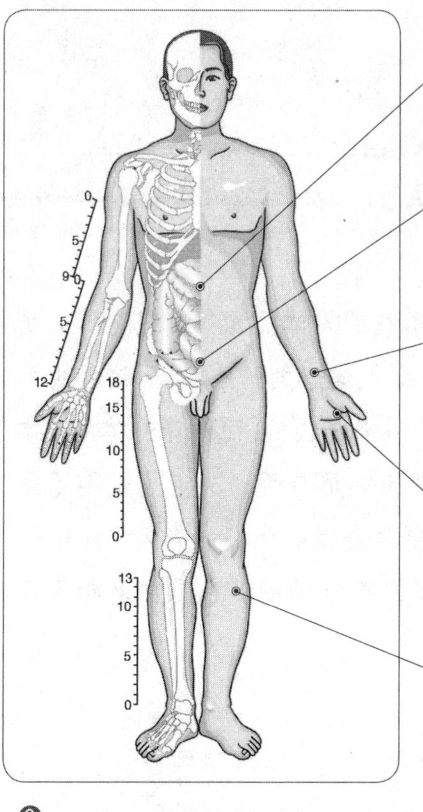

4 中脘穴　在上腹部，前正中线上，当脐中上 4 寸。

5 关元穴　在下腹部，前正中线上，当脐中下 3 寸。

6 内关穴　在前臂掌侧，当曲泽与大陵的连线上，腕横纹上 2 寸，掌长肌腱与桡侧腕屈肌腱之间。

7 劳宫穴　在手掌心，当第 2、3 掌骨之间偏于第 3 掌骨，握拳屈指的中指尖处。

8 足三里穴　在小腿前外侧，当犊鼻下 3 寸，距胫骨前缘一横指（中指）。

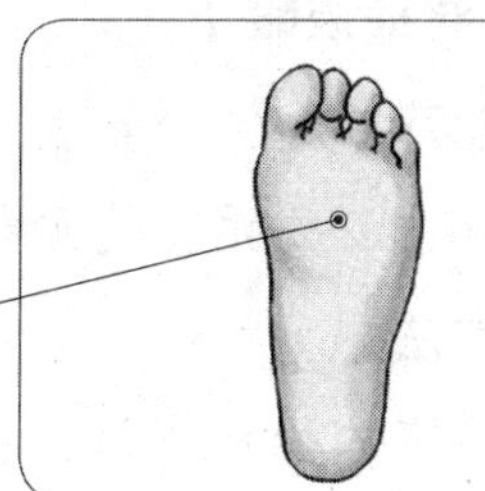

9 涌泉穴　在足底部，卷足时足前部凹陷处，约当第 2、3 趾趾缝纹头端与足跟连线的前 1/3 与后 2/3 交点上。

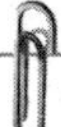

生活护理

适量运动，是世界卫生组织提出的健康生活方式四大基石之一。2400多年之前，医学之父希波克拉底说过一句话：“阳光、空气、水和运动，这是生命和健康的源泉。”生命和健康，离不开阳光、空气、水和运动，这说明运动和阳光一样重要。因此，要强身健体，坚持运动是十分有必要的。

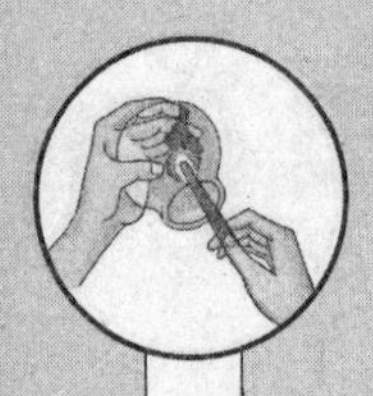

肾虚

对症拔罐 → 生活护理

肾被誉为人体的“先天之本”，承载着人体的元气。究竟什么是先天之本呢？说到底就是上天赋予每个人健康的“本钱”。这和生意人的“本钱”差不多，生意上的本钱是用来赚钱的，而颐养身体的“本钱”则可以通过它来获取健康。肾精的充足与否，决定了人是不是能长寿。所以，想要健康活到天年，就要学会保养我们的先天之本——肾。而用拔罐方法补肾壮阳（女性可提高性功能）也是中老年人应常做的重要方法之一。

【对症拔罐】

取穴

肾俞、关元、关元俞、太溪。

方法

用真空罐或火罐，吸拔上述穴位，留罐 10 ~ 15 分钟。每周拔罐 3 次，4 周为 1 个疗程。

❶ 肾俞穴　在腰部，当第 2 腰椎棘突下，旁开 1.5 寸。

❷ 关元俞穴　在腰部，当第 5 腰椎棘突下，旁开 1.5 寸。

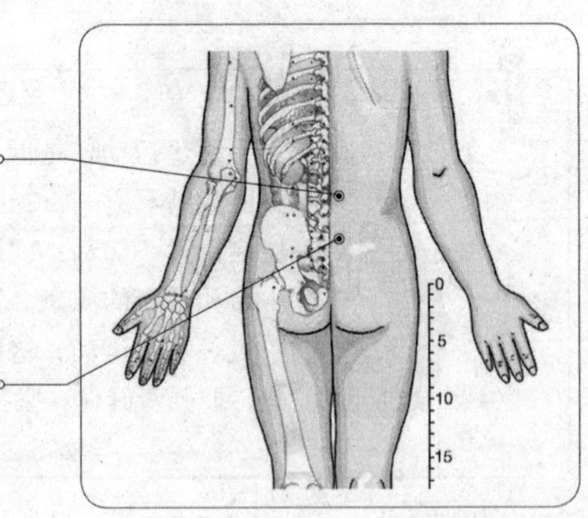

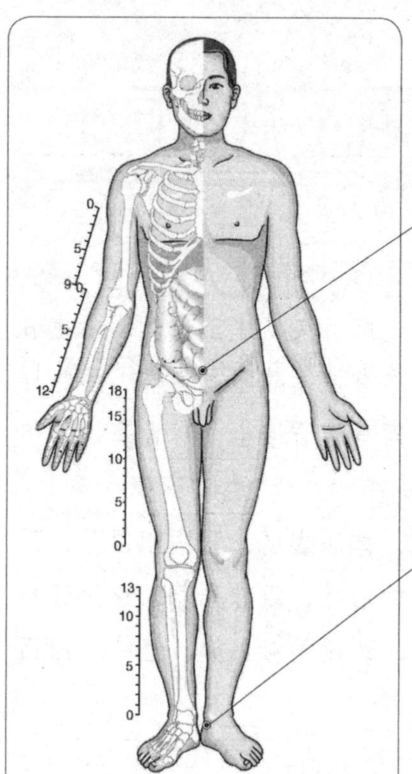
3
关元穴　在下腹部，前正中线上，当脐中下3寸。
4
太溪穴　在足内侧，内踝后方，当内踝尖与跟腱之间的凹陷处。

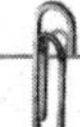

生活护理

韭菜粥具有温肾壮阳的功效，具体做法是：韭菜150克，肉苁蓉25克，大米适量。先加入肉苁蓉煮粥，然后挑出不要，再拌入韭菜，煮沸即成。

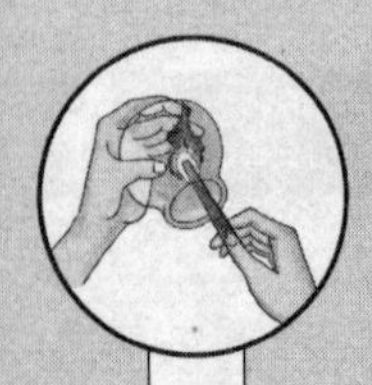

足跟痛

对症拔罐 → 生活护理

足跟痛症多见于中老年人。轻者走路、久站才出现疼痛；重者足跟肿胀，不能站立和行走，平卧时亦有持续酸胀或刺样、灼热样疼痛，痛时甚至牵扯及小腿后侧。病因与骨质增生、跗骨窦内软组织劳损、跟骨静脉压增高等因素有关。

祖国医学认为，本病系年老肾虚，体质虚弱，肾阴阳俱亏，不能温煦和滋养足少阴肾经循行线路上的筋骨，跟骨失养，致使劳损而发生疼痛，或因风、寒、湿邪侵袭，致使气滞血瘀，经络受阻而发生疼痛。

【对症拔罐】

取穴

患侧涌泉、昆仑、太溪、照海、承山穴，或小腿下段后侧压痛点。

方法

取上穴，采用涂药罐法，或刺络罐法、皮肤针罐法。留罐10～15分钟，每日或隔日1次。涂药罐首先在穴位处涂以风湿油、红花油或补肾活血的药液，然后在穴位上吸拔。施术后，以川芎细末装入与足跟相应大小的薄布袋内，药厚约2毫米，缝上袋口，然后再将药袋缚系足跟痛点上，在走路、睡眠时也不要解除，每2日换药1次。

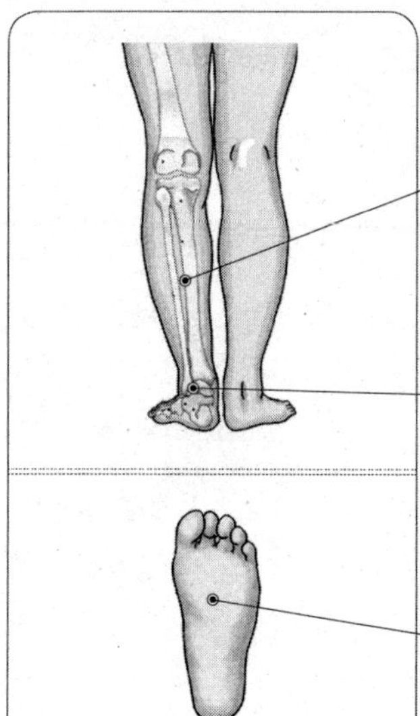

❶ 承山穴　在小腿后面正中，委中与昆仑之间，当伸直小腿或足跟上提时腓肠肌肌腹下出现尖角凹陷处。

❷ 昆仑穴　在足部外踝后方，当外踝尖与跟腱之间的凹陷处。

❸ 涌泉穴　在足底部，卷足时足前部凹陷处，约当第2、3趾趾缝纹头端与足跟连线的前1/3与后2/3交点上。

❹ 太溪穴　在足内侧，内踝后方，当内踝尖与跟腱之间的凹陷处。

❺ 照海穴　在足内侧，内踝尖下方凹陷处。

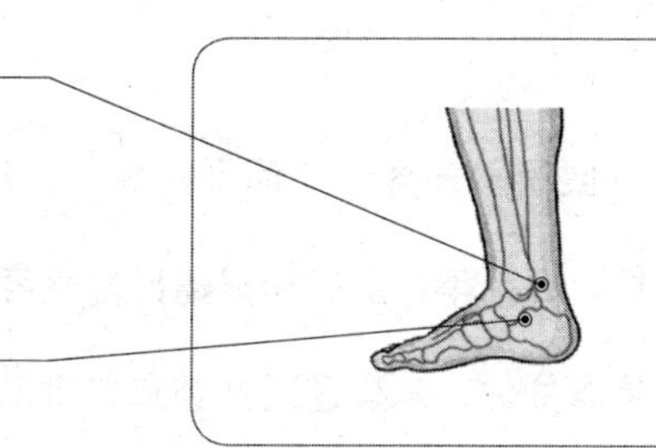

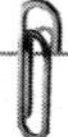

生活护理

本病在治疗的同时，可配服补肾的药物，如六味地黄丸。宜穿软底鞋或在患侧的鞋内放置海绵垫。局部每天可热敷或用温水浸足。

第三章

炫美丽，刮痧拔罐与养颜瘦身

“健康和美容一个都不能少”已成为全民行动，特别是已成为爱美女性的目标。近几年，刮痧和拔罐已是美容院、养生馆及美容工作者的参考资料。本章将告知你，怎样通过刮痧和拔罐匡扶正气，达到保健养生的作用，还能让你在收获健康的同时赢得美丽。

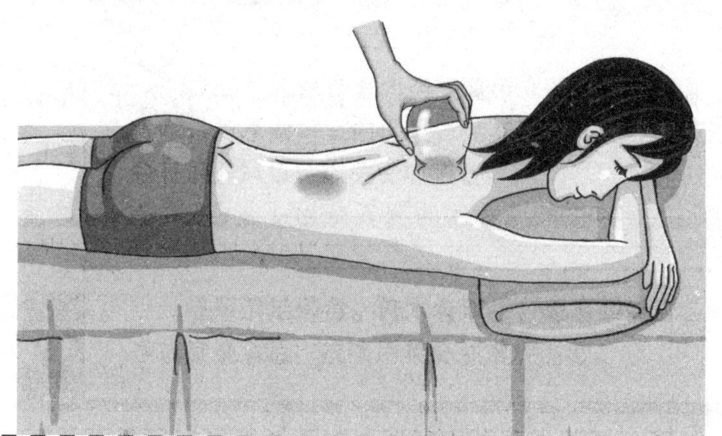

◉第一节　由内而外，刮痧让你美得自然

◉第二节　无微不至，拔罐让你容颜靓丽

防皱

对症刮痧 → 生活护理

从25岁越过了皮肤青春的巅峰之后，就逐渐向老化迈进。皱纹出现部位的顺序一般是由额部、上下睑、外眦、耳前区、颊颈部、口周围逐渐出现的。皮肤出现皱纹的因素是由真皮层生成的胶原蛋白、弹性纤维决定的，要想不让皮肤过早衰老，就应及早做好护理准备。

【对症刮痧】

取穴

1.皱纹

头部：头维、阳白、头临泣、印堂、阿是穴。

2.鱼尾纹

头部：太阳、瞳子髎、丝竹空、角孙、阿是穴。

3.鼻唇纹

头部：迎香、颧髎、四白、下关、阿是穴。

4.颈纹

头部：风池、翳风、扶突、阿是穴。

方法

1.受术者取坐位或仰卧位，术者先进行头面部的操作过程，面部刮痧之前，应彻底清洁面部。不用或稍用按摩油、刮痧油做润滑剂。主穴每次3个，配穴每次1～2个，再根据各型的辨证要点相应地进行配穴加减。前者用泻法，后者用补法。面部刮痧不可明显出痧，手法要轻柔，每次以面部发热或有轻微发红即可。

2.根据皱纹的局部情况，相应在局部选取一组穴位，按照面部刮拭的常规方法（与第1种刮法相同）进行刮痧。

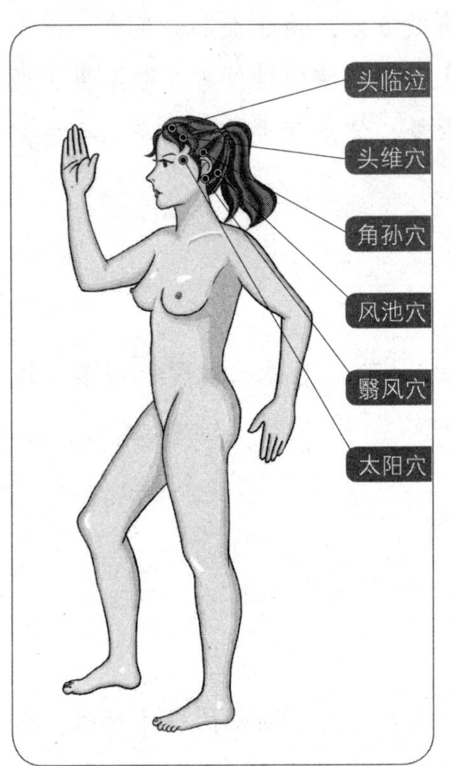

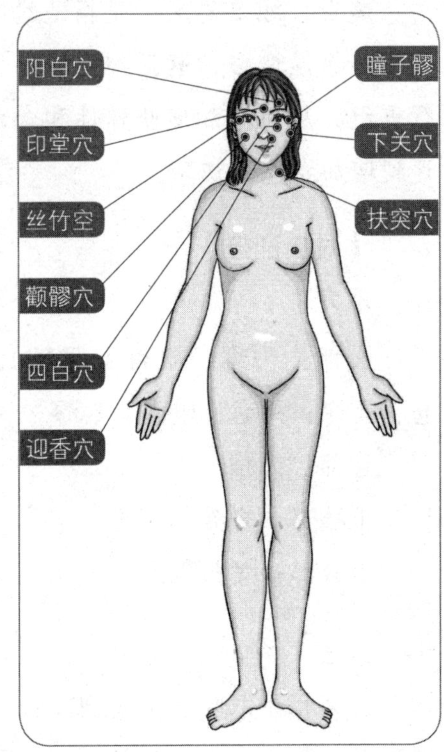

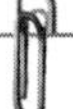

生活护理

户外活动，一定要使用防晒护肤品，以保护皮肤不至于受到伤害；在阳光较强的环境中，最好佩戴太阳镜，减少强光对眼睛的刺激作用，降低眼部色斑和皱纹产生的危险；香烟中的尼古丁等有害物质对皮肤毛细血管有破坏作用，进而造成营养障碍、皮肤缺氧，因此，戒烟不失为减少皱纹的有效措施之一。

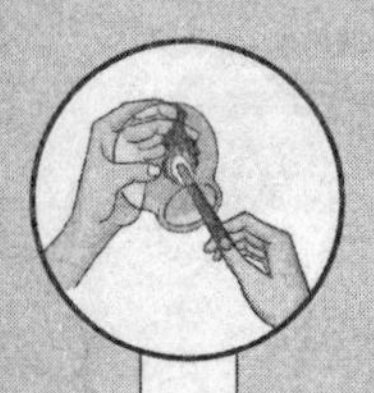

美白

对症刮痧 → 生活护理

美白，顾名思义，是指通过有效方法，淡化面部的色素，使皮肤深层保湿增白，激活细胞的再生能力，使弹性纤维、胶原蛋白进行重组，从而增加皮肤弹性和含水量，使皮肤进一步润泽、亮白，达到增加姿色的初衷。

【对症刮痧】

取穴

头部：头维、阳白（两侧）、太阳、下关、颧髎、颊车、地仓、大迎、神庭、印堂、素髎。

背部：大椎。

上肢部：合谷。

下肢部：足三里。

方法

1.受术者先取坐位或仰卧位，术者进行头面部的操作过程，面部刮痧之前，应彻底清洁面部。不用或少用按摩油、刮痧油做润滑剂。分以下3个区域进行。

①刮拭印堂、太阳、颧髎和大迎。

②由督脉神庭至素髎一线按照由上至下的顺序进行刮拭。

③重点在双侧阳白穴进行刮拭。但要注意面部刮痧不可明显出痧，手法要轻柔，每次以面部发热或有轻微发红即可。

2.受术者采取坐位或仰卧位，术者用热毛巾擦洗患者被刮部位的皮肤，均匀地涂上刮痧介质，沿胃经承泣—地仓—颊车—下关—

头维一线，由上向下进行刮拭，然后重点在督脉的大椎、手阳明大肠经的合谷、足阳明胃经的足三里穴进行点揉或刮拭，在施术部位进行刮拭，以刮出出血点为止。每次每个部位刮拭10次左右。每周1次即可。

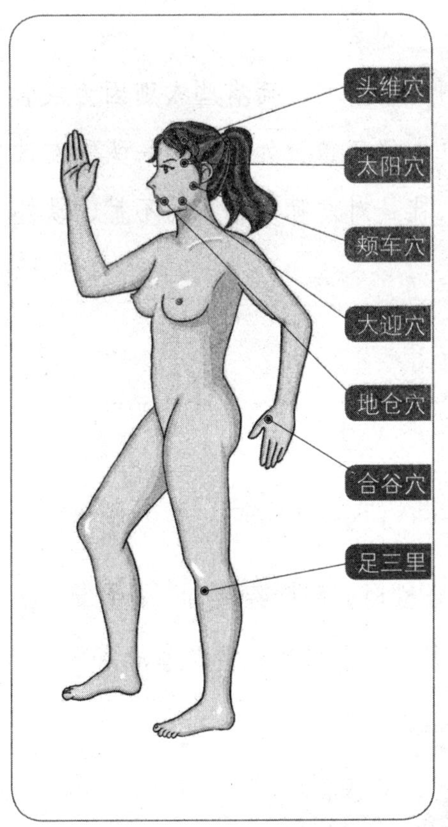

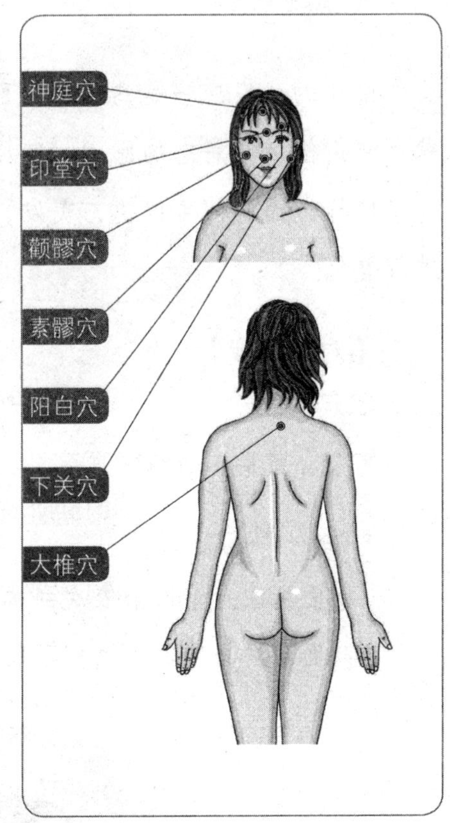

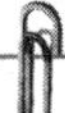

生活护理

抽烟与喝酒对皮肤具有很强的杀伤力，力争做到不抽烟、不喝酒；每晚的十一点到零晨两点俗称美容时间，皮肤这时新陈代谢最旺盛，如果想让皮肤维持年轻的活力与自然修复的能力，就不要轻视睡美容觉的功效；多喝水是一种最简单、方便、便宜的美白方式，要美得水亮透明就要注意水分的补充。

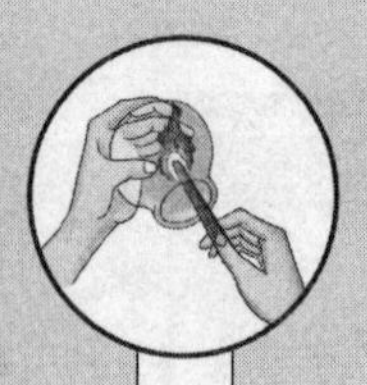

美发

对症刮痧 → 生活护理

健康的头发应当是乌黑、亮丽、浓密的，而有些人则因为或营养、或遗传、或病态的原因，使原本似云鬓、如瀑布的一头秀发改变了模样，因此，可以说，美发，就是对发际间存在的不足、缺憾进行美化。

【对症刮痧】

取穴

肺俞、肾俞、血海、足三里。

方法

1.以面刮法自上而下依次刮拭脊椎两侧膀胱经肺俞、肾俞。

2.以面刮法自上而下刮拭下肢胃经足三里穴，脾经血海穴。

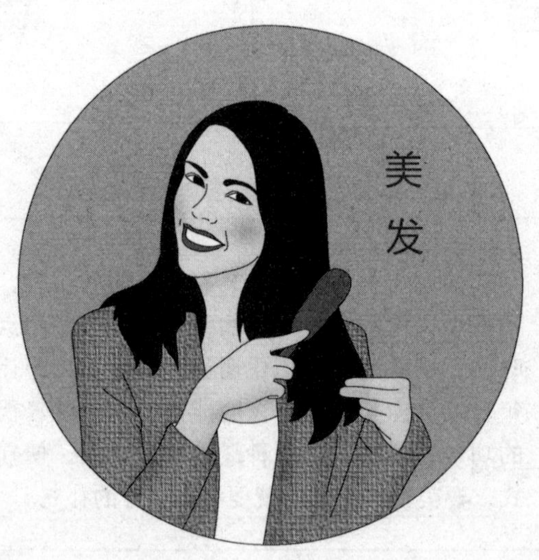

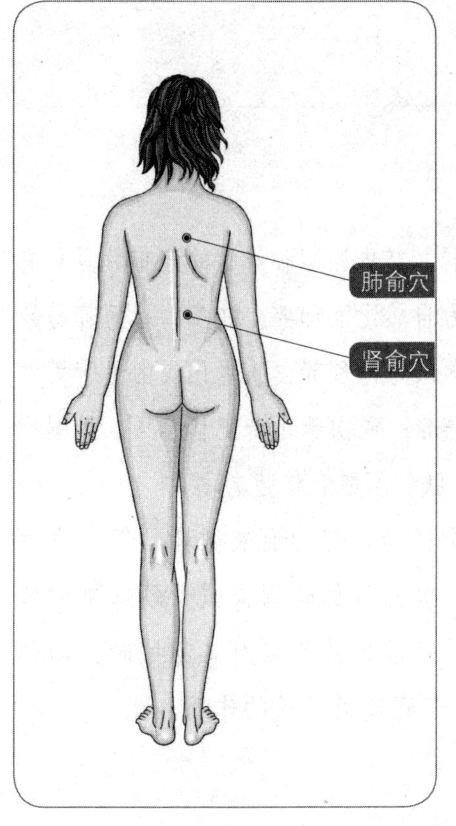

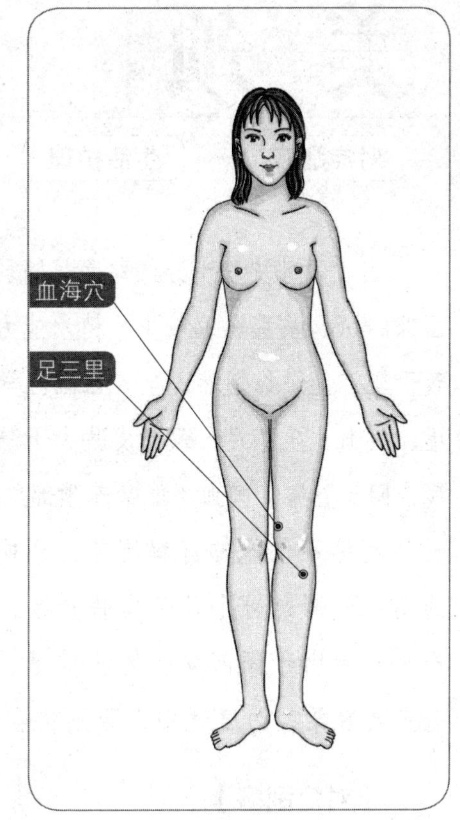

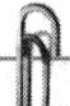

生活护理

烫发、染发、天天洗发，是属于有损发质的行为，应当减少；多吃补肾养发如黑芝麻、核桃食品，少用辛辣、油腻、过于甜或咸的食物；夏天出门应有遮阳措施，避免头发曝晒。

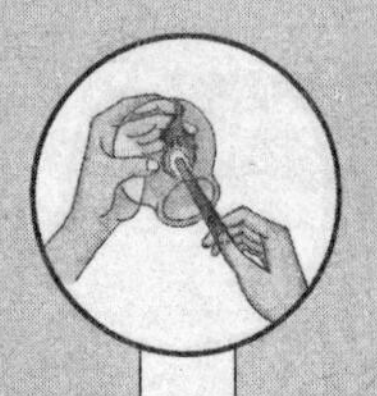

美颈

对症刮痧 → 生活护理

由于颈部皮肤十分细薄而且脆弱，其皮脂腺和汗腺的分布数量只有面部的1/3，皮脂分泌较少，持水能力自然比面部要差许多，从而容易导致干燥，让皱纹悄然滋生。祖国医学认为，颈部皮肤老化或由于脾胃亏虚，气血化生不足，颈部皮肤失于濡养；或由于过食肥甘厚味，聚湿生痰，阻于脉络，气血不能荣养颈部皮肤，至肌肤松弛老化。

刮痧不仅能够舒解疲劳，还能帮助颈部的血液循环，促进皮肤的新陈代谢，可令颈部皮肤紧致，提升颈部轮廓，减少颈部皱纹的产生。但由于颈部皮肤的肤质薄、弹性差，所以对其刮拭时，动作一定要轻柔，力度适中，否则将会起到适得其反的作用。

【对症刮痧】

取穴

头部：扶突、人迎。

背部：大椎、大杼。

方法

1.患者取坐位，术者位于患者对面，嘱患者稍仰头，在颈部涂抹刮痧介质，然后自下而上用平补平泻法刮拭人迎、扶突穴。刮至皮肤出现红色痧痕为止。

2.患者取俯卧位，术者站于患者侧面，在背部均匀涂抹刮痧介质后，自上而下刮拭大椎、大杼穴。刮拭至皮肤出现紫红色痧痕为止。

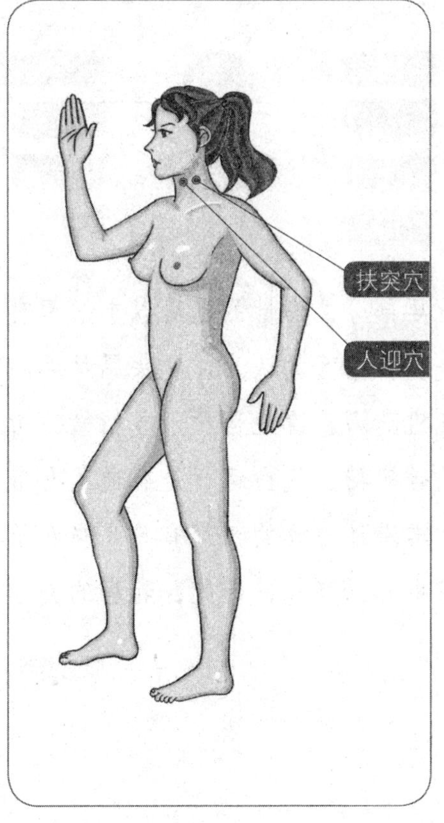

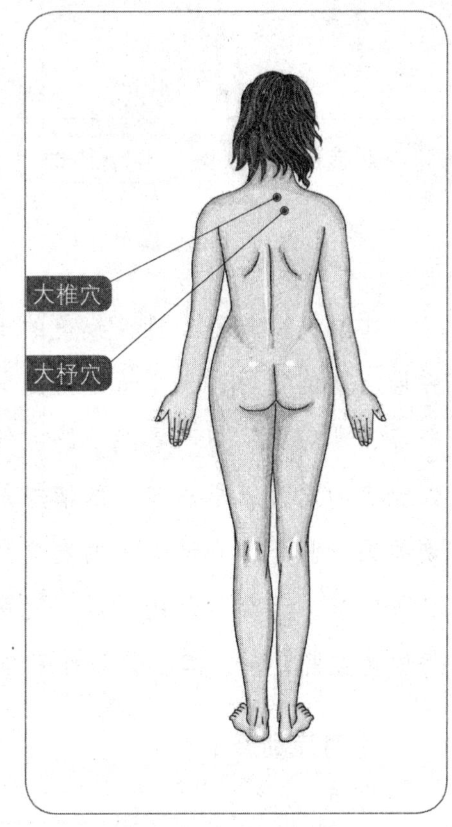

生活护理

由于颈部肌肤比面部还要薄，所以不适合使用太滋润、太油腻的护肤品；紫外线过度照射颈部的话，也会导致色素沉着和黯然无光，因此出门前必须在颈部涂抹适量的防晒霜；不要用太热的洗澡水冲洗颈部肌肤，否则会刺激皮肤过早老化，出现颈纹；长时间坐在电脑前办公，颈部肌肤很容易疲劳，此时拿热毛巾热敷几分钟，可以促进颈部肌肤的血液循环，缓解紧张；若要让脸部和颈部的肤色自然衔接，不妨从锁骨往上横向涂抹粉底液，注意不要选用太白的。

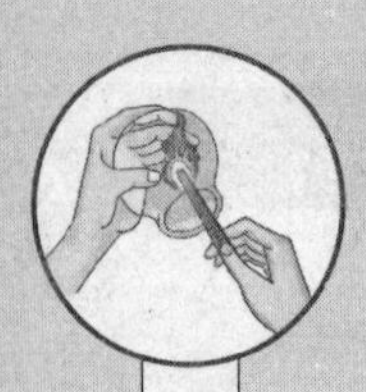

丰胸

对症刮痧 → 生活护理

丰满的胸部是女性曲线美的重要部分，女性的乳房以丰盈而有弹性、两侧对称、大小适中为健美。祖国医学认为，乳头属足厥阴肝经，乳房属足阳明胃经，肝主气机疏泻，胃主运化水谷精微，所以乳房的发育、丰满与人的情志是否舒畅、气血运行是否通达有密切关系。此外，女性乳房的发育和丰满还与肾的精气有关，当女子“肾气盛，天癸至”的时候，乳房也开始隆起，因此，乳房的美容保健重在肝、肾、脾、胃等脏腑经络。

【对症刮痧】

取穴

胸部：乳四穴（以乳头为中心的垂直水平线上，分别距乳头2寸）。

下肢部：足三里、三阴交、太冲。

方法

患者取仰卧位，先在刮拭部位均匀涂抹刮拭介质，然后由外向内用泻法刮乳四穴，再刮拭下肢足三里、三阴交和太冲穴，以局部皮肤呈现红色斑点为度。在刮拭乳四穴时手法应稍轻。

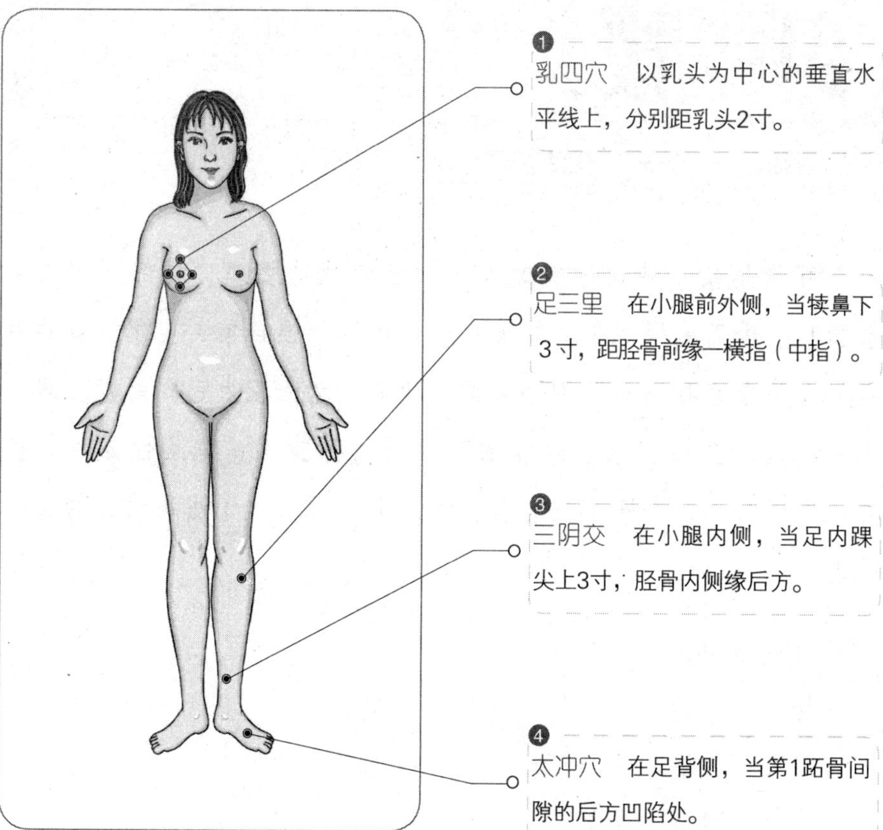

❶
乳四穴　以乳头为中心的垂直水平线上，分别距乳头2寸。
❷
足三里　在小腿前外侧，当犊鼻下3寸，距胫骨前缘一横指（中指）。
❸
三阴交　在小腿内侧，当足内踝尖上3寸，胫骨内侧缘后方。
❹
太冲穴　在足背侧，当第1跖骨间隙的后方凹陷处。

生活护理　忌食冰品、冰水梨、冰西瓜等一系列冰冷食物；忌穿戴过紧的胸罩；倡导参加诸如游泳或打球的体育锻炼，不断增强自身体质。

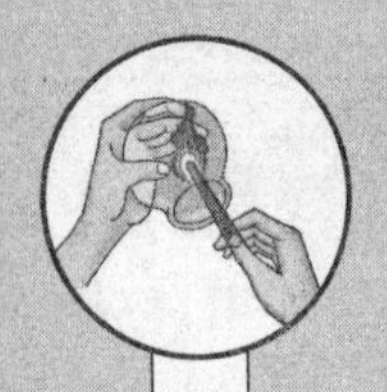

纤腰

对症刮痧 → 生活护理

纤腰是指女性通过有效方法，逐步减轻腰部、腹部囤积的多余脂肪，进而减轻体重、健美身材，达到增强自信、美化自我的目的。有关专家指出，腰围和臀围，比率约为0.72为宜，两者之间的比率越大，患心脏病、冠状血管疾病的可能性、危险性亦随之提升。显而易见，纤腰不仅有着美学意义，更蕴含了防病健身的实际效果。

【对症刮痧】

取穴

腹部：天枢。

背部：脾俞、胃俞。

腰部：腰阳关、腰俞。

下肢部：足三里。

方法

1.嘱患者取俯卧位，术者站于患者一侧，在刮痧局部均匀涂抹刮痧介质，采用泻法，自上而下，刮拭脾俞、胃俞、腰俞、腰阳关，刮至局部皮肤出现紫红色痧痕为度。

2.再嘱患者取仰卧位，在刮拭部位均匀涂抹刮痧介质后，采用泻法，由上至下刮拭天枢、足三里穴，刮至局部皮肤出现痧痕为度。

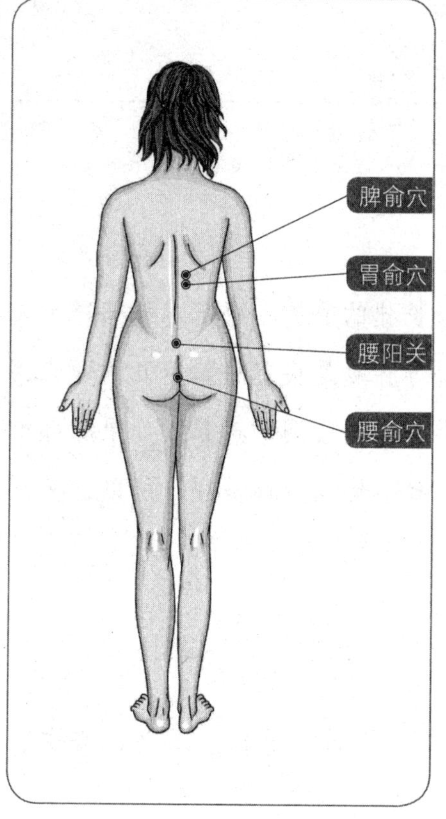

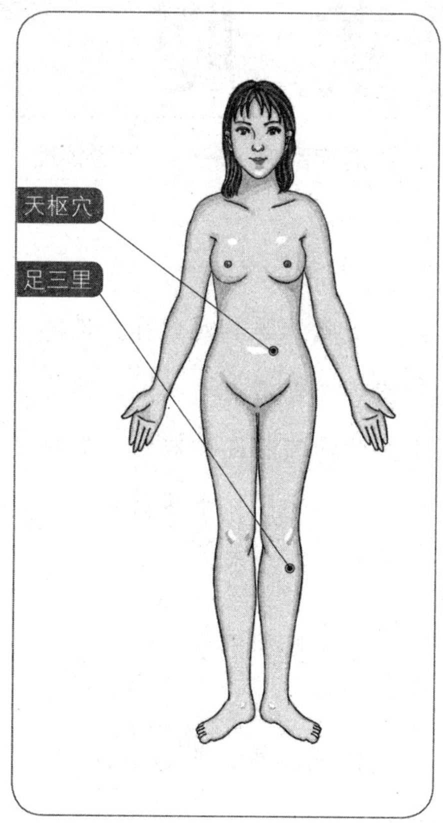

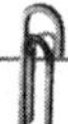

生活护理

意欲保持良好外形，就要注意坐、站和走路的姿势，不要长时间或坐、或卧、或躺，尤其是在饭后；站立时，将腹部肌肉收紧，使腹部脂肪进行运动，长期坚持，腹部就会变得平坦；养成良好的饮食习惯，尽量少吃偏咸的食品，避免暴饮暴食；少坐电梯，多爬楼梯、少乘车、多走路，养成良好的运动习惯将会使你受益终生。

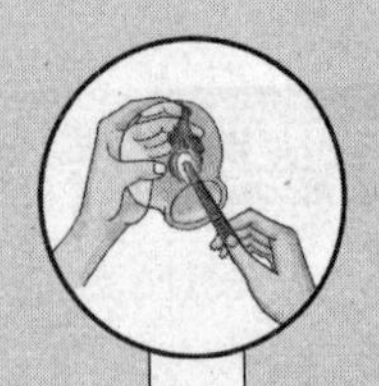

美腿

对症刮痧 → 生活护理

美腿，既是对匀称、性感、修长腿的赞美，也是对腿部进行美化的一种称谓。可以说，腿的长短与胖瘦是决定腿部美丑的两大因素。腿部的长度过短给人身材矮小、比例失调的感觉；如果腿部赘肉过多，大腿和小腿粗细不协调，也会影响人体美观。所以，美化双腿并非画蛇添足、可有可无，而是很有必要、举足轻重。

【对症刮痧】

取穴

伏兔、足三里、血海、三阴交、风市、悬钟、承扶、委中、承山。

方法

1.嘱患者取俯卧位，术者站于患者一侧，在刮痧局部均匀涂抹刮痧介质，采用泻法，自上而下，刮拭承扶、委中、承山，刮至局部皮肤出现紫红色痧痕为度。

2.再嘱患者取仰卧位，在刮拭部位均匀涂抹刮痧介质后，采用泻法，由上至下刮拭风市、伏兔、血海、足三里、三阴交、悬钟各穴，刮至局部皮肤出现痧痕为度。

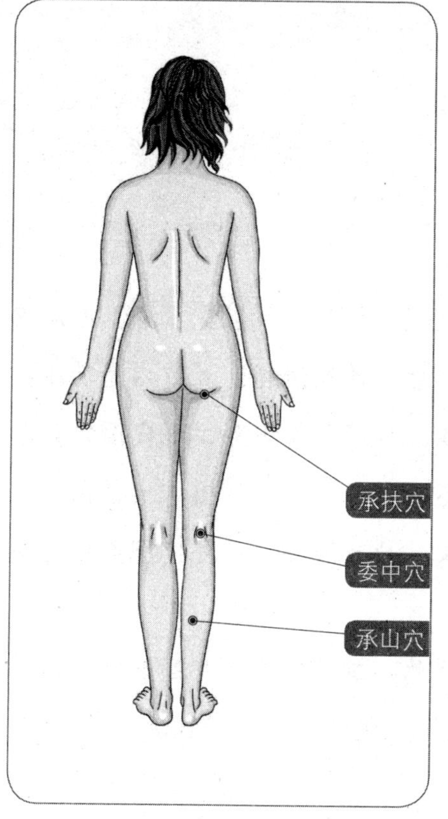

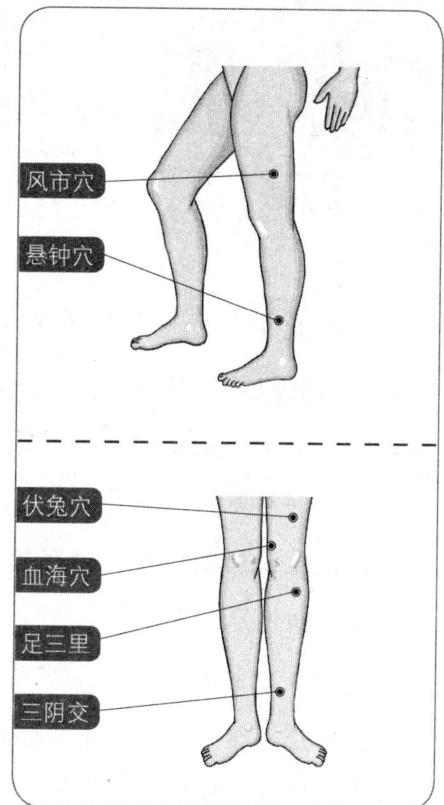

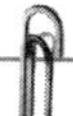

生活护理

寝具要选择：寝具太过柔软会使腰部常常下沉，睡久了会导致骨盆歪斜，让骨骼形状改变。

饮食须谨慎：腿部变粗，跟日常饮食也有很大关系，如果想双腿变得纤瘦，就要注意饮食。

常动不能懒：不要疏于锻炼，应经常抬腿。坚持每天立壁抬腿15分钟，美腿会锦上添花。

要泡不要草。入浴不要草草了事，应该进行温水泡浴，热水浸泡半身浴不但能松弛神经，更可加速血液循环，达到消脂的效果。泡浴时水温约在42～45℃，温水浸至胸部，坐入水中3分钟。重复这个过程4～5次，便可大量排汗，令下半身的热量消耗掉，使腿部的肌肉更结实。

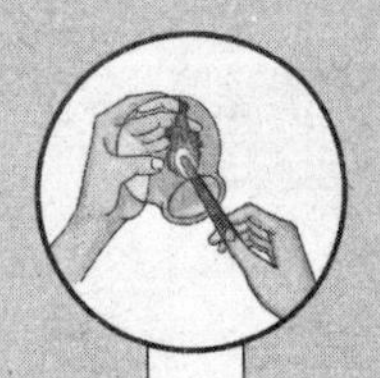

减 肥

对症刮痧 → 生活护理

肥胖是由于过食肥甘厚味或因脾肾阳虚、痰湿不化、水湿内停积于肌肤所致，或由于中老年以后，肾气渐衰，五脏六腑功能减退，水谷精微不能正常输布而蓄积，从而引起肥胖，现代医学认为单纯性肥胖有两大基本原因，即摄入多，消耗少。摄入大于消耗，过剩的能量以脂肪的形式储存起来，导致肥胖。另外，肥胖还与遗传、年龄和性别因素有关。

人的体重和身高是有一定关系的。其正常成人身高与体重的关系为：体重（千克）=身高（厘米）−105（女性减去100）。如果超重太多，可以考虑减肥事宜。

【对症刮痧】

取穴

背部：脾俞、胃俞、肾俞。

腹部：中脘、关元。

上肢部：列缺。

下肢部：丰隆、梁丘、足三里、三阴交。

方法

1.患者取俯卧位，术者站于患者一侧，沿背部膀胱经第一侧线在刮拭部位均匀涂抹刮痧介质红花油，然后，由上向下用泻法刮拭脾俞、胃俞、肾俞（命门），刮至皮肤出现痧痕为止。

2.患者取仰卧位，术者站于患者一侧，由上向下点揉腹部任脉经穴中脘、关元。

3.患者取仰卧位，术者站于患者一侧，在上肢、下肢刮拭部位涂抹刮拭介质红花油，然后，先刮上肢列缺穴；再刮下肢部丰隆、梁丘、足三里、三阴交穴。至皮下呈现痧痕为止。

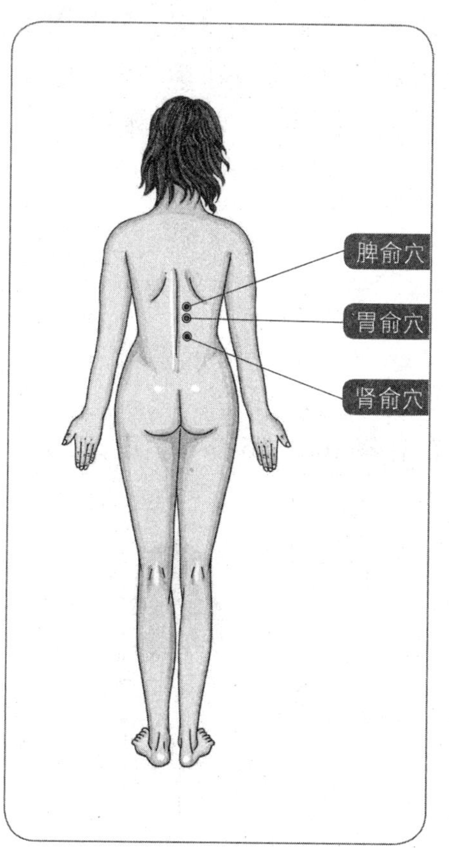

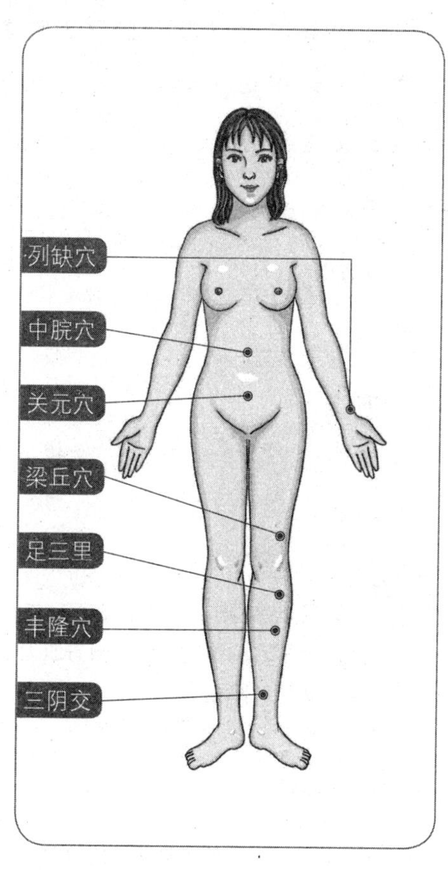

生活护理

合理安排三餐，任何美味的食物，都要有度地把握；饭后站立半个小时，可以免去大多数女性脂肪淤积在小肚上的烦恼；睡前5小时最好禁食，因为睡觉前吃东西是减肥的大忌，要千方百计予以避免。

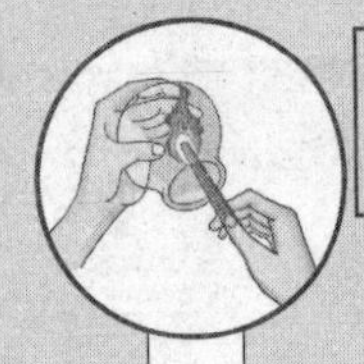

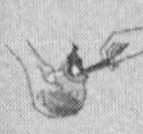

雀 斑

对症拔罐 → 生活护理

雀斑是一种以鼻面部发生褐色斑点为特征的皮肤病。因其色如同雀卵上之斑点，故名。多有家庭病史，一般始发于学龄期，随年龄增长而逐渐增多，至青春期以后可达顶峰。女性多于男性。

【对症拔罐】

取穴

风池、肺俞、肾俞、足三里、血海、三阴交。

方法

取上穴，以单纯火罐法吸拔穴位，留罐 10 ~ 15 分钟。每日 1 次。

❶ 风池穴　在项部，当枕骨之下，与风府相平，胸锁乳突肌与斜方肌上端之间的凹陷处。

❷ 肺俞穴　在背部，当第 3 胸椎棘突下，旁开 1.5 寸。

❸ 肾俞穴　在腰部，当第 2 腰椎棘突下，旁开 1.5 寸。

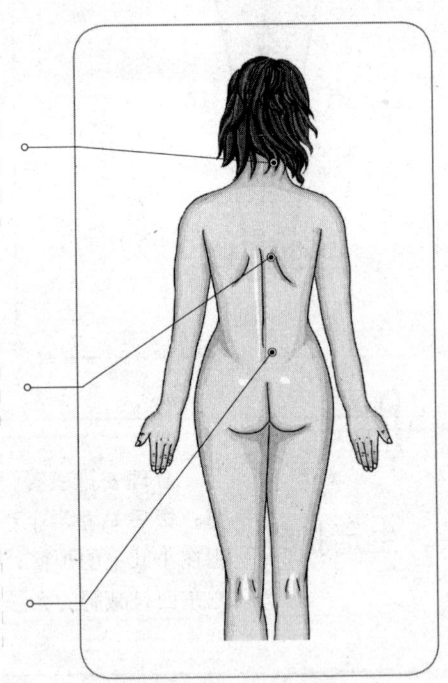

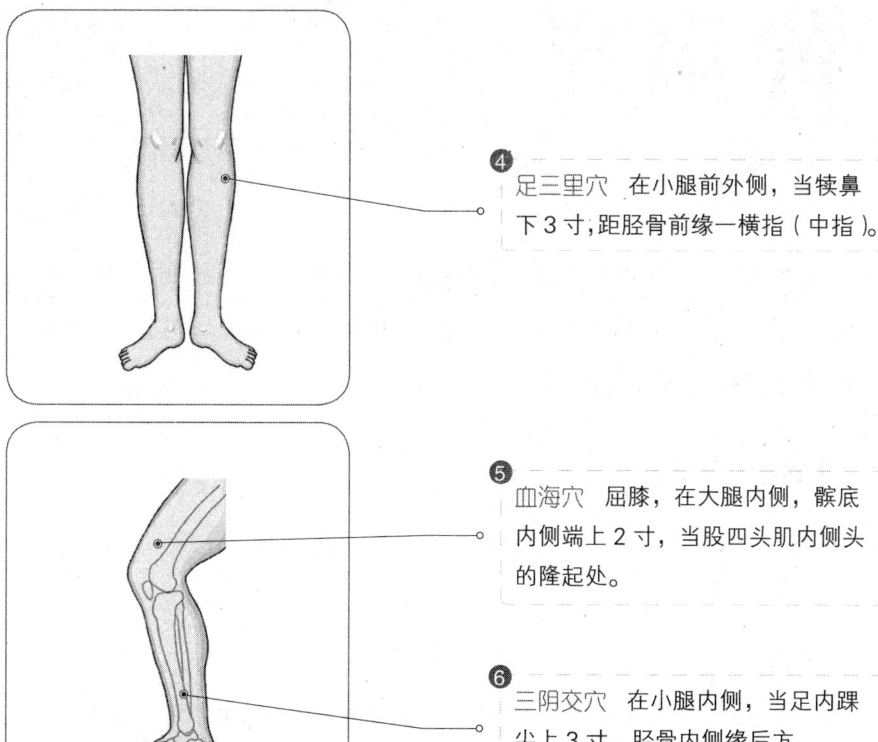

④ 足三里穴　在小腿前外侧，当犊鼻下3寸，距胫骨前缘一横指（中指）。
⑤ 血海穴　屈膝，在大腿内侧，髌底内侧端上2寸，当股四头肌内侧头的隆起处。
⑥ 三阴交穴　在小腿内侧，当足内踝尖上3寸，胫骨内侧缘后方。

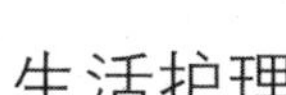

生活护理

防止雀斑加重，要避免日光照射，春夏季节外出时应戴遮阳帽，涂防晒霜，不宜滥用外涂药物，以免伤害皮肤。对于青春期的少男少女，规律的作息、愉悦的心情，有助于防止雀斑加重。此外，合理的饮食和营养也可防止雀斑加重，多补充维生素E，可起到祛斑的作用。

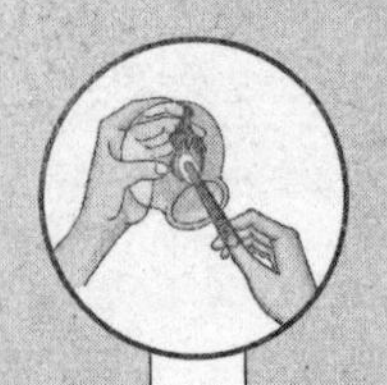

黄褐斑

对症拔罐 → 生活护理

黄褐斑是一种以面部发生黄褐斑片为特征的皮肤病。由于妊娠妇女及肝病患者常有黄褐斑，故又有妊娠斑、肝斑之称。因为黄褐斑的形状常似蝴蝶，所以又名为蝴蝶斑。

【对症拔罐】

取穴

肝俞、脾俞、肾俞、中脘、足三里、三阴交、太溪。

方法

取上穴，以单纯火罐法吸拔穴位，留罐 10 ~ 15 分钟，每日 1 次。

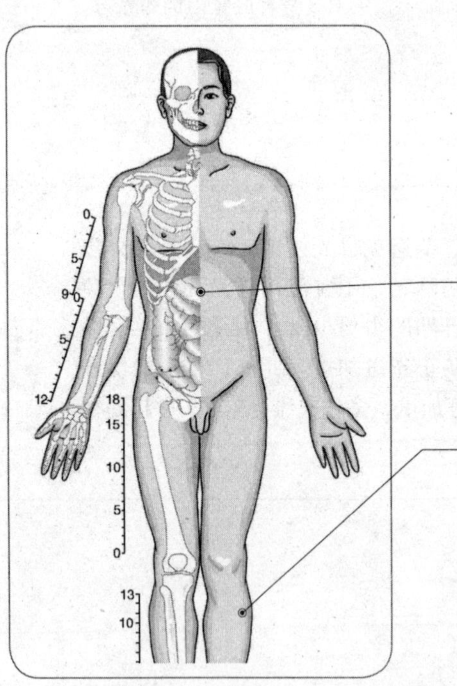

❶ 中脘穴　在上腹部，前正中线上，当脐中上 4 寸。

❷ 足三里穴　在小腿前外侧，当犊鼻下 3 寸，距胫骨前缘一横指（中指）。

3 肝俞穴 在背部，当第 9 胸椎棘突下，旁开 1.5 寸。

4 脾俞穴 在背部，当第 11 胸椎棘突下，旁开 1.5 寸。

5 肾俞穴 在腰部，当第 2 腰椎棘突下，旁开 1.5 寸。

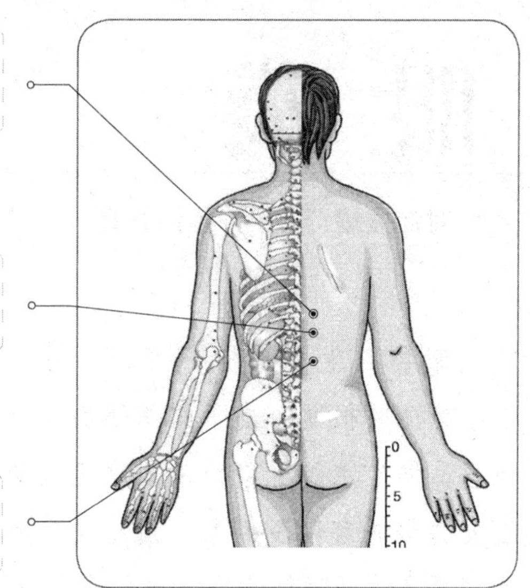

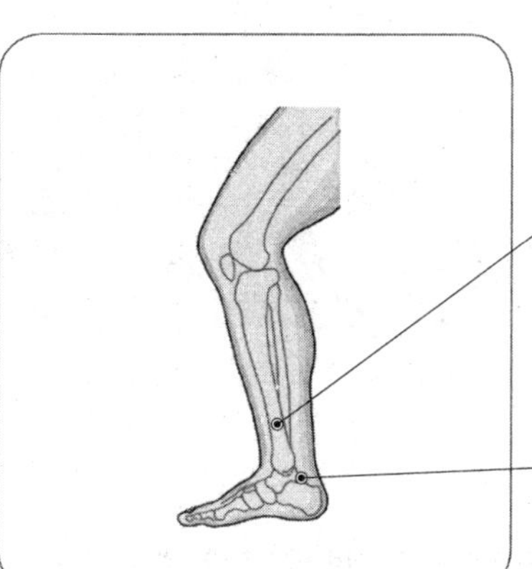

6 三阴交穴 在小腿内侧，当足内踝尖上 3 寸，胫骨内侧缘后方。

7 太溪穴 在小腿内侧，当足内踝尖上 3 寸，胫骨内侧缘后方。

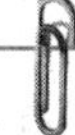

生活护理

每天早晨空腹喝一杯温水，平时用玫瑰花、月季花泡水喝，或者熬粥的时候放些花瓣进去。每天喝一杯西红柿汁或者多吃西红柿可以预防雀斑的发生。

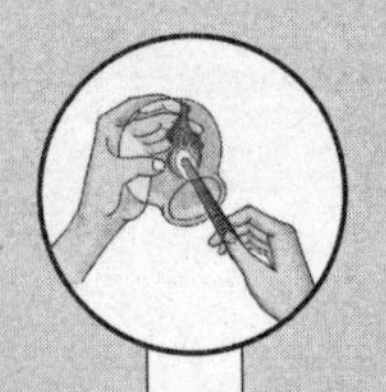

眼袋

对症拔罐 → 生活护理

眼袋，主要是指下眼睑浮肿，由于眼睑皮肤很薄，皮下组织薄而松弛，很容易发生水肿现象，从而产生眼袋。眼袋的形成有诸多因素，遗传是重要因素，而且随着年龄的增长愈加明显。

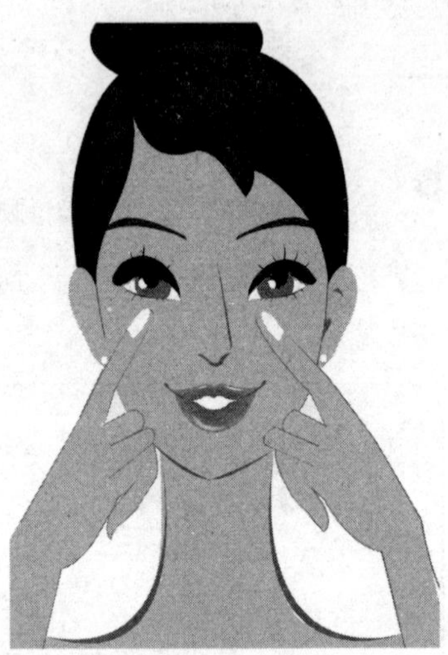

【对症拔罐】

取穴

主穴：心俞、肝俞、脾俞、肾俞、印堂、四白、合谷、阴陵泉;配穴:肺俞、水分、关元、足三里。

方法

1.闪罐法：选取心俞、脾俞、肾俞、阴陵泉穴，根据病症选择1～2个配穴。先选背部的心俞、脾俞、肾俞，拔火罐，留罐15～20分钟。然后，再选阴陵穴，也同样留罐。每周2～3次，10次为1个疗程。

2.针罐法：在印堂和四白穴闪罐，选小号橡胶罐，直至皮肤潮红。然后，再在合谷和肝俞、脾俞、肾俞常规消毒。用毫针针刺，得气后留针拔罐，约20分钟。隔日1次，10次为1个疗程。疗程间隔5天。

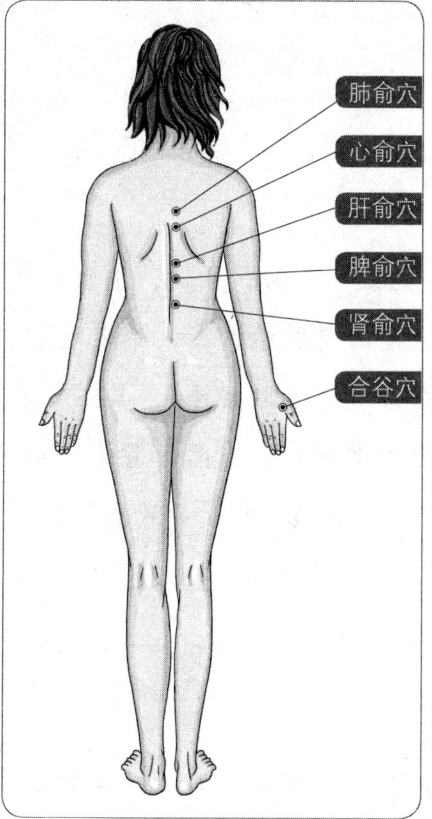

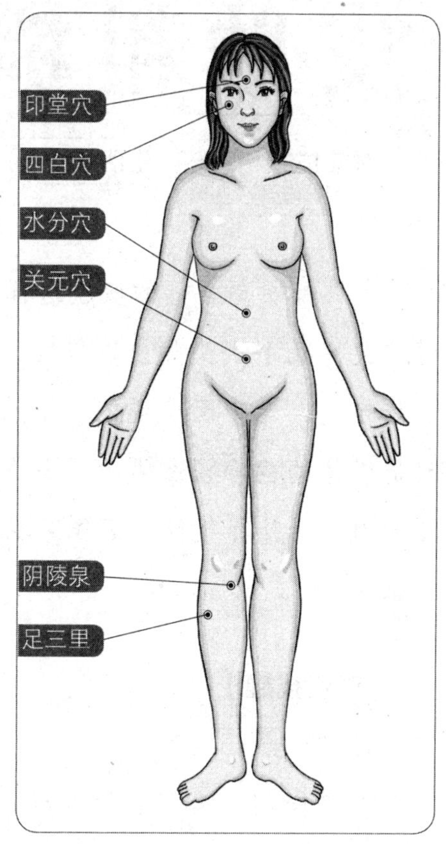

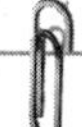

生活护理

把一小杯茶放入冰箱中冷冻约15分钟，然后用一小块化妆棉浸在茶中，再把它敷在眼皮上，能减轻眼袋浮肿程度；睡前用无名指在眼肚中央位置轻压10次，每晚持之以恒，以舒缓眼部浮肿的问题；切忌减肥、节食，以致营养不良或体重突然下降的现象出现，因为脂肪量迅速改变会影响皮肤弹性，容易导致眼袋的发生。

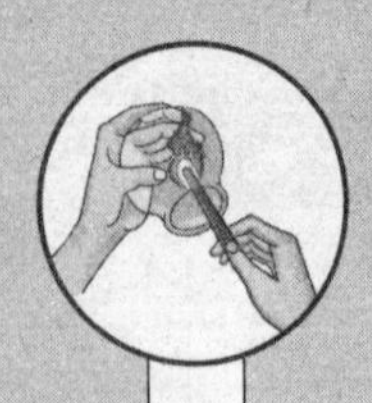

皮肤粗糙

对症拔罐 → 生活护理

人人都希望自己的肌肤这样：无斑，无皱，紧实，细致，然而，又有几个人能如愿以偿呢？粗糙的皮肤给许多人带来烦恼。皮肤粗糙，即中医所说的“肌肤甲错”、“肌肤索泽”。其主要原因是机体的内分泌失调，毛囊角化过度所致，当然，遗传因素、环境因素、外界气候、工作劳累、不当护肤品也是导致皮肤粗糙的原因。

【对症拔罐】

取穴

①滑肉门、合谷、膀胱经；②中脘、关元、血海、三阴交、足三里、肺俞、膈俞、脾俞、肾俞。

方法

1. 走罐法：首先在背部涂上润滑剂，接着在背后沿着膀胱经施以推罐或拉罐，往返 5 ~ 7 遍。对滑肉门、合谷穴进行拔罐，并留罐 15 ~ 20 分钟。每周 2 ~ 3 次，15 次为 1 个疗程。

2. 闪罐法：将第②组穴分成两组，可以交替使用。采用闪罐的方法，每个穴闪 5 ~ 10 次，直至皮肤出现潮红为止，2 ~ 3 日为 1 次，10 次为 1 个疗程。疗程之间可以间隔 5 ~ 7 天。

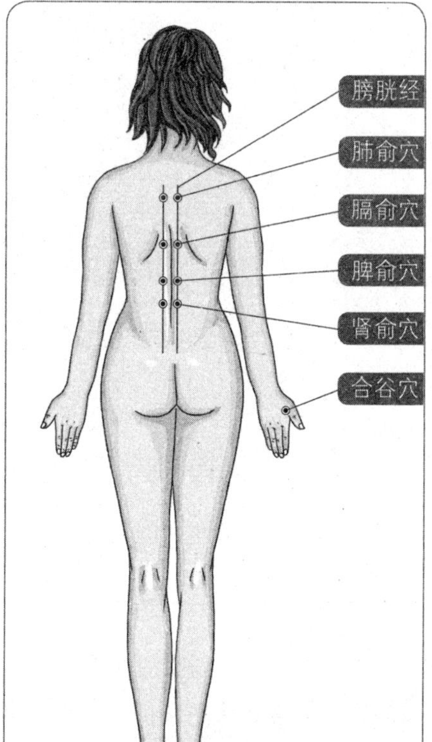

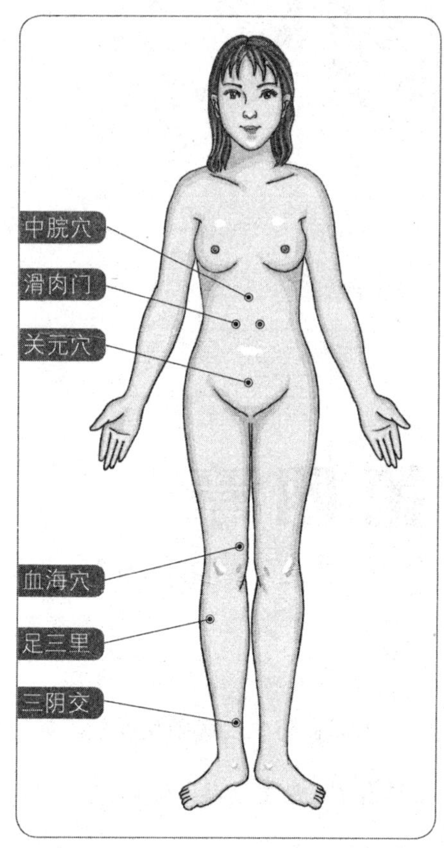

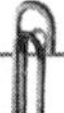

生活护理

干果山药泥：鲜山药或马铃薯500克煮熟，去皮，碾成泥，再挤压成饼状，上置核桃仁、红枣、山楂、青梅等果料，上蒸锅蒸约10分钟，然后浇上蜂蜜。山药补脾益肾，核桃仁补肺、益肾、润燥、健脑，红枣补气养血，常食能使皮肤皱纹舒展，光滑润泽。

第四章

除疾患，刮痧拔罐与治病

人因食而生，病因食而起。如何利用刮痧、拔罐让疾病悄悄走开呢？本章结合了日常生活常见疾病，分别从内科、外科、妇科、男科、儿科、皮肤科和五官科，对每一种常见病介绍了病因和病症，从刮痧和拔罐两个角度进行经络疗法的说明，让你可以对症调治，手到病除。

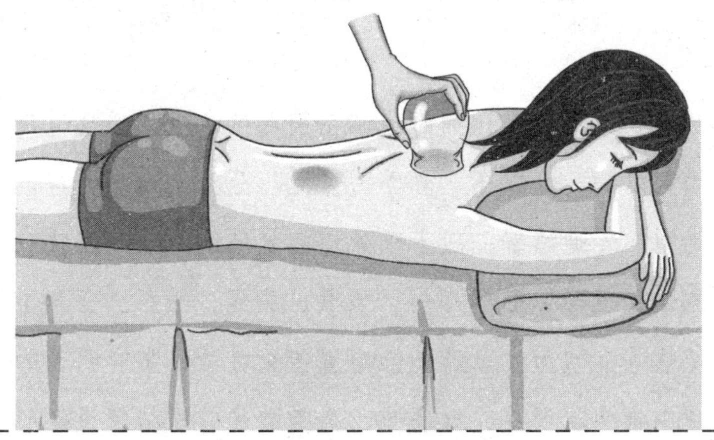

◉ 第一节　刮痧拔罐调治内科病

◉ 第二节　刮痧拔罐驱除外科病

◉ 第三节　刮痧拔罐击败妇科病

◉ 第四节　刮痧拔罐调治男科病

◉ 第五节　刮痧拔罐远离儿科病

◉ 第六节　刮痧拔罐调治皮肤病

◉ 第七节　刮痧拔罐扫除五官病

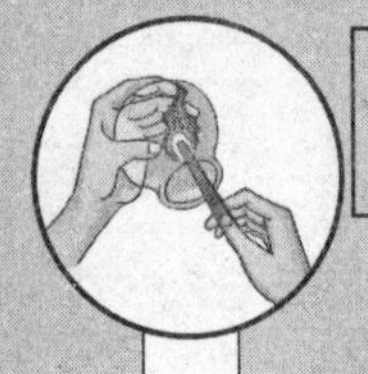

第一节 刮痧拔罐调治内科病

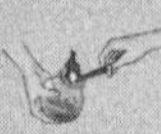

感冒

对症刮痧 → 对症拔罐 → 生活护理

感冒，俗称“伤风”，是由病毒或细菌引起的急性上呼吸道炎症。一年四季均可发病，尤以冬、春季为多见。分为普通感冒与流行性感冒两种类型。普通感冒一般上呼吸道症状较重，全身症状较轻，以鼻塞、流涕、喷嚏、咽喉疼痛、咳嗽、头痛、恶寒、全身不适、有时出现低热等症状为主。流行性感冒传染性强，常有明显的流行，一般全身中毒症状严重，如高热、全身酸痛、眼结膜炎症明显等，但上呼吸道症状较轻，如治疗不及时很容易继发其他病症。

中医学认为，感冒是感触风邪或时行病毒，引起肺卫功能失调的一种外感病。当气候失宜，机体失于调和，抵抗力减弱，病邪自口鼻或从皮毛而入，或因体弱多病、腠理不密、卫阳不固、外邪侵袭致卫表失和，肺失宣肃，出现一系列的卫表及肺系症状。

【对症刮痧】

刮痧部位

取太阳、风池、风府、大椎、肩井、风门、肺俞、中府、尺泽、曲池、列缺、合谷穴及前胸部。

刮痧方法

用生姜、葱白各20克捣烂如泥，用纱布包裹，蘸热白酒先擦额和太阳穴等，再刮背部相关穴位，刮至皮肤潮红为度，最后在肘窝、腘窝推刮。如有恶心加刮胸部相关穴位，刮痧后，患者微微出汗，效果较佳，每天2~3次。对上肢部相关穴位加刮，可以起到巩固效果的作用。

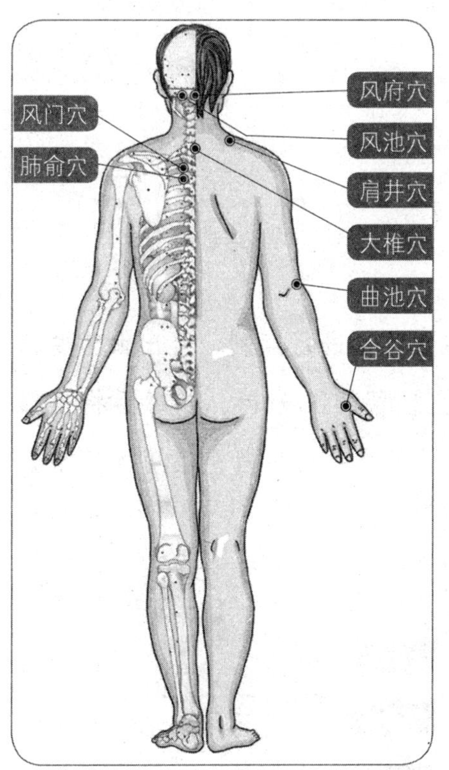

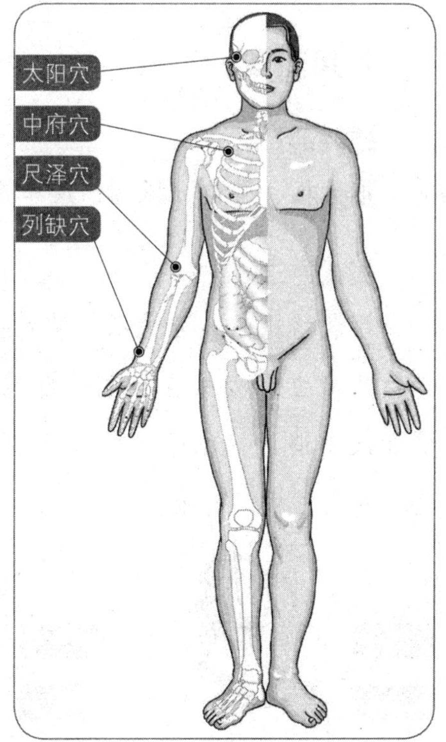

【对症拔罐】

1. 风寒型

拔罐部位

取大椎、风门、肺俞、曲池、印堂、太阳、合谷等穴，以及背部督脉、膀胱经循行部位。

拔罐方法

用火罐采取闪火法，对穴位施连续闪罐，以皮肤潮红为度，每日1次，或施以单纯火罐，留罐10～15分钟，每日1次。也可与储水

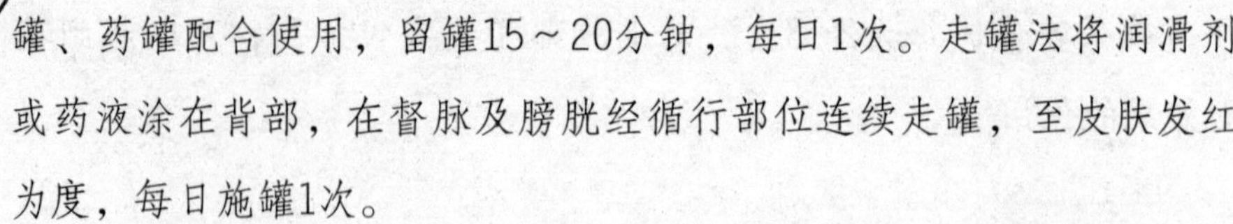

罐、药罐配合使用，留罐15～20分钟，每日1次。走罐法将润滑剂或药液涂在背部，在督脉及膀胱经循行部位连续走罐，至皮肤发红为度，每日施罐1次。

2. 风热型

拔罐部位

取大椎、肺俞、风池、尺泽等穴。

拔罐方法

用刺络罐法，首先以三棱针在穴位上进行点刺，至出血为度，然后用罐立即吸拔在点刺的部位上，留罐20分钟，起罐后将吸部的血液用消毒棉球擦净，每日1次。亦可用银翘散、桑菊饮药水煮罐，对穴位施以药罐。

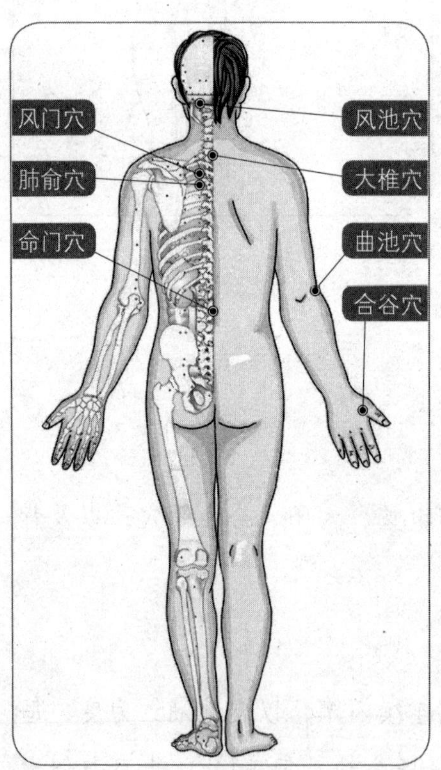

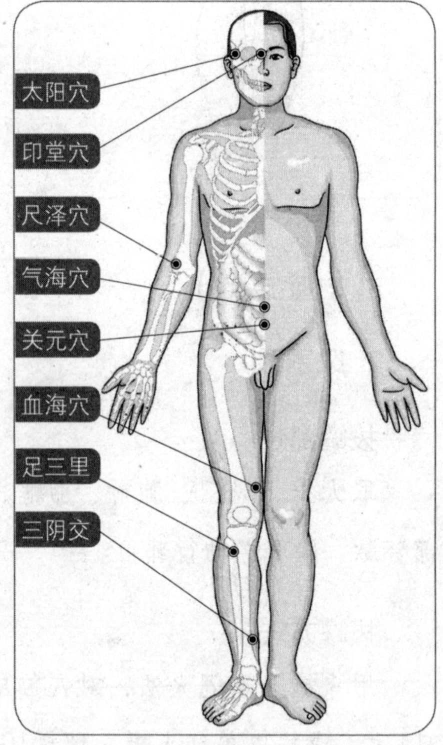

此外，对久病体虚的感冒患者，除辨别风寒、风热选穴外，如兼气虚者加拔气海穴、足三里穴；血虚者加拔血海、三阴交穴；阳虚者加拔关元、命门穴。

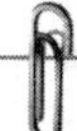

生活护理

（1）平时注意锻炼，增强体质，提高机体抵抗力。老幼体弱者、大量吸烟者、糖尿病患者或有慢性肺部疾病的人要在冬、春季注意预防。容易罹患流行性感冒并发症的人每年最好注射抗流行性感冒的疫苗。

（2）注意室内卫生，保证通风。流感期间，用文火慢熬食醋，熏蒸2小时，隔日1次。进行空气消毒。避免出现骤冷骤热的变化。

（3）饮食应清淡。胃口差的可以少食多餐，忌食生冷、寒凉性食品。多进食清淡富含维生素的食物，多饮热开水，热姜糖水或热橘汁水。

（4）感冒期间要常换牙刷以免反复传染，经常用温盐水漱口也有利于消毒。

（5）及时制止病情发展。如果有咳脓痰、咽疼、扁桃体化脓肿大或剧烈咳嗽症状，应用抗生素防止感冒发展成支气管炎、肺炎和扁桃体炎等。如感冒超过10天还没有好或症状严重，应该去看医生。

（6）患感冒的人应尽可能留在家中，与外界隔离。这样才有机会休息，有利于尽快康复，在流感期间，应尽量少出入公共场所。

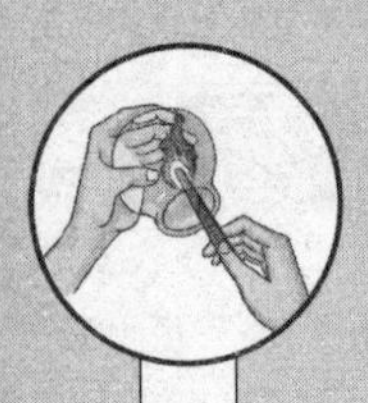

发热

对症刮痧 → 对症拔罐 → 生活护理

发热是指体温升高超过正常范围。一般认为，正常健康人的体温保持在36.2～37.2℃，当口温超过37.3℃、肛温超过37.6℃、腋温超过37.2℃时，说明已有发热。根据发热的高低可分为以下几种：低热是指体温在37.4～38℃，中等热度是指体温在38.1～39℃之间，高热是指体温超过39.1℃；根据致热源的性质和来源不同，可分为感染性发热和非感染性发热两大类。

（1）感染性发热　可以急性起病，也可以缓慢起病形成慢性感染。主要见于局部或全身性的各种病原体感染，如细菌、病毒、肺炎支原体、立克次体、螺旋体、真菌及寄生虫等感染。

（2）非感染性发热　范围较广。变态反应性疾病如风湿热、血清病、药物热、结缔组织病及某些恶性肿瘤、内分泌与代谢疾病如甲状腺功能亢进等均可有发热表现。此外，中暑、重度安眠药中毒、脑震荡、脑血管疾病等导致体温调节中枢功能失常也可出现发热。如果查不到原因，但依然有低热，可能是自主神经功能紊乱，影响了正常的体温调节而表现为发热，属于功能性发热，如夏季低热、精神紧张或剧烈运动后低热，月经前及妊娠初期的低热等。

【对症刮痧】

刮痧部位

取大椎、风池、两侧肩上区、脊柱两侧、胸骨柄区（膻中穴及周围）、曲池及肘窝区、合谷、少商、腘窝（委中）。

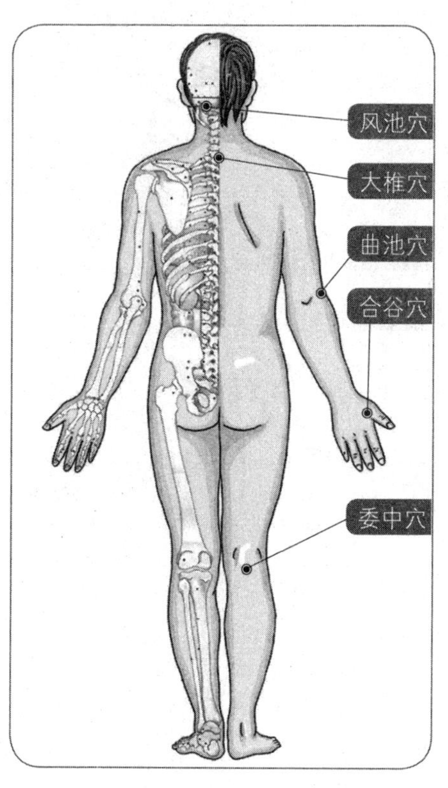

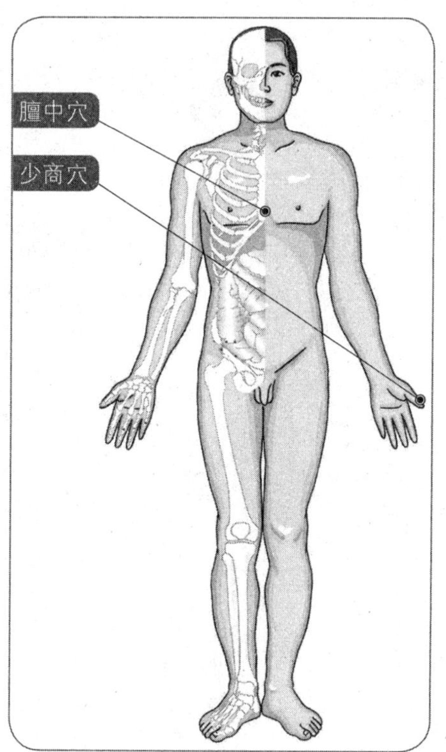

刮痧方法

选坐位或俯卧位。沿患者脊背两侧、颈部、胸部肋间、肩肘、肘窝等部位刮拭；重者加刮上下肢相关穴位，每天刮2次。刮痧后最好饮温开水，以助发汗。

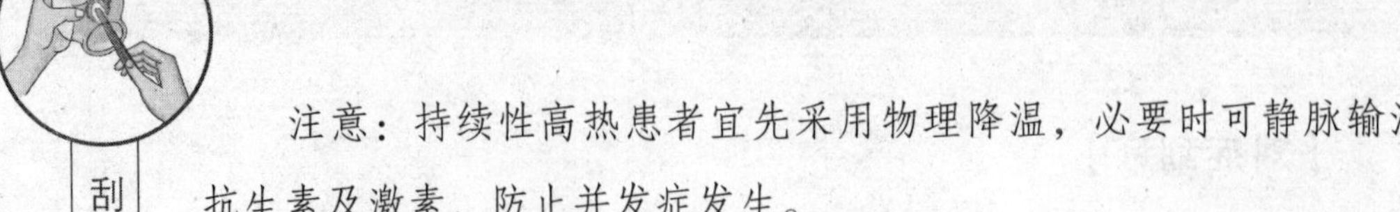

注意：持续性高热患者宜先采用物理降温，必要时可静脉输注抗生素及激素，防止并发症发生。

【对症拔罐】

拔罐部位

太阳（双侧）、大椎、曲泽、委中。

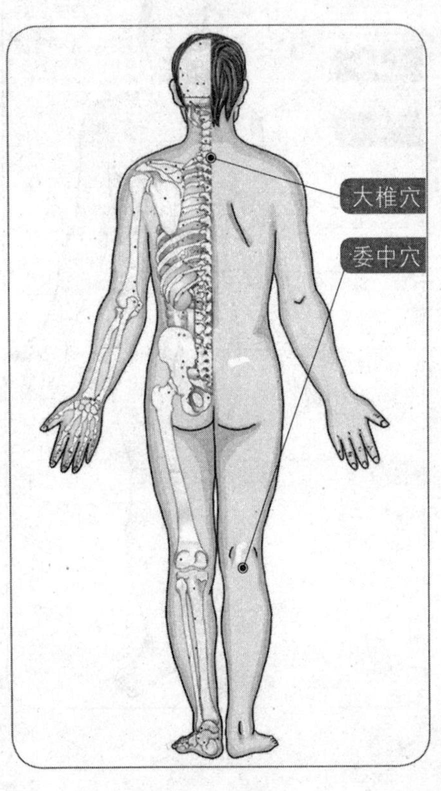

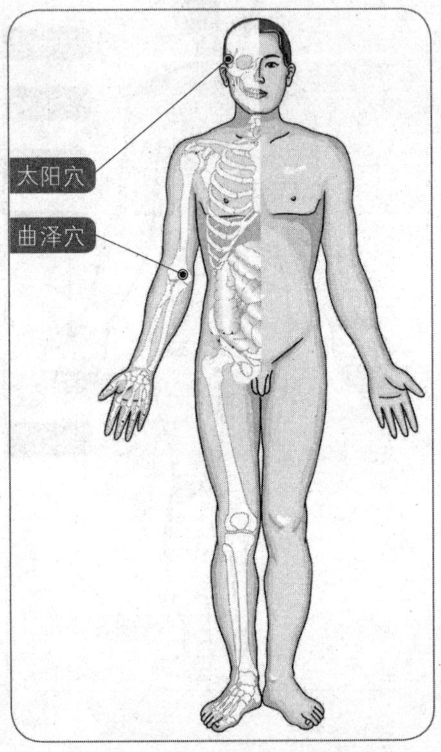

拔罐方法

一次取2~3处，三棱针点刺后，加拔火罐，留罐5分钟，待罐内血液部分凝结时取罐。用无菌干棉球擦净血液。

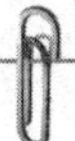

生活护理

发热患者在饮食上宜选择清淡易于消化的流食或半流食，以补充人体消耗的水分，如汤汁、饮料、稀粥之类，宜多吃富含维生素及纤维素的蔬菜瓜果。忌吃黏糯滋腻、难以消化的食品以及高脂肪、油煎熏烤炸类食物。

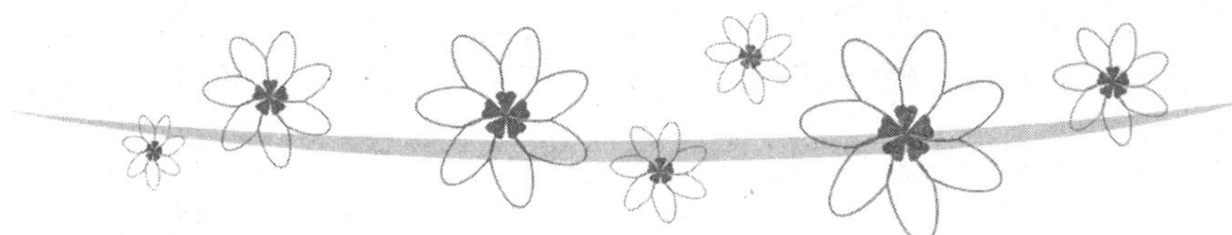

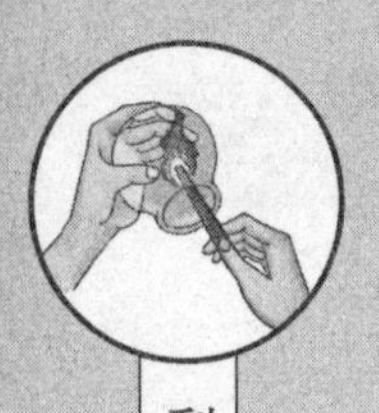

偏头痛

对症刮痧 → 对症拔罐 → 生活护理

偏头痛是最常见的反复发作的一种头痛病。现代医学认为，本病与颅脑血管舒缩功能失调有关，常因体内的一些生化因素和激素变化而引起发作。本病多有家族史，多见于女性，往往在青春期发病，呈周期性发作，发作频度因人而异。

本病归属于祖国医学的“头痛”范畴。其病因、病机为肝失疏泄，肝阳上亢，上扰清窍。

【对症刮痧】

刮痧部位

翳风、头维、太阳、合谷、列缺、阳陵泉、足三里、血海等穴。

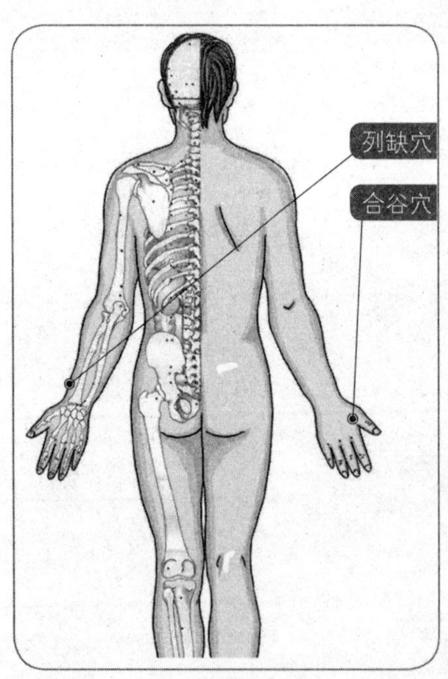

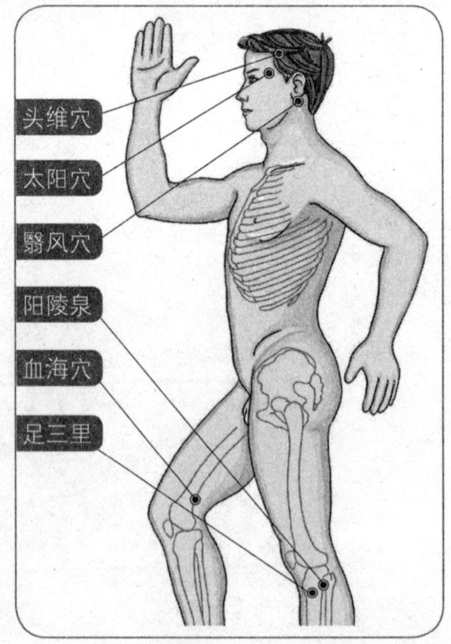

刮痧方法

在选用的刮痧部位涂抹适量刮痧油，点揉翳风、头维、太阳各5分钟，然后用刮板角部刮拭前臂合谷、列缺，再用刮板角部重刮下肢阳陵泉至足三里，最后用刮板角部重刮血海。

【对症拔罐】

拔罐部位

太阳、颊车、风池、风门、肝俞、胆俞、肾俞、阴陵泉。

拔罐方法

找出偏头痛的具体痛点或压痛点，据阳明、少阳、太阳各经脉所属而分别取颊车（阳明）、太阳和风池（少阳）、风门（太阳），刺络拔罐；其他各穴亦随病情择1～2处，留罐5～10分钟。

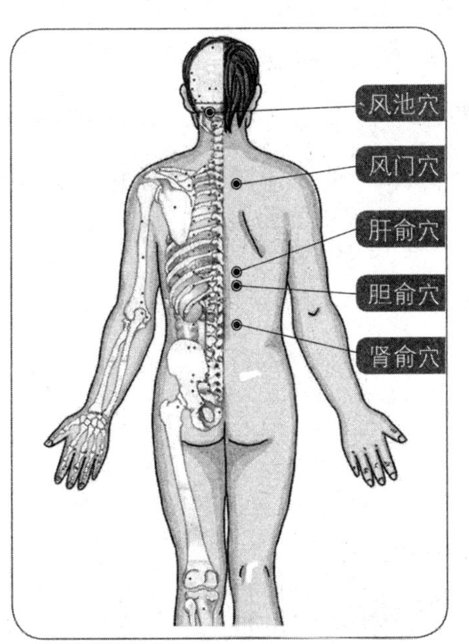

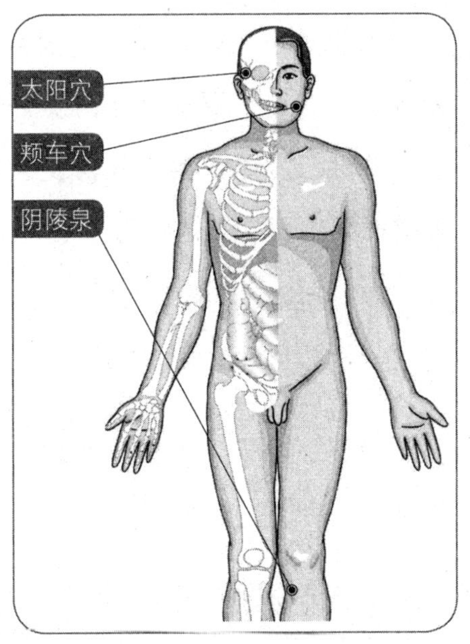

生活护理

患者要注意调节情志，防止情绪紧张、焦虑和精神疲劳。饮食宜清淡。女性经期注意休息，避免引发头痛（可在经前进行治疗）。

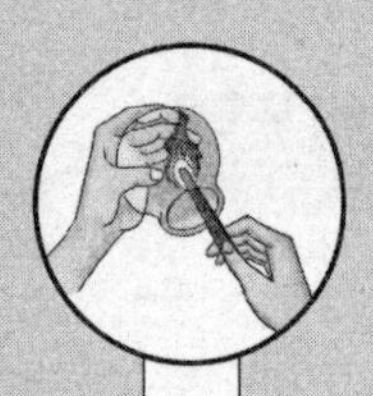

腹泻

对症刮痧 → 对症拔罐 → 生活护理

腹泻是常见的症状，可分为急性和慢性两种。主要症状为排便次数增多，大便稀薄，水样或带有不消化食物，伴有肠鸣、腹痛、食欲不振、面色无华、神疲力乏、消瘦等症。大便镜检可发现有血液、脓球 、脂肪球或黏液，以及未消化食物等。引起腹泻的原因很多，常见的有胃源性腹泻、肠源性腹泻、内分泌紊乱性腹泻及功能性腹泻等。

本病属中医学“泄泻”范畴。外感风寒暑热湿等邪气，内伤饮食情志、脏腑失调皆可致泻。外邪之中湿邪最为重要，内伤中脾虚最为关键，脾虚湿盛乃泄泻发生的关键病机。泄泻的病位在肠，但关键病变脏腑在脾胃，与肝、肾亦有密切的关系。

【对症刮痧】

刮痧部位

中脘、建里、天枢、天突、气海。

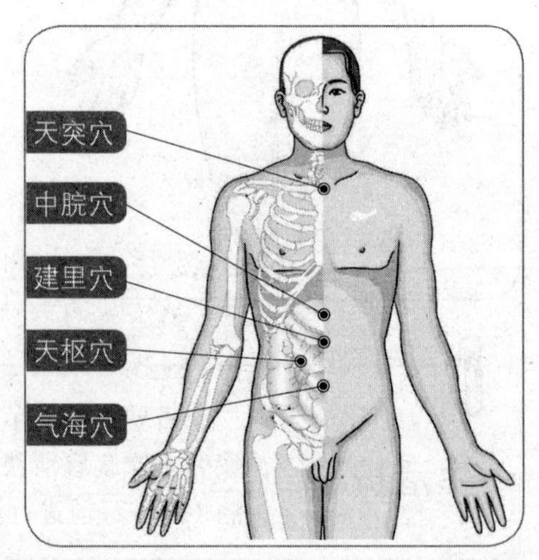

刮痧方法

取仰卧位。施术者在患者的中脘、建里、天枢、天突、气海穴位上，将手指用清水湿润，五指弯曲，用食指与中指的第二指节对准穴位，将皮肤挟起，然后松开。这样一起一落，反复进行，每点挟撮6～8次，直至被挟处成为橄榄状之紫红色充血斑为度。每天2次。

【对症拔罐】

拔罐部位

分两组穴位：①天枢、中脘、气海、合谷、足三里、上巨虚、三阴交。②脾俞、胃俞、肾俞、大肠俞。

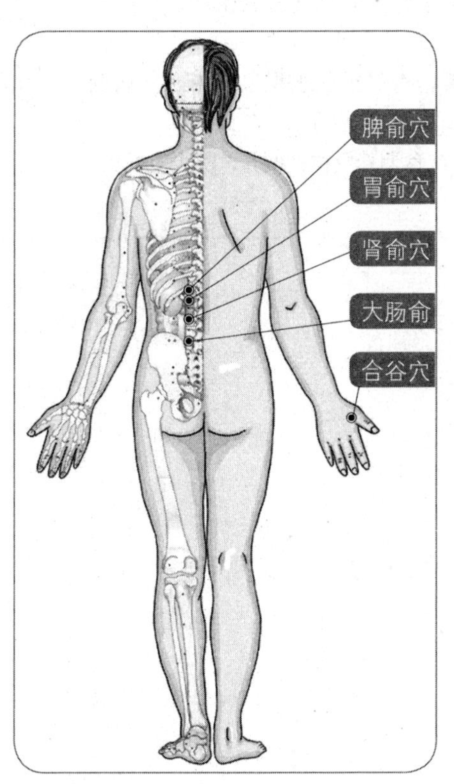

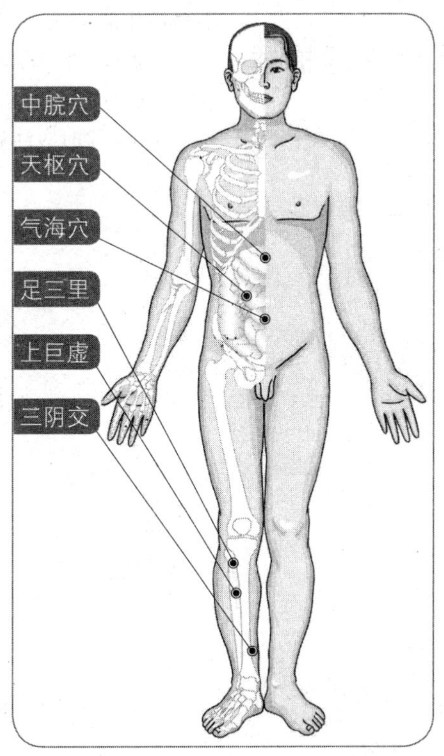

拔罐方法

急性腹泻取第一组穴位，患者取仰卧位，选择大小合适的罐

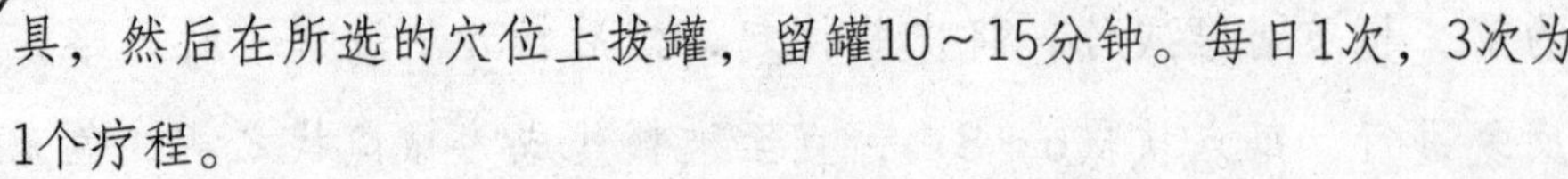

具，然后在所选的穴位上拔罐，留罐10～15分钟。每日1次，3次为1个疗程。

慢性腹泻两组穴位交替轮流使用，治疗时取适当的体位，选择大小合适的罐具，将罐拔在所选的穴位上，留罐10～15分钟。每周2～3次，10次为1个疗程，疗程间休息1周。

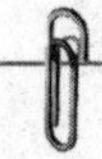

生活护理

（1）注意饮食卫生，发病期间忌食生冷、油腻及不易消化的食物。

（2）若泄泻频繁，有严重脱水现象或由恶性病变所引起的腹泻，则应采取综合治疗。

（3）平时应注意饮食调养及精神调养，防止复发。

支气管哮喘

对症刮痧 → 对症拔罐 → 生活护理

支气管哮喘简称哮喘，是一种以嗜酸粒细胞、肥大细胞反应为主的气道变应性炎症和气道高反应性为特征的疾病。易感者对此种炎症表现为不同程度的可逆性气道症状。临床上表现为反复发作的伴有哮鸣音的呼气性呼吸困难、胸闷或咳嗽，可自行或在治疗后缓解。若长期反复发作可并发慢性支气管炎、阻塞性肺气肿、肺源性心脏病。

中医认为，本病属“哮喘”范畴，系由宿痰内伏于肺,每因外邪、饮食、情志、劳倦等诱因而引发，以致痰阻气道、肺失肃降、气道挛急所致。以发作性喉中哮鸣有声、呼吸困难，甚至喘促不得平卧为主要表现。病位主要在肺，但亦与脾、肾关系密切。肺失宣降、脾失健运、肾失摄纳为本病发病的根本原因。

【对症刮痧】

（1）发作期

刮痧部位

取大椎、定喘、肺俞、天突、膻中、中府穴及前胸区、尺泽、曲池、列缺穴及上肢内侧部。

刮痧方法

在选用的刮痧部位上先涂抹适量刮痧油。刮拭大椎穴用力要轻柔，不可用力过重，可用刮板棱角刮拭，以出痧为度。刮拭背部定喘穴至肺俞穴，用刮板角部由上至下刮拭。刮拭胸部正中线，天突穴以角点刮30次。从中府穴向下刮至膻中穴，用刮板角部自上而下刮拭。然后由内向外横式刮法，每一个肋间隙刮30次左右，中府、膻中穴加强。双上肢内侧肺经、心包经、心经，由上而下刮30次左右，不一定出痧。重刮尺泽至列缺，由上而下刮30次左右，以出痧为度，最后重刮曲池。

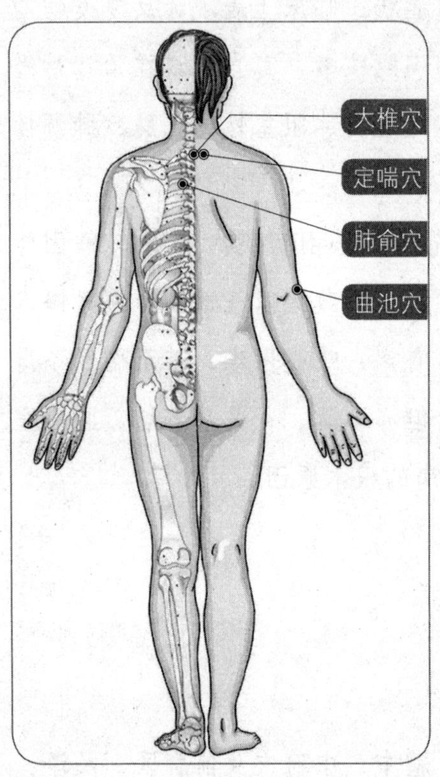

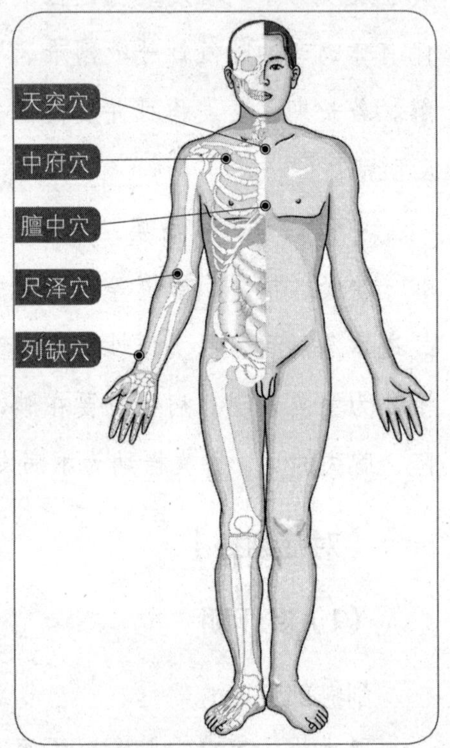

（2）缓解期

刮痧部位

取定喘、风门、肺俞、脾俞、肾俞、志室穴及腰部、太渊穴及前臂内侧、足三里穴。

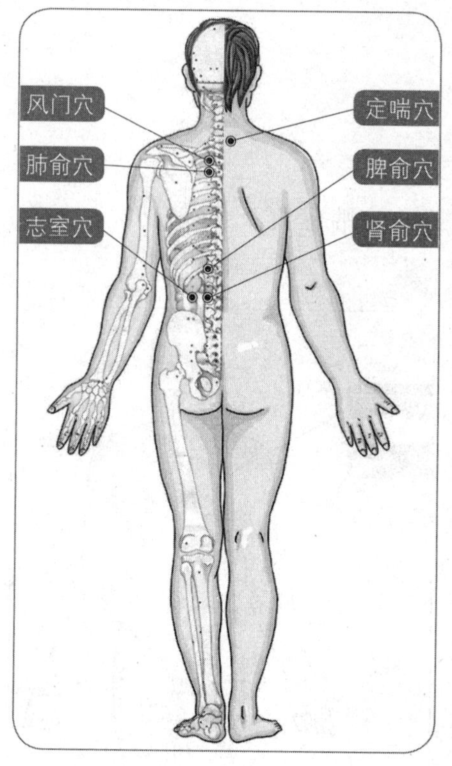

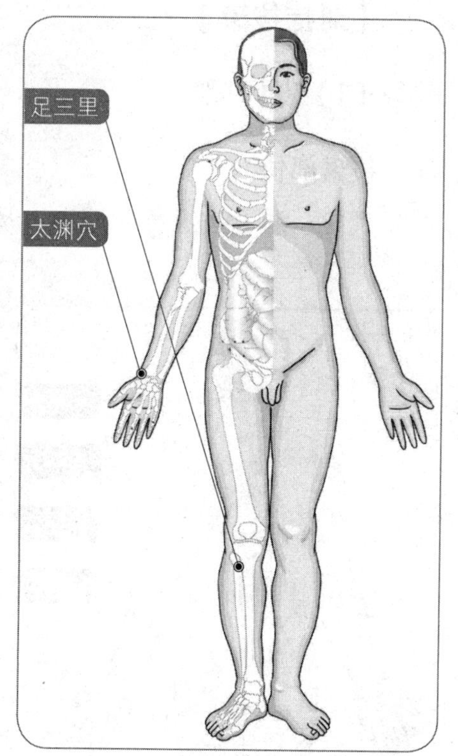

刮痧方法

在需刮痧部位先涂抹适量刮痧油。刮背部时先刮颈椎，顺督脉向下由大椎刮至腰骶部，再刮督脉旁侧的膀胱经，其中定喘、肺俞、志室穴重刮，以出痧为止。前胸天突穴以角点刮30次，任脉由上而下刮，膻中穴加强。然后由内向外行横式刮法，每个肋间隙刮30次左右，中府、俞府穴加强。双上肢内侧肺经、心包经、心经，由上而下刮30次左右，不一定出痧。双上肢外侧大肠经、三焦经、小肠经，由上而下刮30次，不一定出痧。双侧足三里重刮30次，不出痧。

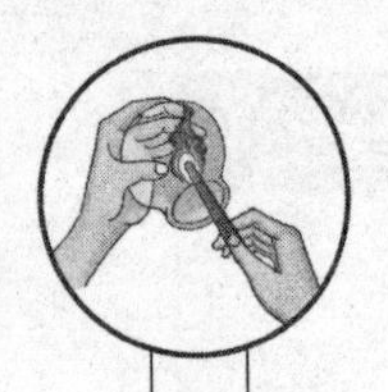

【对症拔罐】

(1)发作期

拔罐部位

风门、肺俞、大椎、膻中、尺泽、定喘等穴。

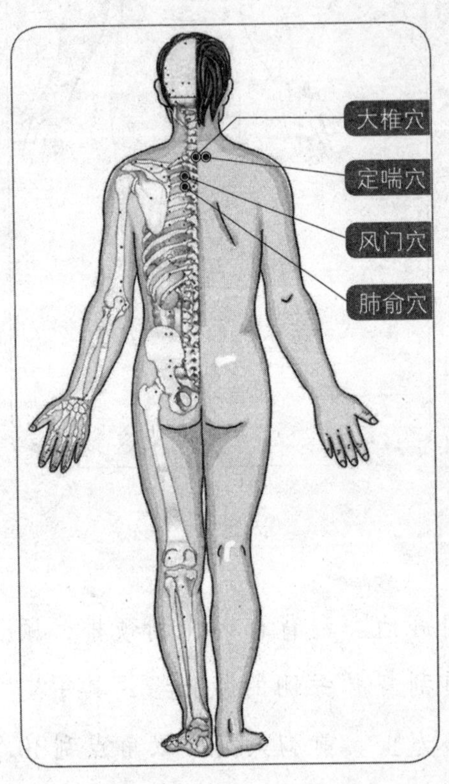

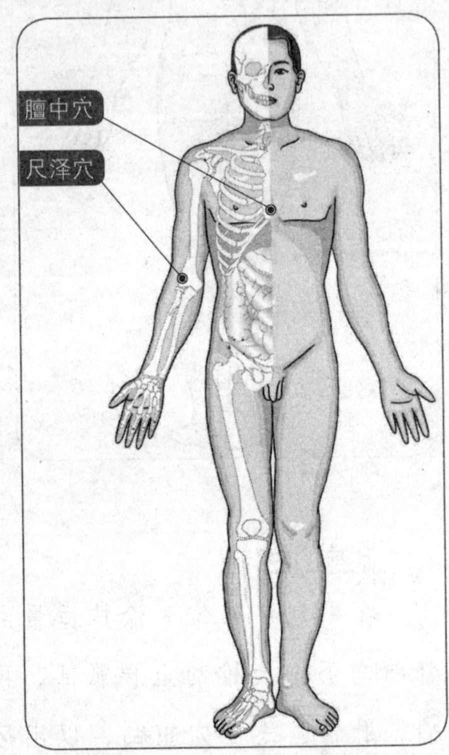

拔罐方法

在本病的发作期属寒饮者，取风门、肺俞、大椎、膻中，施以单纯火罐法、储药罐法（方药用止嗽散：桔梗、甘草、白前、橘红、百部、紫菀煎煮取汁备用），留罐10分钟，每日1次。属痰热者，先以定喘穴行闪罐5~6次，以皮肤发红为度，然后取肺俞、膻中、尺泽穴施行刺络罐法，以三棱针在穴位点刺后，迅速用罐吸拔，留罐10分钟，各穴交替吸拔，每日1次。

（2）缓解期

拔罐部位

大椎、风门、肺俞、身柱、膻中、中府、关元、肾俞、脾俞、足三里、定喘等穴及背部督脉和膀胱经循行部位。

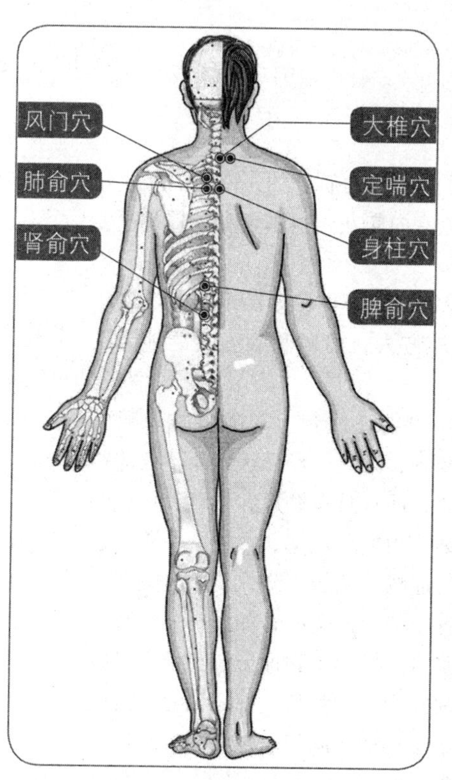

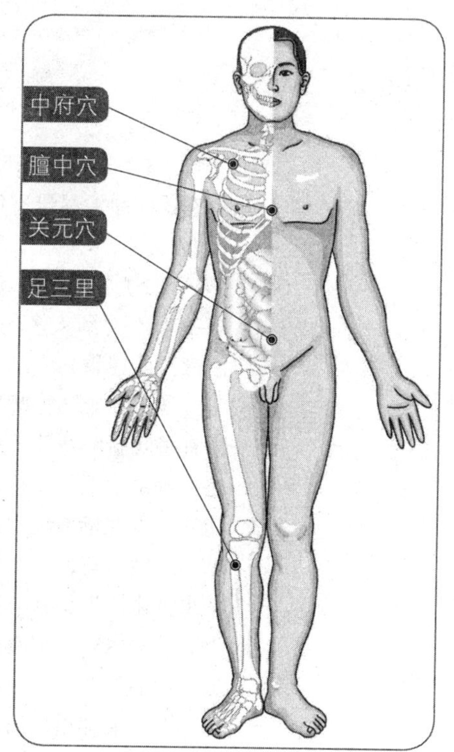

拔罐方法

缓解期可在背部督脉和膀胱经循行部位进行走罐，至皮肤紫红，亦可在上述穴位进行单纯火罐吸拔，或用储水罐、水气罐留罐，每次10分钟，每日1次。亦可在单纯火罐吸拔后，在吸拔的穴位上涂抹参龙白芥膏；还可以采用刺络留罐，取大椎、肺俞、脾俞、肾俞或身柱、关元、膻中、中府，先以三棱针点刺穴位后，立即用罐吸拔，留罐10分钟，每次1组穴，每日1次。

此外，缓解期的患者可采用拔罐发疱疗法进行预防治疗。以投火法分别吸拔大椎以及肺俞穴，其火力要大，使吸力充足，待罐内皮肤起疱后方可起罐（要用玻璃罐以便于观察），在局部覆盖消毒纱布以保护创面，待水疱自行吸收。

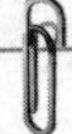

生活护理

（1）避免变态反应原性物质。如果室内的灰尘是变态反应原，尽量避免室内起灰尘。本人和家属都不要吸烟。

（2）扫除时或者寒冷时外出，要戴上口罩。老年人冬季不要到人多的地方去，可转移到温暖的地区，注意预防感冒。

（3）支气管哮喘患者在饮食上有哪些宜忌呢？①宜多吃新鲜蔬菜。萝卜、刀豆、丝瓜等食品不仅能补充多种维生素和无机盐，而且具有祛风、下气、化痰的功效，可定量地食用梨、柑橘、枇杷、核桃、香蕉、芝麻、蜜糖，有助于大便通畅，腹压下降，能减轻哮喘。②少食生冷瓜果；不宜吃易产气食品，如豆类、红薯、土豆、汽水等，因腹胀可使横膈上顶而影响胸腔，以致加重哮喘。③少吃海腥发物：如黄鱼、虾、蟹等，这些发物有可能加重病情。④忌烟、酒与辛辣食品，尽量减少对呼吸道的不良刺激。

糖尿病

对症刮痧 → 对症拔罐 → 生活护理

糖尿病是一种常见的代谢性内分泌疾病，病因大多未明，是胰岛素绝对或相对分泌不足所引起的包括糖、蛋白质、脂肪、水及电解质等代谢紊乱，病情严重时导致酸碱平衡失常。其特点为血糖过高。糖尿、葡萄糖耐量减低及胰岛素释放试验异常。临床上将糖尿病分为三型：胰岛素依赖型，亦称1型（脆性或青幼年型糖尿病）；非胰岛素依赖型，亦称2型（稳定性或老年型糖尿病）；还有其余型糖尿病，包括胰源性糖尿病、内分泌性糖尿病、药源性及化学性糖尿病等。临床上前两型占绝大多数，属原发性糖尿病，有明显遗传倾向。其余型则大部分属继发性糖尿病，受后天因素影响较大，如胰源性糖尿病，是由于胰腺切除、胰腺炎等引起的胰岛素分泌不足所致。

糖尿病患者的典型症状有多尿、多食、多饮。患者尿意频频，多者一昼夜可20余次，夜间多次起床小便，影响睡眠。不仅尿次多，量也大，一日总尿量常在2升以上，偶可达10余升。多尿失水后便口渴频饮，饮水次数及饮水量均大增。善饥多食，食欲常亢进，易有饥饿感，一日进食5～6次，主食多达0.5～1千克，菜也比正常人多吃1倍以上，但仍不满足；疲乏、消瘦、虚弱、面容憔悴、精神不振、劳动力减弱、皮肤瘙痒、四肢酸痛、麻木、腰痛、性欲降低、阳痿不育、月经失调、便秘、视力障碍等。有时顽固性腹泻，每日大便2～3次或5～6次，呈稀糊状。直立性低血压、大汗

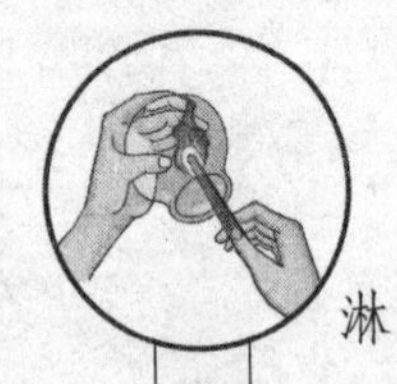

淋漓、大小便失禁等。

糖尿病晚期常出现严重并发症，如糖尿病酸中毒、昏迷、感染、心血管病变、肾脏病变、神经病变、眼病变等。

【对症刮痧】

刮痧部位

取大椎、肺俞、肝俞、脾俞、肾俞、命门、中脘、关元、曲池、太渊、鱼际、合谷、足三里、三阴交、内庭、太溪、太冲等穴。

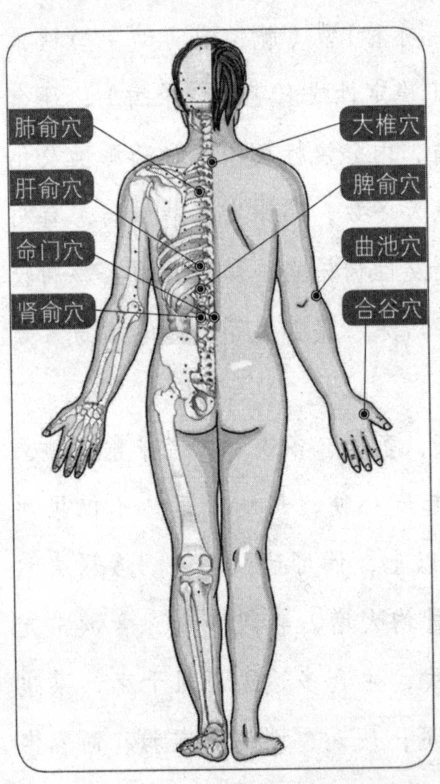

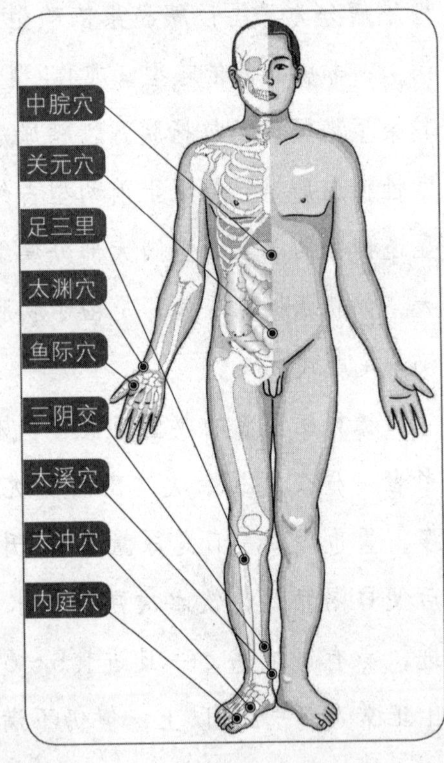

刮痧方法

患者取坐位或卧位，在指定部位涂好刮痧油，然后沿患者脊背两侧刮拭，刮拭腹部和上下肢相关穴位，隔天刮。刮痧后最好饮温开水。

【对症拔罐】

拔罐部位

肺俞、脾俞、三焦俞、肾俞、足三里、三阴交、太溪穴。

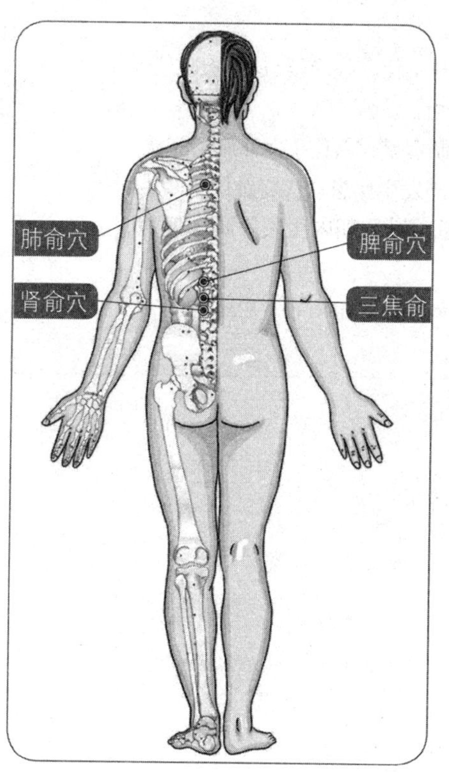

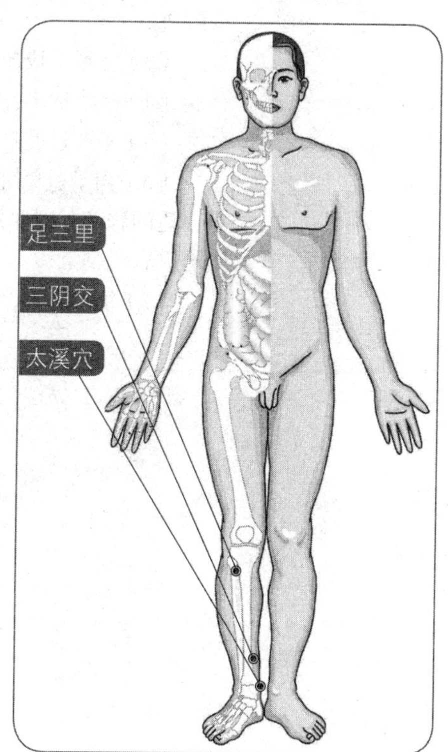

拔罐方法

取上穴，采用单纯火罐法吸拔穴位，留罐10分钟，每日1次。或采用背部俞穴走罐，先在肺俞至肾俞段涂抹润滑剂，然后走罐至皮肤潮红或皮肤出现痧点为止，隔日1次。

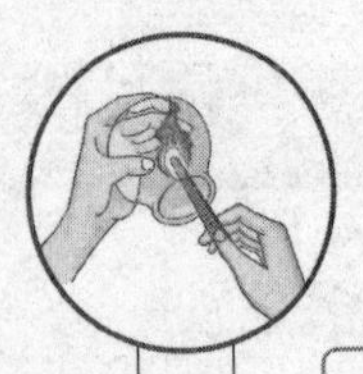

生活护理

（1）长期坚持劳逸结合，避免情志过激和精神紧张。

（2）忌食辛辣热性食物，包括热性补药，如红参、鹿茸、附子、肉桂、胡椒、生姜、桂圆、鹿肉、狗肉等。饮食宜选低糖、高蛋白、低脂肪及高纤维食品。控制主食（如米、面、杂粮及糖）的摄入量。可多食非糖类，如豆制品和蔬菜来补充，或用少吃多餐的办法加以解决。

（3）尽量不拔牙和不使皮肤受创伤。

（4）减少房事。

（5）不要过度限制食量，以免引发低血糖症状。

（6）为了避免脚部发生疾患，应将趾甲剪短，穿大小合适的鞋子，对胼胝或趾甲朝内生长等脚部毛病，要做治疗。

（7）慎用药物，最好在医生指导下用药。

高脂血症

对症刮痧 → 对症拔罐 → 生活护理

血脂乃血浆或血清中脂类的统称，包括许多脂溶性物质，其主要成分为胆固醇、三酰甘油（甘油三酯）、磷脂、非酯化脂肪酸等。血中脂类含量超过正常称为高脂血症，又称高脂蛋白血症。临床上有反复发作的腹痛，有时伴有发热。出现黄色瘤，在皮肤、黏膜出现黄色丘疹称为疹型黄瘤；发生于眼睑部称为睑黄色瘤；发生于手肘、跟肌腱、膝肌腱等处称为肌腱黄色瘤；发生于皮肤受压部如膝、肘、臀部、手指手掌褶皱处称皮下结节黄色瘤。

【对症刮痧】

刮痧部位

取头部、手足全息穴区；胸部全息穴、背部全息穴区；后背部督脉、膀胱经、人体腹部任脉；人体四肢穴位如郄门、内关、曲池、血海、足三里、公孙、丰隆等穴。

刮痧方法

每天依次刮拭额旁、额顶。刮拭手掌和足底心脏、肝脏、脾脏的全息穴区，以促进相应脏腑器官的功能。从上向下刮拭背部心脏、肝脏、脾脏的脊柱对应区。

此外，以面刮法刮拭上肢腕部郄门穴至内关穴，肘部曲池穴。用面刮法刮拭下肢血海穴，用面刮法或平面按揉法按揉足三里穴、

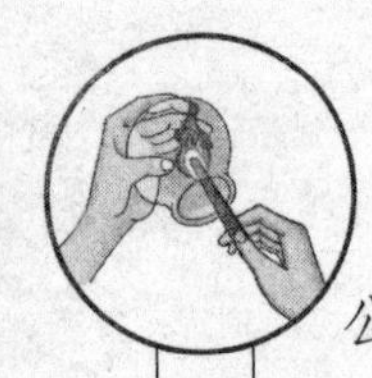

公孙穴、丰隆穴。

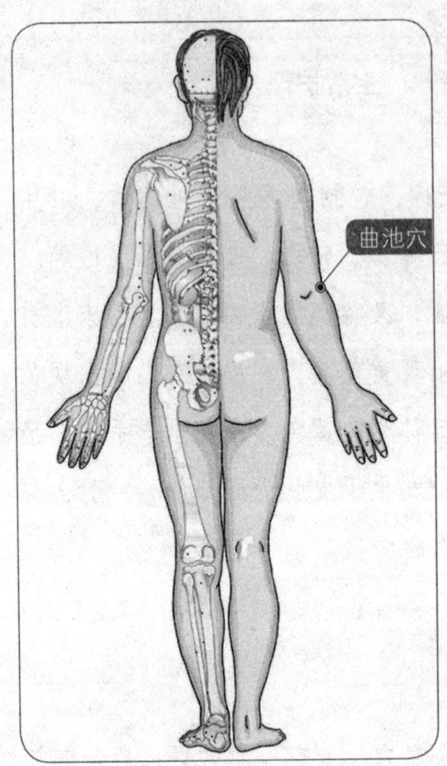

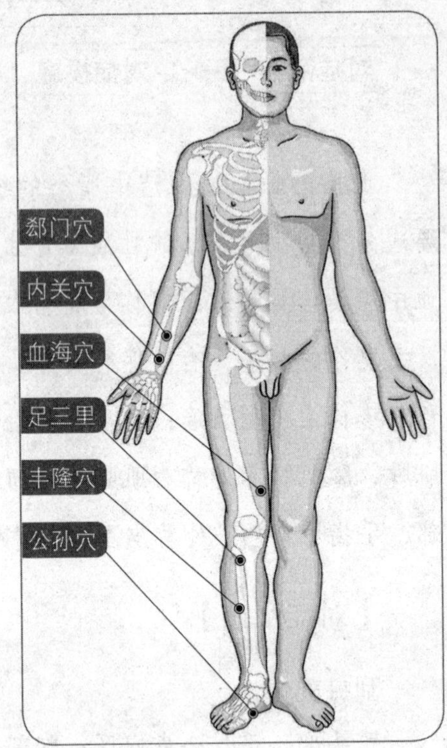

【对症拔罐】

拔罐部位

肺俞、厥阴俞、心俞、督俞、曲池、合谷、郄门、间使、内关、通里、足三里、三阴交、太冲、公孙。

拔罐方法

取上穴，以单纯火罐法吸拔穴位，留罐10分钟，每日1次。

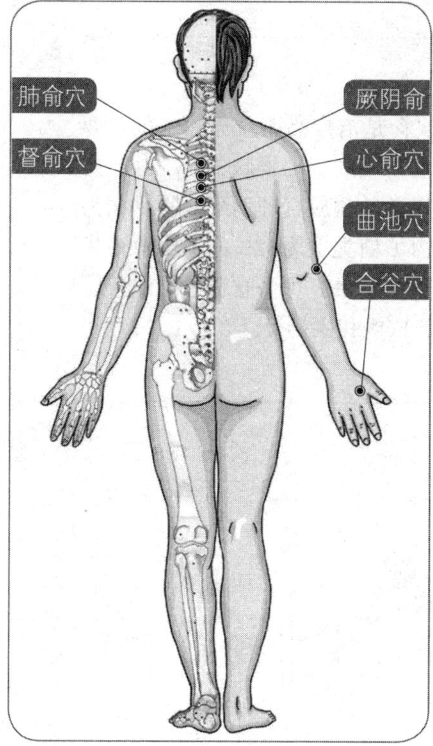

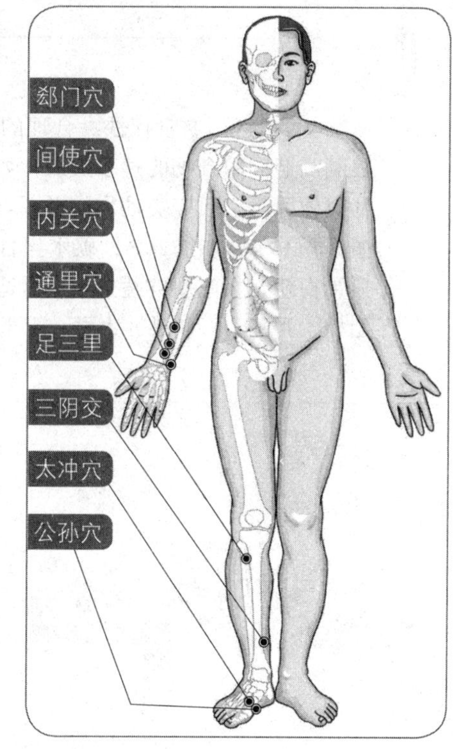

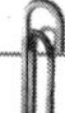

生活护理

（1）建立良好的生活习惯。戒烟、戒酒，加强体育锻炼，选择适合于自己的轻中度体育活动，劳逸结合，解除各种思想顾虑，心情舒畅，以静养生。适度的运动锻炼可增加消耗、改善脂质代谢，防止体脂和血脂增多。运动可使高甘油三酯血症患者的血脂含量完全降至正常水平。健康状况良好无冠心病的高脂血症患者，应该进行经常性运动，如长跑、骑自行车、游泳、打球、爬山等。但对已合并有冠心病以及有严重的高血压和糖尿病等疾病者则不宜进行剧烈的运动。这类患者应在医师指导下，根据病情进行适当的医疗体操、太极拳等锻炼。

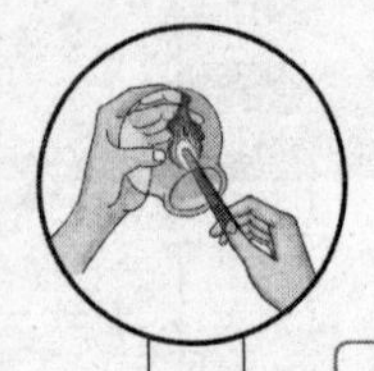

（2）运用饮食疗法。合理的饮食是治疗高脂血症的基础。要限制高胆固醇食物的过多摄入，如动物脂肪、动物脑子、内脏、奶油、软体类、贝壳类动物的摄入。饮食结构应合理调配，其比例为蛋白质15%，脂肪20%，碳水化合物（糖类）为65%。还要补充优质蛋白质，多吃新鲜蔬菜并进食适当的水果。可多吃茄子、洋葱、山楂、番茄、豆制品、大豆、玉米、核桃和牛奶等。

心绞痛

对症刮痧 → 对症拔罐 → 生活护理

心绞痛是由于冠状动脉供血不足，心肌急剧而短暂地缺血缺氧引起的，以阵发性胸前区压榨性闷痛不适为主要表现的临床综合征。

本病发病以40岁以上男性多见，常见诱因为劳累、情绪激动、饱食、天气变化、急性循环衰竭等。发病原因多见于冠状动脉粥样硬化，亦可见于主动脉瓣狭窄或关闭不全、梅毒性主动脉炎、肥厚性心肌病、先天性心脏病、风湿性心脏病等。中医学将心绞痛因症状不同分别列入"心悸"、"胸痹"、"心痛"等症。其发病主要与年老体虚、饮食、情志失调及寒邪内侵等有关。其病机有虚实两方面。虚为心脾肝肾亏虚、心脉失养；实则为寒凝、气滞、血瘀、痰阻等痹阻心阳、阻滞心脉。

典型心绞痛发作有以下特点：突发胸痛，可放射至左肩、左背；疼痛多为钝性疼痛，呈压榨性、窒息性或伴严重的压迫感；常有一定的诱发因素，如精神紧张、情绪激动、饱餐、过度劳累等；历时短暂，常为1～5分钟；休息或含用硝酸甘油片后能迅速缓解。

根据心绞痛的特点，分为劳力性心绞痛和自发性心绞痛两类。劳力性心绞痛根据病情和病程长短，又分为3型：

（1）稳定型劳力性心绞痛：符合上述心绞痛的特点，病程持续1个月或1个月以上。

（2）初发型劳力性心绞痛：发作特征如上，但病程在1个月

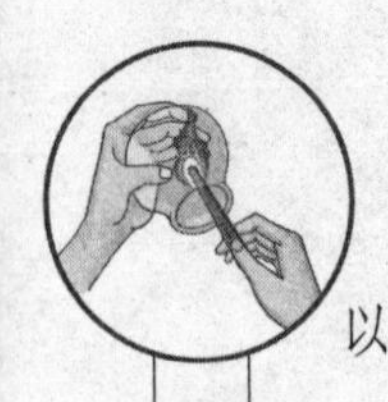

以内。

（3）恶化型劳力性心绞痛：原有稳定性心绞痛发作次数、严重程度及持续时间突然加重，含用硝酸甘油的疗效减退。自发性心绞痛可在休息或夜间发作，持续时间较长、程度较重，且不易为硝酸甘油所缓解。

【对症刮痧】

刮痧部位

取任脉上的天突穴至膻中、巨阙穴之间的区域，督脉上的大椎穴至至阳穴之间的区域，及厥阴俞、心俞、神堂、间使、内关、太溪穴等。

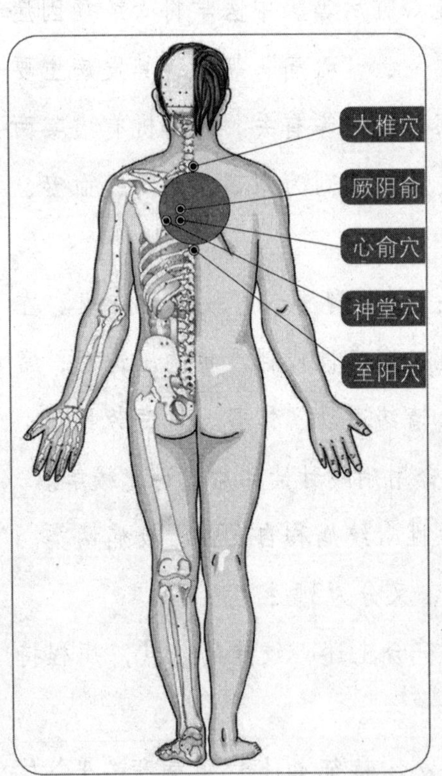

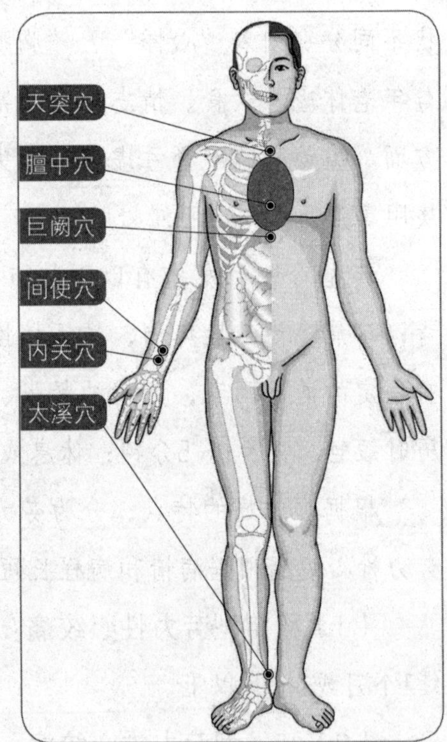

刮痧方法

刮痧的时候，根据刮痧部位取相应坐位或者卧位。抹上刮痧油，顺次刮拭相应穴位即可，注意心绞痛发作时，重点刮拭至阳、双侧心俞、膻中、双侧内关穴。

【对症拔罐】

拔罐部位

至阳、心俞、巨阙、膻中、膈俞等穴。

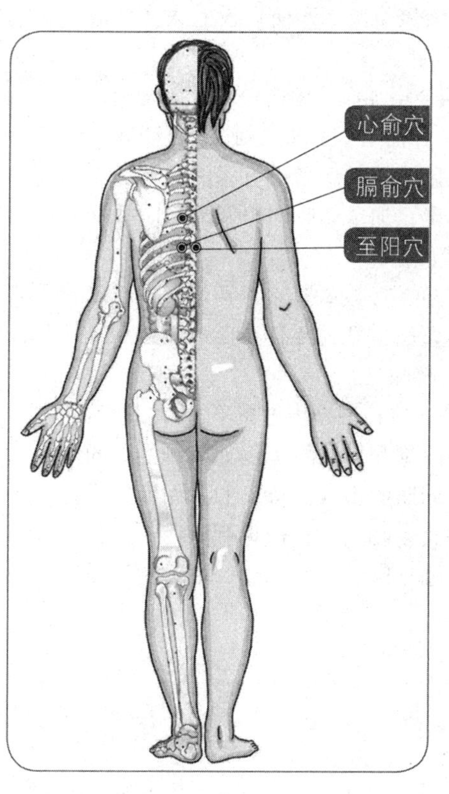

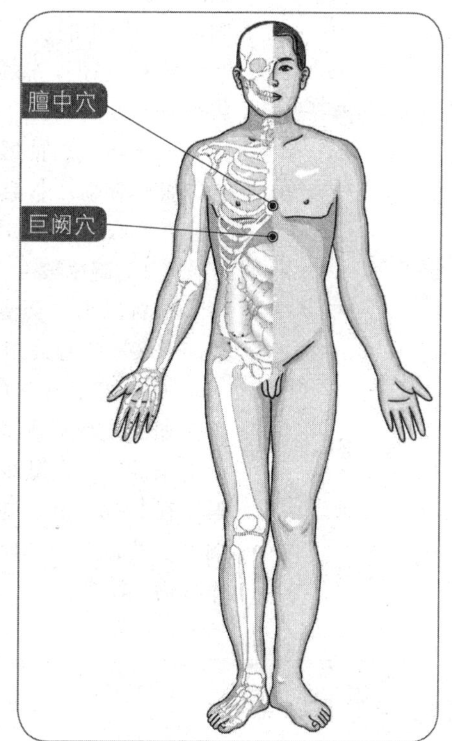

拔罐方法

在相应部位拔罐，可以采取静止拔罐的方式，走罐的拉扯容

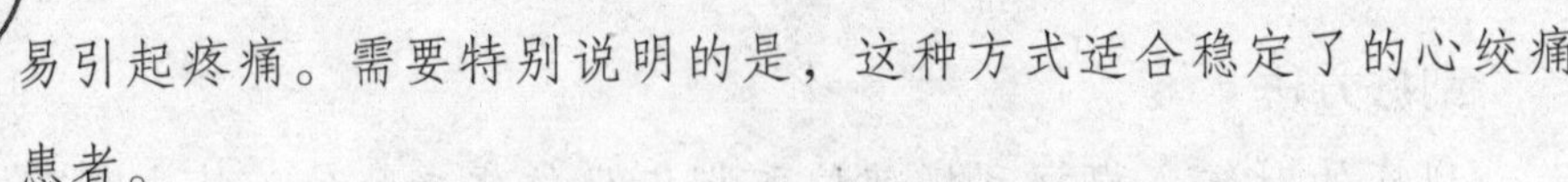

易引起疼痛。需要特别说明的是，这种方式适合稳定了的心绞痛患者。

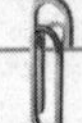

生活护理

（1）学会放松心情。试着解决你的冲突来源能有效地改善心绞痛，不论是在工作中还是在家中，学会控制情绪，而不是让情绪控制你。尽量不要和配偶吵架，那样常会引发心绞痛。

（2）斜躺着睡眠。为防止在晚上睡觉时会发病，不妨将床头抬高8～10厘米，有助于减少发作次数，采取这种睡姿能促使血液聚集脚部，所以没有太多血液回流入心脏里的狭窄动脉。

（3）忌烟。抽烟会增加血液中的一氧化碳含量，将血液中的氧气取代。而心绞痛是心脏里的动脉受阻，急需氧气，抽烟显然是对患者最有害的习惯。再者，抽烟使血小板凝聚，加重动脉的阻塞情形。抽烟还会降低服用药物的效果。

（4）避免噪声。研究发现，处在噪声较强的环境下30分钟以上，会使血压上升，并且在噪声消退后，还能继续影响心脏30分钟。

（5）患者在饮食上应控制，用含单不饱和脂肪酸（例如橄榄油）或多不饱和脂肪酸（例如植物油）的油类来炒肉，以减少脂肪的摄入。每日的总用油量应限制在5～8茶匙。勿食动物内脏；避免刺激物，例如咖啡及茶，它们均含咖啡因。也避免烟、酒、糖、煎炸食物、辣食。

胃下垂

对症刮痧 → 对症拔罐 → 生活护理

胃下垂是内脏下垂最常见的疾病。正常人的胃呈牛角形，位于腹腔上部。如果胃由牛角形变成鱼钩形垂向腹腔下部，出现食欲减退、饭后腹胀等消化系统症状，即患了胃下垂。胃下垂是胃体下降至生理最低线以下的位置，多因长期饮食失节，或劳倦过度，致中气下降，升降失常所致。患者感到腹胀（食后加重，平卧减轻）、恶心、嗳气、胃痛（无周期性及节律性，疼痛性质与程度变化很大），偶有便秘、腹泻，或交替性腹泻及便秘。患此病者，多为瘦长体型，可伴有眩晕、乏力、直立性低血压、昏厥、体乏无力、食后胀满、食欲差、嗳气、恶心、头晕、心悸等症状。

【对症刮痧】

刮痧部位

取膻中、中脘、关元、中极、膈关、脾俞、胃俞、足三里等穴。

刮痧方法

先抹上刮痧油，对胸腹部、背部和下肢部相关穴位进行刮痧，尤其是在刮拭胸腹部的时候，以患者耐受力为度。

还可以配合医疗保健操，两腿交替抬举法配合腹式呼吸，两腿交替伸直，抬举90°停片刻放下，反复数次。或双腿举至90°屈膝，然后两手抱膝，屈膝抬髋使腰部屈曲，复原休息片刻，反复数次。注意：此医疗体操，有利于巩固疗效，但在进食前后一小时内慎用。

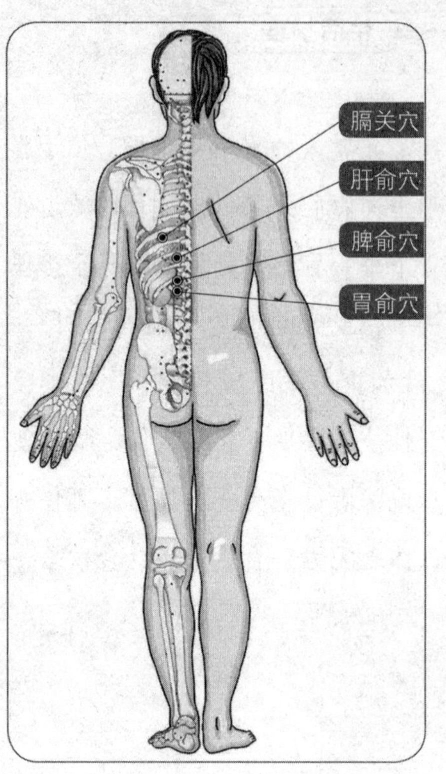

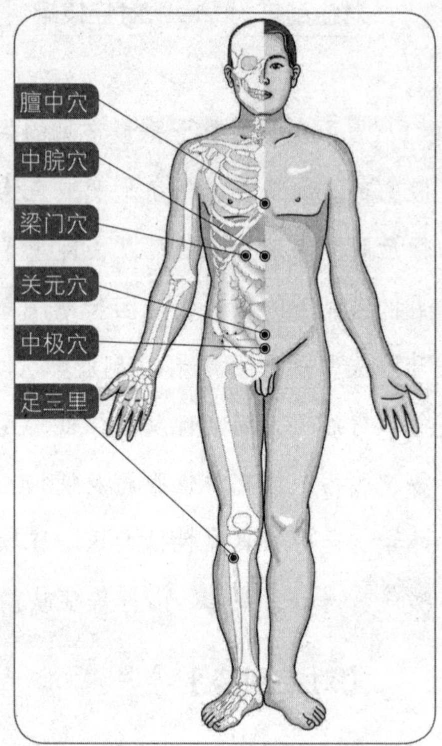

【对症拔罐】

拔罐部位

百会、大椎、脾俞、胃俞、中脘、气海等穴。

拔罐方法

首先用艾条灸百会穴，灸5分钟，然后采用抽气罐法吸拔百会穴；再用单纯火罐法吸拔各穴，留罐15分钟，隔日1次。亦可采用刺络罐法，用三棱针点刺上述穴位，然后用闪火法将罐吸拔在点刺穴位上，留罐5～10分钟，隔日1次。

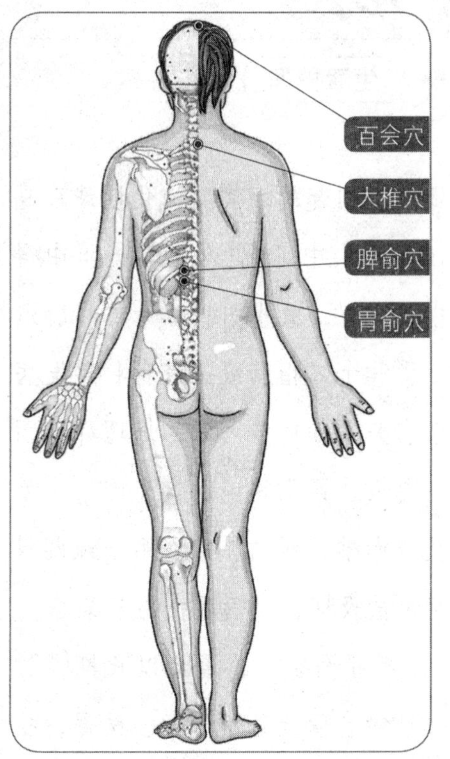

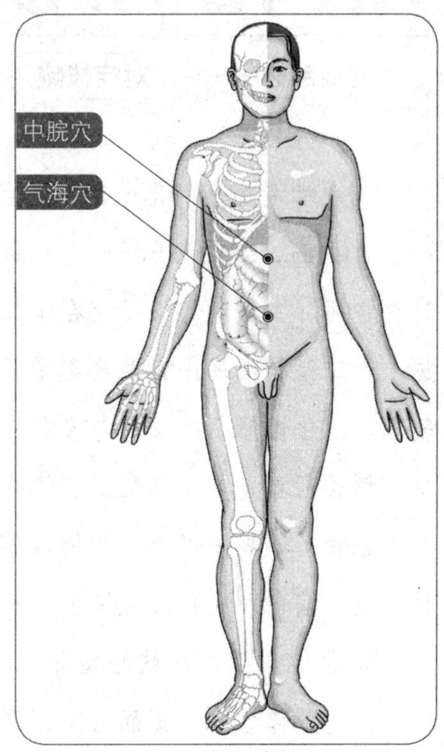

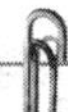

生活护理

（1）避免暴饮暴食。选用的食品应富有营养，容易消化，但体积要小。高能量、高蛋白、高脂肪食品适当多于蔬菜水果，以求增加腹部脂肪积累而上托胃体。减少食量，但要增加餐次，以减轻胃的负担。

（2）不宜久站和剧烈跳动。

（3）卧床宜头低脚高，可以在床脚下垫高两块砖头。

（4）性生活对体质衰弱者是较大负担，应尽量减少房事次数。

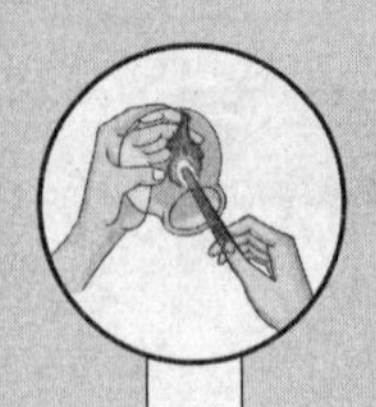

消化性溃疡

对症刮痧 → 对症拔罐 → 生活护理

消化性溃疡是消化道黏膜发生溃疡而引起的疾病。消化性溃疡是一种常见病，大约每5个男人和每10个女人中可有1人在其一生中得过这种病。本病约98%发生在十二指肠和胃，故也叫胃和十二指肠溃疡。十二指肠溃疡比胃溃疡更常见。胃和十二指肠溃疡以青壮年发病较多。消化性溃疡的发病与多种因素有关，如遗传因素、地理环境因素、精神因素（如长期焦虑、忧伤、怨恨、紧张等）、饮食因素（如暴饮暴食、不规则进食、常饮浓茶及浓咖啡、烈酒、常食用辛辣调料和泡菜、偏食、饮食过快等）、长期大量吸烟、幽门螺杆菌感染等。

消化性溃疡的症状轻重不一，轻者可无症状，重者以长期性、周期性和节律性中上腹痛为主，同时可伴有唾液分泌增多、反胃、吐酸水、嗳气、恶心、呕吐及失眠、缓脉、多汗等症状。腹痛具有长期反复发作的特点，整个病程平均6~7年，有的可长达一二十年，甚至更长。上腹痛呈反复周期性发作，是该病的又一特征，尤以十二指肠溃疡更为突出。上腹痛可持续几天、几周或更长，然后有一个较长时间的缓解。全年都可发作，以春秋季节发作较多。疼痛的节律性也是该病特征之一，十二指肠溃疡疼痛发生在两餐之间，持续不减直至下餐进食或服用抑酸药物后缓解。胃溃疡疼痛多在餐后1小时内发生，经1~2小时后逐渐缓解，直到下餐进食后再重复出现上腹痛症状。十二指肠溃疡患者可发生半夜定时疼痛，疼痛部位虽都在中上腹部，但十二指肠溃疡多在中上腹，或在脐上方、脐上方偏右部位。胃溃疡多在中上腹偏高处，或在剑突下、剑突下偏左部位。疼痛一般较轻能忍受，多呈钝痛、灼痛或饥饿样痛。疼痛常受精神刺激、过度疲劳、饮食不慎、气候变化等因素诱发或加重；可因休息、进食、服抑酸药物、用手按压、呕吐而减轻。

【对症刮痧】

刮痧部位

肩井、脾俞、胃俞、膻中、中脘、天枢、章门、手三里、内关、合谷、足三里等穴。

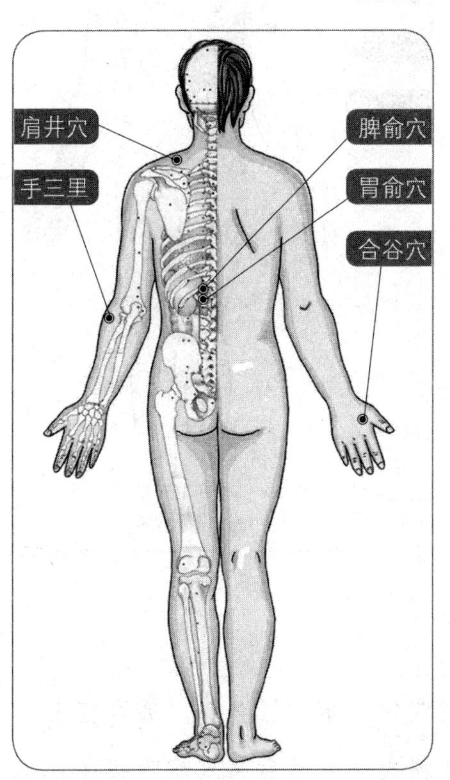

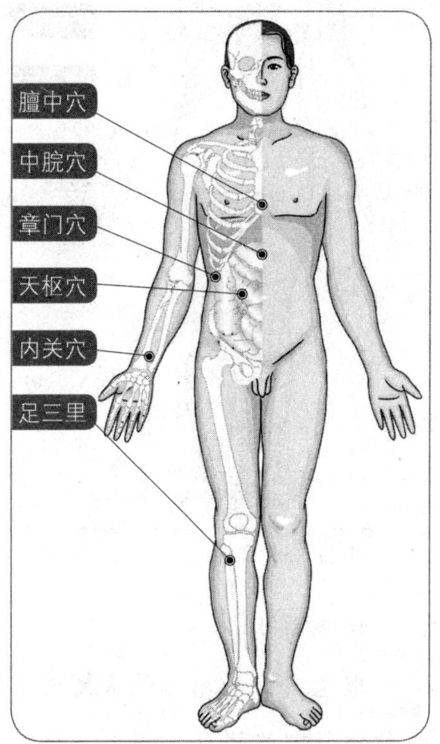

刮痧方法

消化性溃疡患者可刮肩井、脾俞、胃俞；用刮痧板较厚端点揉

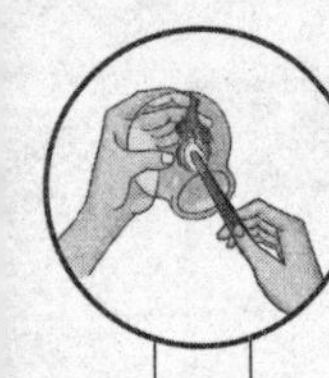

中脘、天枢等穴位，刮或点揉内关、手三里等；刮足三里。

【对症拔罐】

拔罐部位

肝俞、脾俞、胃俞、中脘、梁丘、足三里等穴。

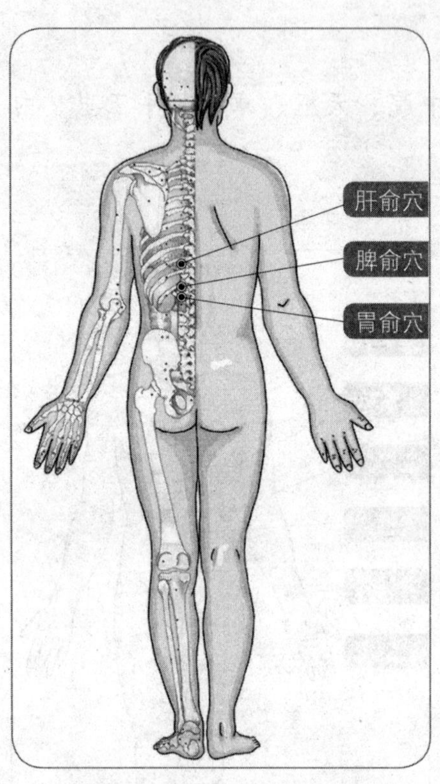

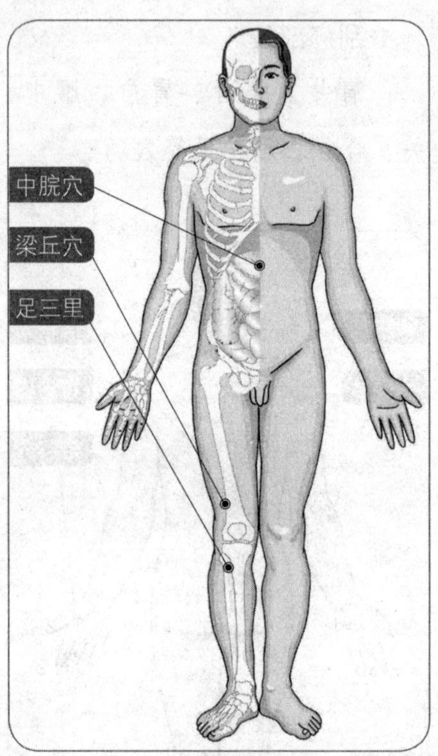

拔罐方法

取上穴，采用单纯火罐法吸拔穴位，留罐10分钟。亦可在上述穴位施行刺络罐法，先以三棱针点刺穴位，然后将火罐吸拔在点刺穴位上，留罐5分钟，每日1次。

此外，也可在患者背部脊柱第七胸椎至第十二胸椎旁开1.5寸处，按压寻找压痛点，然后用闪火法将罐吸拔在压痛点处，留罐15分钟；或用药罐，即在罐内先盛储生姜汁（约占罐的1/3），再紧扣在压痛点上，然后按抽气罐操作方法，抽去空气，使罐吸在皮肤上，留罐5～10分钟，隔日1次。

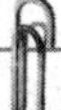

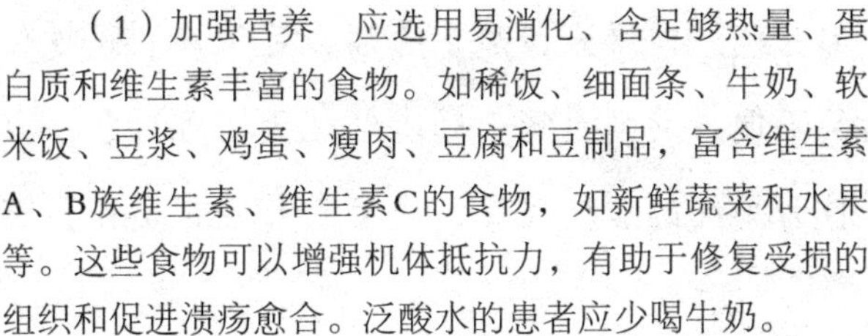

生活护理

（1）加强营养　应选用易消化、含足够热量、蛋白质和维生素丰富的食物。如稀饭、细面条、牛奶、软米饭、豆浆、鸡蛋、瘦肉、豆腐和豆制品，富含维生素A、B族维生素、维生素C的食物，如新鲜蔬菜和水果等。这些食物可以增强机体抵抗力，有助于修复受损的组织和促进溃疡愈合。泛酸水的患者应少喝牛奶。

（2）限制多渣食物　应避免吃油炸食物以及含粗纤维较多的芹菜、韭菜、豆芽、火腿、腊肉、鱼干及各种粗粮。这些食物不仅粗糙不易消化，而且还会引起胃液大量分泌，加重胃的负担。但经过加工制成菜泥等易消化的食物可以食用。

（3）不吃刺激性大的食物　禁吃刺激胃酸分泌的食物，如肉汤、生葱、生蒜、浓缩果汁、咖啡、酒、浓茶等，以及过甜、过酸、过咸、过热、生、冷、硬等食物。甜食可增加胃酸分泌，刺激溃疡面加重病情；过热食物刺激溃疡面，引起疼痛，甚至使溃疡面血管扩张而引起出血；辛辣食物刺激溃疡面，使胃酸分泌增加；过冷、过硬食物不易消化，可加重病情。另外，溃疡病患者还应戒烟，烟草中的尼古丁能改变胃液的酸碱度，扰乱胃幽门正常活动，诱发或加重溃疡病。

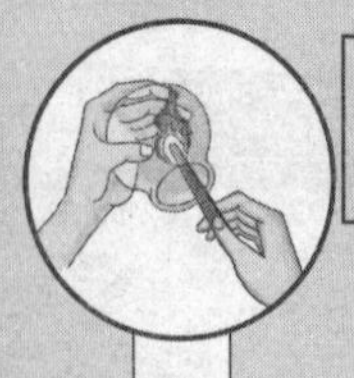

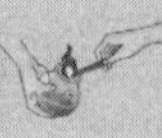

落枕

对症刮痧 → 对症拔罐 → 生活护理

落枕又名"失枕"，是颈部软组织常见的损伤之一，以颈部肌肉痉挛、强直、酸胀、疼痛以至转动失灵为主要症状，多见于青壮年，男性多于女性，冬春季节发病率较高。患者在熟睡醒后，自觉颈项强硬，颈部一侧肌肉紧张，酸楚疼痛，可牵涉到颈枕部、上背部及肩臂部，转头不便，动则更痛。轻者4~5天即可自愈，重者可迁延数周不愈。落枕为单纯的肌肉痉挛，成年人若经常发作，常系颈椎病的前驱症状。

落枕多因睡眠时枕头过高、过低或过硬，或躺卧姿势不良等因素，使颈部一侧肌肉长时间受到牵拉，或者由于素体亏虚，气血不足，循行不畅，舒缩活动失调，又因夜寐肩部外露，遭受风寒侵袭，致使气血凝滞，经络痹阻，不通则痛。也有少数患者因颈部突然扭转或肩扛重物，致使部分肌肉扭伤，发生痉挛性疼痛而致本病。

【对症刮痧】

刮痧部位

后项部督脉经3穴（脑户、风府、哑门）；枕外隆凸下至乳突根部；身柱穴、肩井等一带；乳突沿胸锁乳突肌一带；肩胛提肌一带。

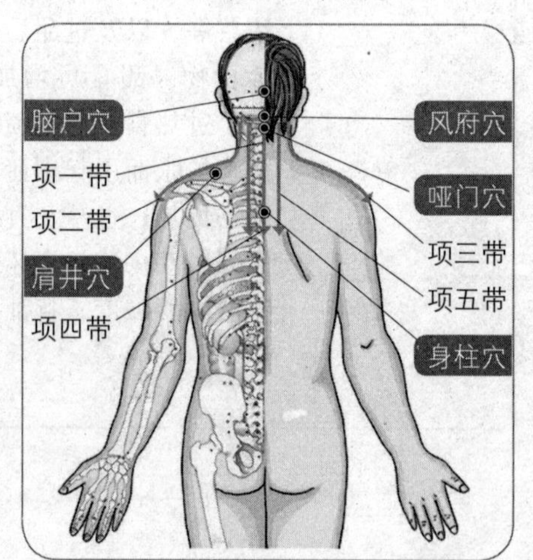

刮痧方法

以后项部督脉经3穴（脑户、风府、哑门）为主要刺激点。辅以枕外隆凸下至乳突根部，沿颅骨下肌层左右各分成六个等份，以每一个等份为一个刮拭带，左右两侧共计12个。

项五带：从后发际项正中线至第三胸椎棘突下（身柱穴）为第一带；第二带起于风池穴，经肩井至肩髃；第三带同第二带（对侧）；第四带、第五带为第三颈椎至第三胸椎两侧夹脊。（第二、第三带必须加强肩井穴刮拭；第五带需以刮板厚角做点、按、揉等复合性手法）。

自乳突沿胸锁乳突肌自上而下刮至锁骨上窝（胸锁乳突肌痉挛、压痛时刮拭）。自肩胛提肌起点附近沿其走行方向刮至其止点（肩胛内上角），在其止点做点、按、揉等复合性手法。（肩胛提肌痉挛、压痛时刮拭）。

刮痧时应有明显感应，即酸胀感，偶有放射感。一次未愈者隔两日进行下一次治疗。

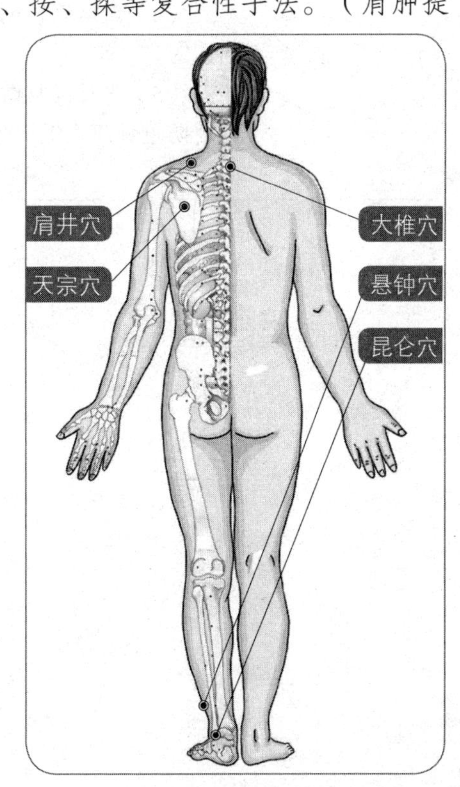

【对症拔罐】

拔罐部位

大椎、肩井、天宗、悬钟、昆仑、阿是穴等。

拔罐方法

（1）火罐法：用闪火法将罐吸附于大椎、肩井、悬钟、局部压痛点（阿是穴）；或用抽气

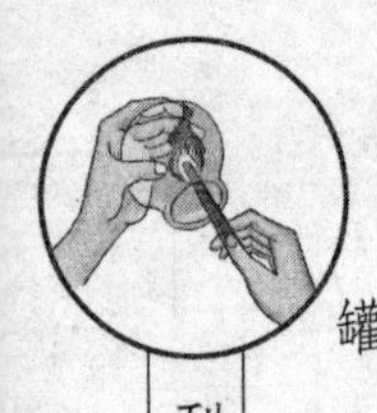

罐法吸附于上述穴位。

（2）针罐法：取大椎、肩井、天宗、昆仑、阿是穴，局部常规消毒后，用毫针针刺，起针后，局部再拔火罐。

（3）刺络拔罐法：取阿是穴，局部常规消毒后，用皮肤针叩刺至微渗血，立即用闪火法拔罐。

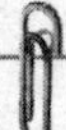

生活护理

（1）睡觉时枕头软硬适当，高低适宜，侧卧时枕高约与肩宽相同，从而维持颈部的内外平衡。

（2）寒冷季节或在空调房间睡觉时，颈项部不宜裸露于外，避免受凉。

（3）对于短期内多次落枕的患者，应积极预防颈椎病的发生。

（4）若疼痛较剧烈，可配合应用止痛剂以缓解痛苦。

（5）平时经常做颈部自我按摩，以疏通颈部的经络，防止颈部软组织劳损。

颈椎病

对症刮痧 → 对症拔罐 → 生活护理

颈椎病又称颈椎综合征，主要表现为颈肩痛，头枕部或上肢的放射性疼痛，或一侧面部发热、出汗，少数有眩晕、猝倒。症状严重者，双下肢痉挛，行走困难，以致四肢瘫痪等。本病多发生于中老年人，男性多于女性。颈椎间盘退变是本病的内因，各种急慢性颈部损伤是导致本病的外因。颈部突然超越正常活动范围的运动，使颈椎椎体间产生相对位置的改变；或由于长期从事低头伏案工作及肩负重物的工作，使颈椎处于不恰当的位置，造成椎间盘发生蜕变，关节囊和韧带松弛，椎骨间滑移活动增大，影响了脊柱的稳定性，久之产生骨赘增生，韧带钙化，直接和间接地刺激或压迫神经根、椎动脉、交感神经、脊髓，而使颈椎病发作，故可将本病分为神经根型、脊髓型、椎动脉型、交感神经型和混合型五种类型。

本病属中医“痹证”、“痿证”范畴，多因颈部外伤，或风寒外袭，或劳倦损伤导致颈部的经脉不通，气血凝滞，筋骨不利。其治疗主要是通过疏通经络，行气活血，消除瘀滞，缓解颈部肌肉的紧张痉挛，解除神经、血管的压迫症状，改善局部组织的营养代谢，从而缓解或消除颈椎病的临床症状。

【对症刮痧】

刮痧部位

分为两组：①风池、肩井、天柱、天宗、大杼、膈俞、肾俞、大椎；②曲池、列缺、合谷穴。并且随症配穴经脉闭阻配颈椎夹脊穴、昆仑；气滞血瘀配血海、三阴交与极泉；肝肾不足配颈椎夹脊穴、太溪、太冲、三阴交。

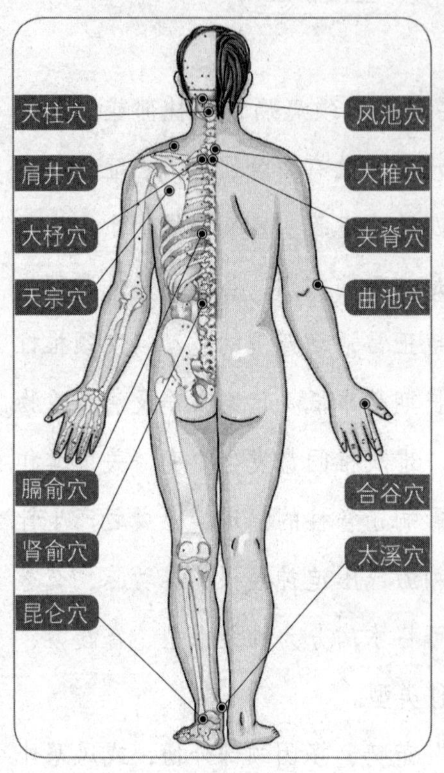

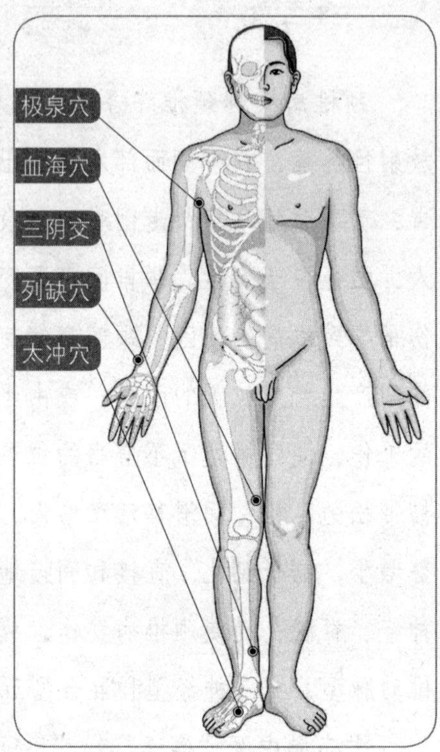

刮痧方法

在具体施刮的过程中，先刮①组穴，再刮②组穴，均至出现痧痕为止。每天1次。接下来随症加刮配穴。其中，极泉穴以针点刺不刮。手法力度中等，操作范围较广泛。

【对症拔罐】

拔罐部位

颈部夹脊穴、压痛点、大椎、肩井、天宗、曲池、手三里、外关。

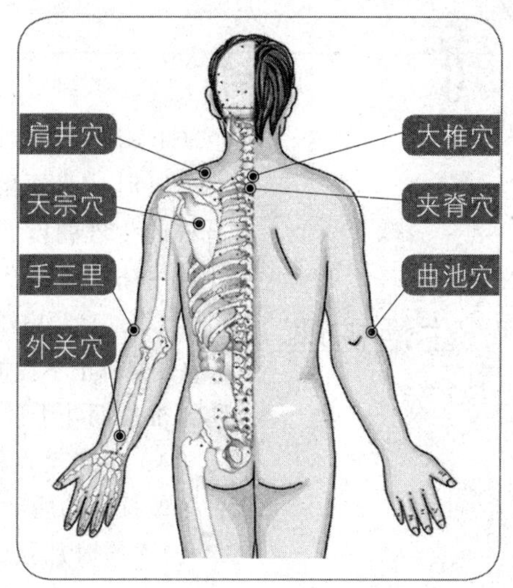

拔罐方法

（1）留罐法：坐位或俯卧位，若颈痛拔颈部夹脊穴、大椎、压痛点；若肩背痛加拔肩井、天宗；若上肢麻痛加拔曲池、手三里、外关，留罐10～15分钟。每日治疗1次，10次为1个疗程。

（2）针罐法：根据颈椎病类型及疼痛部位，先针刺上述穴位，然后选择大小适中的火罐，再在相应的麻木疼痛部位拔罐，留罐10～15分钟。

（3）走罐法：坐位或俯卧位，在颈部涂上适量的按摩乳或油膏，选择大小适宜的火罐，用闪火法将罐吸拔于颈部夹脊穴，然后沿颈部脊柱两旁，做上下来回走罐数次，直至局部皮肤潮红。

（4）刺络拔罐法：用梅花针叩刺大椎穴及压痛点，至皮肤点状出血，然后立即拔罐，使拔出少量血液，起罐后擦净皮肤上的血液，用碘伏棉球消毒即可。

（5）药罐法：先取防风、木瓜、秦艽、桃仁、红花、川椒、葛根、桂枝等各20克，用纱布包好，放入锅中煎煮半小时，滤出药液；再将竹罐放入药中煮10分钟，用镊子夹出竹罐，甩去药液，迅速用干毛巾捂住罐口，趁热将竹罐扣于大椎、颈部夹脊穴、压痛点，留罐15～20分钟。每日治疗1次，10次为1个疗程。

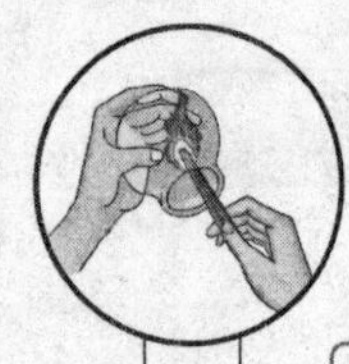

生活护理

（1）睡眠时枕头高低适中，一般仰卧时枕头要低，侧卧时枕头要稍高，以保持颈部轻度过伸位，恢复脊柱的生理曲度，防止因不正确的睡姿引起病情加重，可用药枕辅助治疗。

（2）注意颈肩部保暖，避免感受风寒，加重病情。

（3）矫正不良的看书姿势，桌椅的高度要适当，以防颈椎长期处于过屈位或过伸位而疲劳。

（4）中老年人和长期低头工作的人要做到劳逸结合，多做颈部的活动，并学会颈部的自我按摩。

（5）平时加强颈部肌肉的功能锻炼。

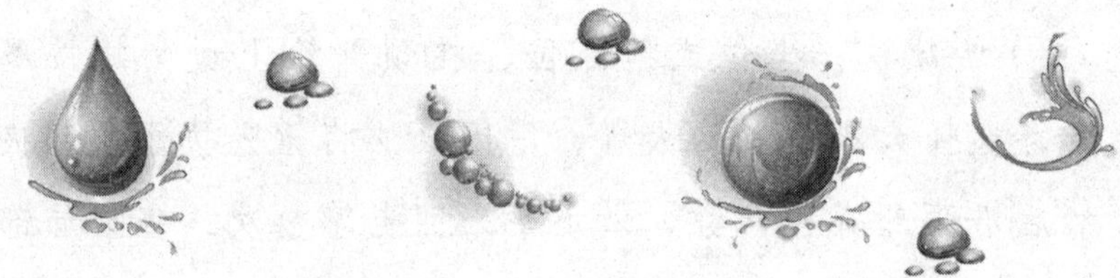

慢性腰肌劳损

对症刮痧 → 对症拔罐 → 生活护理

慢性腰肌劳损是指腰背部肌肉、筋膜、韧带等软组织的慢性损伤，导致局部无菌性炎症，从而引起腰背部一侧或两侧的弥漫性疼痛，是慢性腰腿痛中常见的疾病之一，多见于青壮年，有时外伤史不明显，常与职业和工作环境有关。

慢性腰肌劳损的常见原因为腰部肌肉疲劳过度，如长时间地弯腰工作，或由于习惯性不良姿势，或由于长时间处于某一固定体位，致使肌肉、筋膜及韧带持续牵拉，使肌肉内的压力增加，血供受阻，这样肌纤维在收缩时消耗的能源得不到补充，产生大量乳酸，加之代谢产物得不到及时清除，积聚过多，而引起炎症、粘连。如此反复日久，即可导致组织变性、增厚及挛缩，并刺激相应的神经而引起慢性腰痛。另外，腰部急性扭伤后，局部肌肉、韧带等组织受损，若失治或误治，损伤未能恢复，迁延成为慢性。反复多次腰肌轻微损伤亦可导致慢性腰肌劳损。腰椎先天畸形的解剖缺陷，如腰椎骶化、骶椎腰化、椎弓根裂等，以及后天性损伤等，如腰椎压缩性骨折、脱位和腰椎间盘突出、腰椎滑脱等，这些都可造成腰部肌肉、韧带的平衡失调，而引起慢性腰肌劳损。风寒湿邪侵袭，可妨碍局部气血运行，促使和加速腰背肌肉、筋膜和韧带的紧张痉挛而变性，从而引起腰痛。

中医学认为，本病多由劳逸不当，气血筋骨活动失调;或汗出受风，露卧贪凉，寒湿侵袭；或年老体弱，肝肾亏虚，骨髓不足等引起。

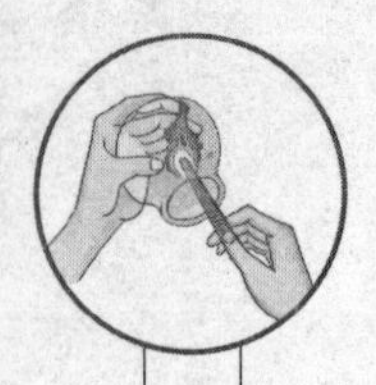

【对症刮痧】

刮痧部位

肾俞、大肠俞、八髎、秩边、委中、承山、足三里等穴。

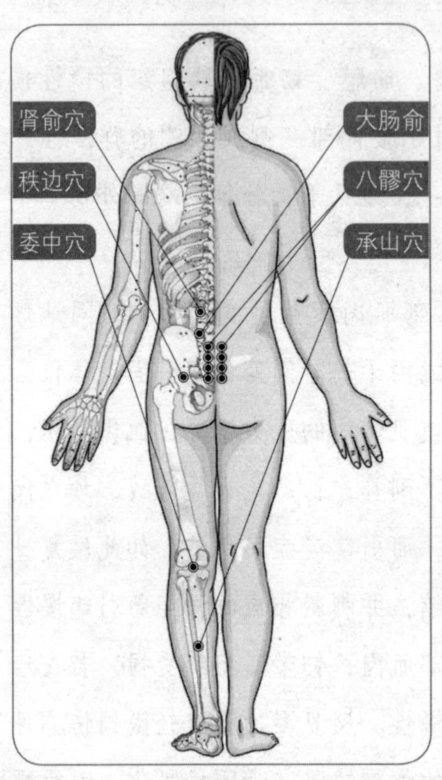

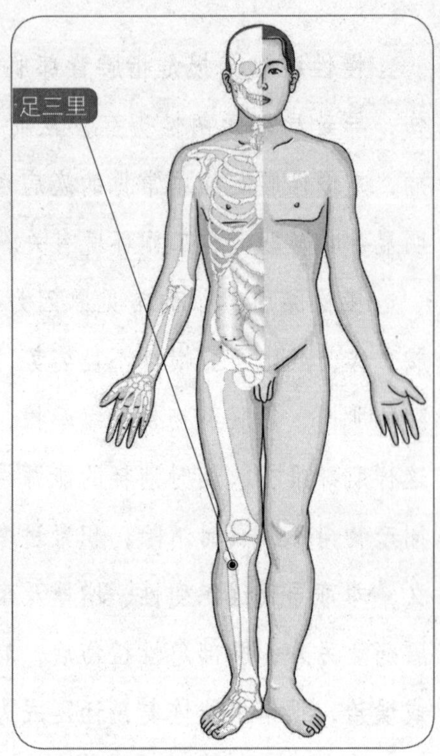

刮痧方法

用刮痧法。先刮腰骶部肾俞、大肠俞、八髎、秩边，再刮下肢部委中、承山、足三里。刮至出现痧痕为止，隔日1次。

【对症拔罐】

拔罐部位

肾俞、气海俞、腰阳关、关元俞、白环俞、次髎、居髎、阳陵泉、委中、承山、飞扬。

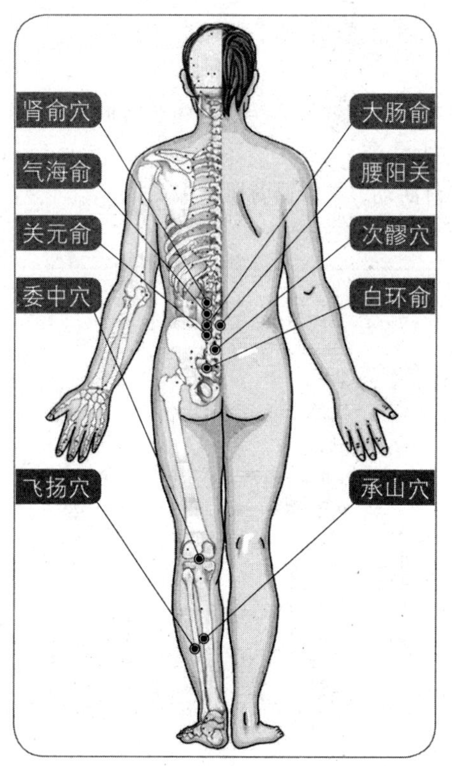

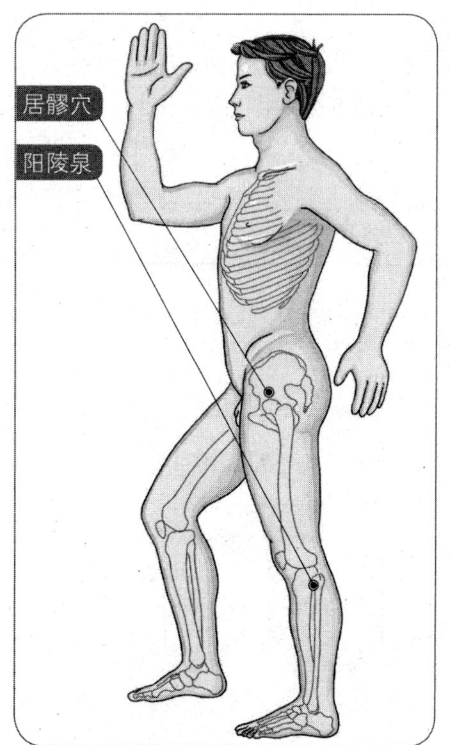

拔罐方法

（1）火罐法：用闪火法将罐吸附于肾俞、关元俞、腰阳关、次髎、委中、承山、腰部压痛点（阿是穴）；或用抽气罐法。

（2）针罐法：取肾俞、气海俞、居髎、次髎、白环俞、阳陵泉、飞扬，消毒后，用毫针针刺，起针后，用闪火法拔罐。

（3）刺络拔罐法：取肾俞、阿是穴、委中，消毒后用皮肤针重叩或三棱针点刺出血，后拔罐。

（4）药罐法：用麻黄、艾叶、木瓜、川椒、秦艽、透骨草各10克，煎煮取汁适量，涂抹于疼痛部位，然后拔罐。

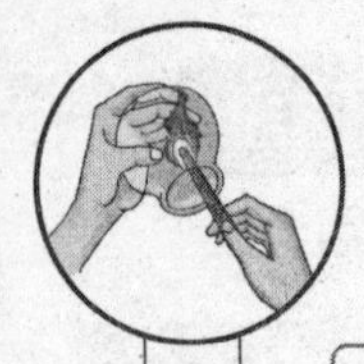

生活护理

（1）宜睡硬板床，注意腰部保暖，必要时用腰围护腰，减少房事。

（2）工作生活中要尽可能变换姿势，避免长时间保持一种姿势和腰部过度疲劳。

（3）适当参加体育活动，加强腰背肌肉锻炼。

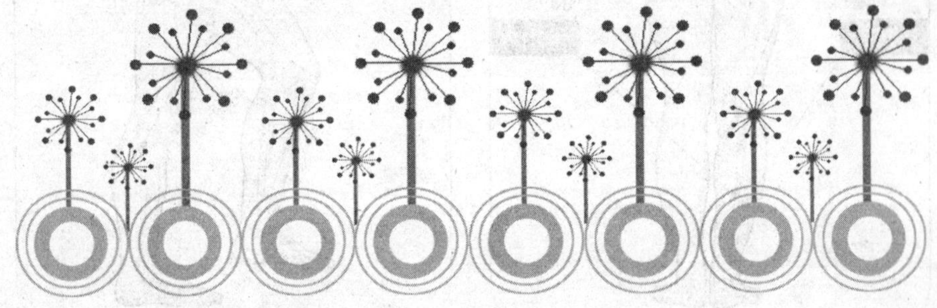

腰椎间盘突出症

对症刮痧 → 对症拔罐 → 生活护理

腰椎间盘突出症是指腰椎间盘受到挤压、牵拉、扭转等因素的作用，致使腰椎间盘的纤维环破裂，髓核突出，刺激或压迫相应的神经根，引起以单侧或双侧腰腿痛为表现的综合征。以第四～第五腰椎和第五腰椎～第一骶椎间盘突出发病率最高，好发于20～50岁的男性。本病好发于青壮年，男性多于女性。下腰部椎间盘为好发部位，其中以第四和第五腰椎之间的椎间盘为最多，第五腰椎和第一骶椎之间的椎间盘次之。

临床表现为腰部疼痛，严重者可影响翻身和坐立。一般休息后症状减轻，咳嗽、喷嚏或大便时用力，均可使疼痛加剧。下肢放射痛，凡第四～第五腰椎和第五腰椎～第一骶椎间盘突出者，一侧下肢坐骨神经区域放射痛。腰部活动障碍，以后伸障碍为明显。脊柱侧弯、侧凸的方向表明突出物的位置和神经根的关系。有主观麻木感，患肢温度下降等。

【对症刮痧】

刮痧部位

肾俞、大肠俞、关元俞、环跳、承扶、殷门、风市、委中、阳陵泉、承山等穴。

刮痧方法

用刮痧法。先刮腰部肾俞、大肠俞、关元俞，再刮下肢部环跳、承扶、殷门、风市、委中、阳陵泉、承山。至出现痧痕为止，隔日1次。

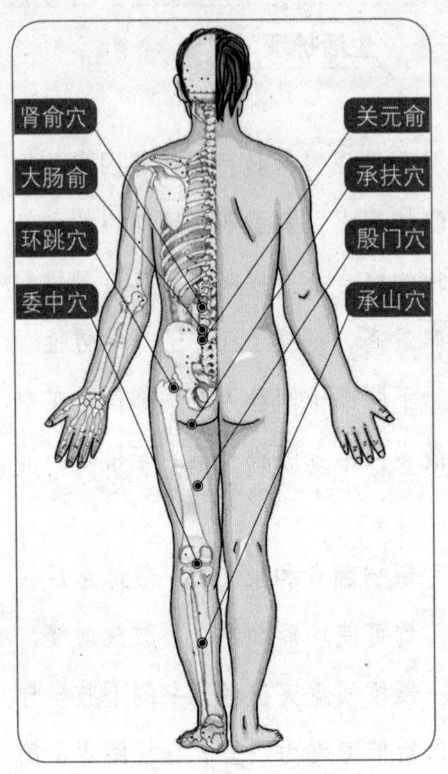

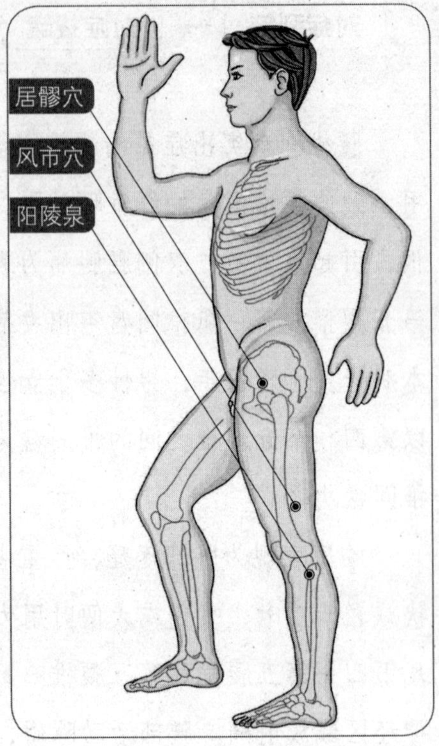

【对症拔罐】

拔罐部位

肾俞、大肠俞、八髎、环跳、居髎、承扶、压痛点、委中、承山等穴。

拔罐方法

（1）留罐法：患者俯卧位，选择大小适中的火罐或真空罐，吸拔于腰部压痛点、肾俞、大肠俞、八髎、环跳、居髎、承扶、委中、承山，留罐15~20分钟。每日治疗1次，10次为1个疗程。

（2）针罐法：患者俯卧位，先针刺患侧肾俞、大肠俞、八髎、环跳、居髎、承扶、腰部压痛点及委中、承山，然后选择大小适中的火罐，再在上述穴位拔罐，留罐10～15分钟。

（3）走罐法：患者俯卧位，在患侧腰部涂上适量的按摩乳或油膏，选择大小适宜的火罐，用闪火法将罐吸拔于腰部疼痛处，然后沿患侧腰部压痛点上下，做来回推拉走罐数次，直至局部皮肤潮红。

（4）刺络拔罐法：患者俯卧位，用梅花针叩刺腰部压痛点，到皮肤点状出血，然后立即拔罐，使拔出少量瘀血，起罐后擦净皮肤上的血液，用碘伏棉球消毒即可。

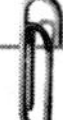

生活护理

（1）预防腰突症，应加强锻炼，增强体质，尤其应注重腰背肌的锻炼，以改善肌肉的血液循环，促进新陈代谢，增强肌肉的强度和应激性，提高脊柱尤其是腰椎的稳定性、耐久性、灵活性。

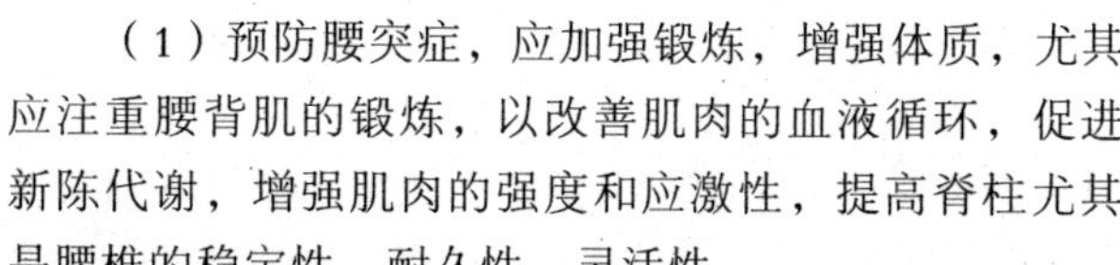

（2）养成良好的生活和工作姿势，注重平时的站姿、坐姿、劳动工作姿势及睡姿的合理性。

（3）遵循人体生物力学原理，合理变换体位，防止单一体位的超负荷，劳逸结合。长期站立或久坐的人

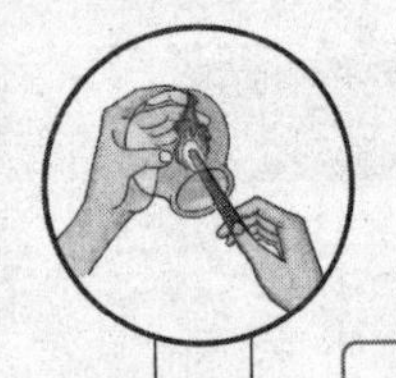

们，应忙里偷闲，适当变换一下体位，哪怕几分钟也十分有益。

（4）拔罐疗法对本病改善症状有一定疗效，有条件者应结合推拿复位、针灸、理疗等进行综合治疗。

（5）急性期应卧硬板床休息，用腰围固定腰部。

（6）腰突症有一定的复发率，一旦出现复发先兆或迹象时，就可以及时采用简单而行之有效的自我治疗方法，控制病情。

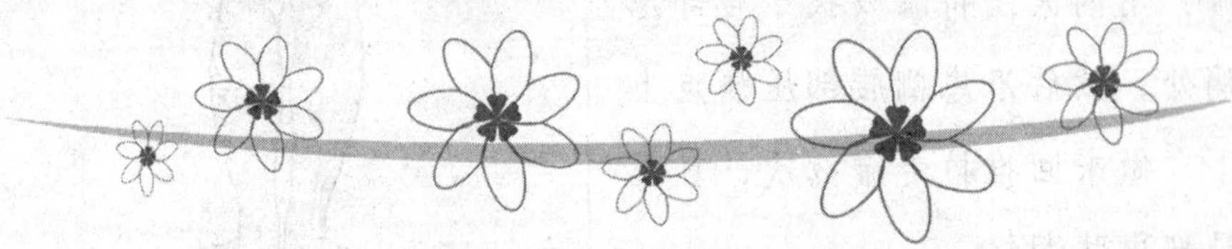

风湿性关节炎

对症刮痧 → 对症拔罐 → 生活护理

风湿性关节炎是一种与链球菌感染有关的变态反应性疾病，是风湿热的主要表现之一。好发于青壮年，以女性多见。

其主要症状表现为：呈多发性、对称性、游走性关节炎，主要累及四肢大关节，尤其是膝、踝、肘、腕关节。关节局部红肿热痛，反复发作，炎症消退后关节功能完全恢复不留畸形。

【对症刮痧】

刮痧部位

酸痛处。

刮痧方法

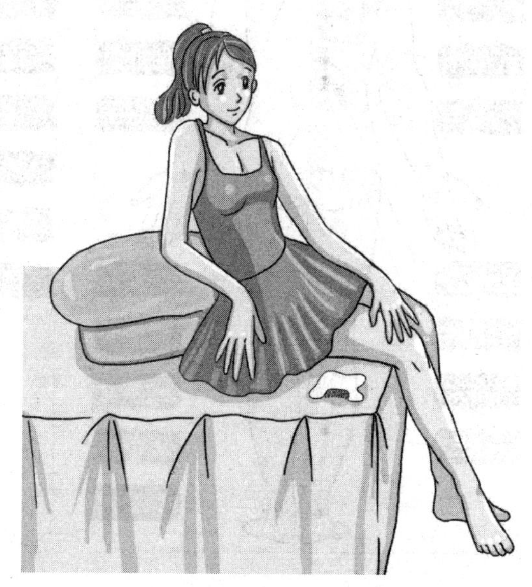

充分暴露酸痛部位，在皮肤上均匀涂上扶他林软膏。用手掌握着刮痧板，开始用厚的一面，手法宜轻、慢，待适应后，改用薄的一面，手法可渐加重、加快，使刮痧部位产生热感。刮拭方法宜单向、循经，遇痛点、穴位时多刮，以出痧为度。

注意事项：刮痧（出痧）时，应避寒冷，尤其在冬季应注意保暖；夏季刮痧时，应回避风扇直接吹向刮痧部位；刮痧出痧后30分钟

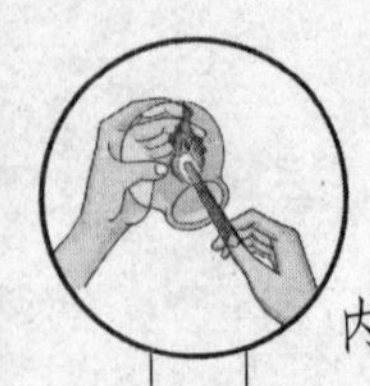

内忌洗凉水澡。

【对症拔罐】

拔罐部位

大椎、肩外俞、身柱、肩贞、天宗、膈俞、肝俞、脾俞、三焦俞、肾俞、志室、关元、曲泽、天井、曲池、手三里、外关、阳溪、阳池、委中、承山、昆仑、血海、梁丘、外膝眼、内膝眼、阳陵泉、三阴交。

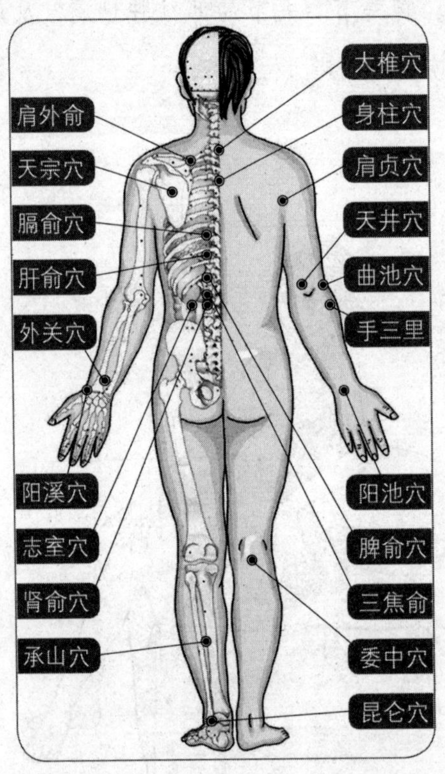

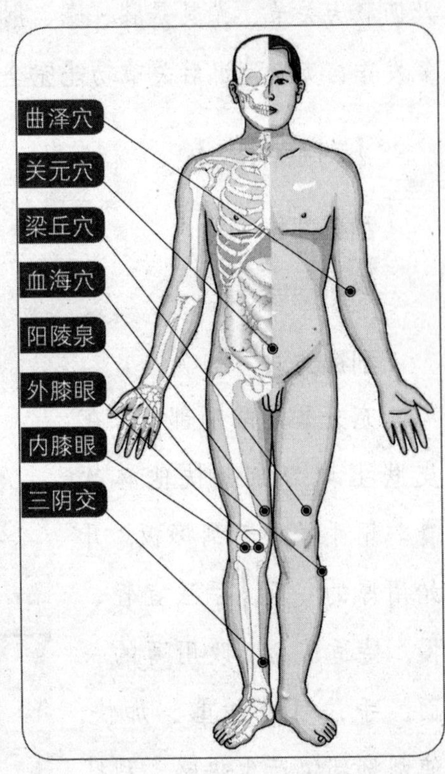

拔罐方法

（1）火罐法：腰上部位及上肢关节炎取大椎、身柱、膈俞以及病变局部穴位（肩关节选肩外俞、肩贞、天宗；肘关节选曲泽、曲池、天井、手三里；腕关节选阳池、外关、阳溪）；腰下部位及下肢关节炎取脾俞、三焦俞、志室、肾俞以及病变局部穴位（膝关节选血海、膝眼、梁丘、阳陵泉、委中；踝及跖关节选三阴交、承山、昆仑），用闪火法拔罐或用抽气罐法。

（2）针罐法：取大椎、肝俞、肾俞、关元、膝眼、阳陵泉、昆仑、局部压痛点（阿是穴），消毒后，用毫针针刺，再用闪火法拔罐。

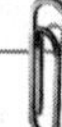

生活护理

（1）居住的房屋应向阳、通风、干燥，保持室内空气新鲜，床铺要平整，被褥轻暖干燥，常常洗晒。不要在风口处睡卧。

（2）洗脸水要用温水，晚上临睡前用热水洗脚，热水应能浸至踝关节以上，时间在15分钟左右，以促使下肢血液流畅。

（3）汗出较多者，要用干毛巾擦干，衣服被褥被汗湿后应及时更换、洗晒，避免受凉受湿；夜间出现盗汗者，可用五倍子粉加水调匀，在睡前敷于肚脐；大便秘结者，应多吃蔬菜、水果，保持大便通畅。

（4）风湿性关节炎患者应进食高蛋白、高热量、易消化的食物，少吃生冷、油腻、辛辣刺激的食品。

（5）注意气候变化，天气剧变寒冷时，及时添加衣服。注意保暖，预防感冒。

（6）保持良好的精神状态，正确对待疾病，不可焦虑急躁，情绪低落。要善于克制，努力学习，积极工作，愉快生活，保持心胸宽广。

（7）坚持锻炼身体，增强体质，提高自己的抗病能力。

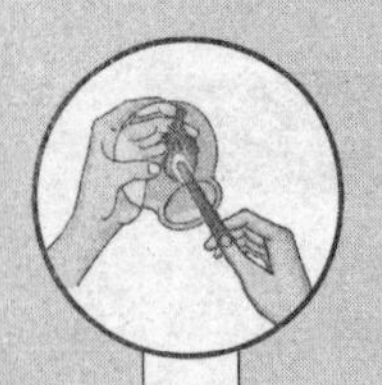

痔疮

对症刮痧 → 对症拔罐 → 生活护理

痔疮是在肛门或肛门附近因为压力而伸出隆起的正常血管，主要是静脉丛发生扩大、曲张所形成的柔软静脉团，类似腿部的静脉曲张，但痔疮常常会发生出血、栓塞或团块脱出。由于痔的发生部位不同，可分内痔、外痔和混合痔。内痔生于肛门齿线以上，外痔位于齿线以下，混合痔是指痔上静脉丛与痔下静脉丛吻合相通，在同一部位内外痔同时存在。

痔疮多发于成年人，常因有症状而影响劳动。得痔疮的原因很多，如习惯性便秘、年老久病、体弱消瘦、长期站立或久坐、运动不足、劳累过度、过食辛辣、冬季缺乏蔬菜、肠道慢性炎症等。其中不良饮食习惯是引发持续便秘及造成痔患的主因，也可能因为用力排便而使腹压增加造成团块。其他相关因素包括：怀孕、遗传、长期便秘或是腹泻。

中医学认为，痔疮的发生主要是由于静脉壁的薄弱，失去了正常弹性，加上饮食不节，燥热内生，下迫大肠，以及久坐、负重、远行等，致血行不畅，而血液瘀积，热与血相搏，则气血纵横，盘脉交错，结滞不散而形成痔疮。

【对症刮痧】

刮痧部位

取百会、肾俞、白环俞、次髎、关元、孔最、足三里、承山等穴。

刮痧方法

在需刮痧部位涂抹适量刮痧油。先点揉百会，再刮拭腰部的肾俞、白环俞等穴，关元穴可以在用手轻揉之后轻刮，上下肢相关穴位用刮痧板较厚侧适当重刮。力度以皮肤发红、皮下紫色痧斑痧痕形成为止。

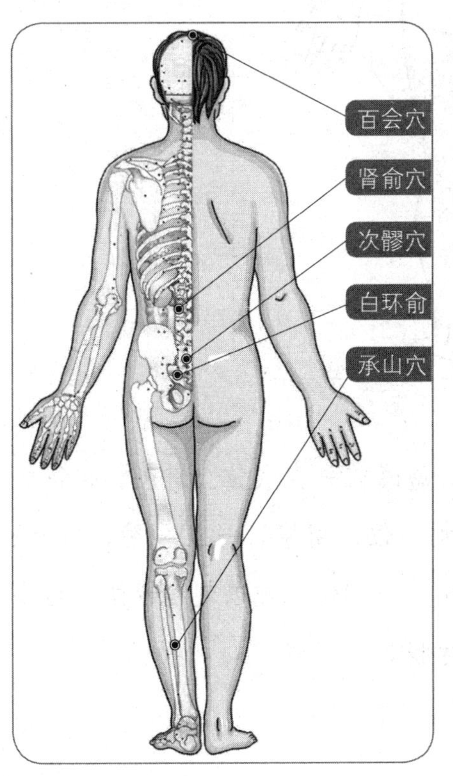

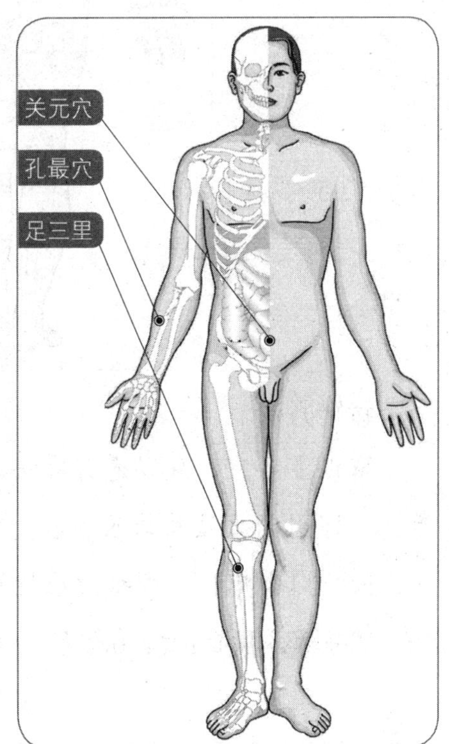

【对症拔罐】

拔罐部位

取会阳、白环俞、大肠俞、次髎、承山穴以及腰骶部皮肤特异点（特征为微红色或粉白色，稍隆起如针帽大小）。

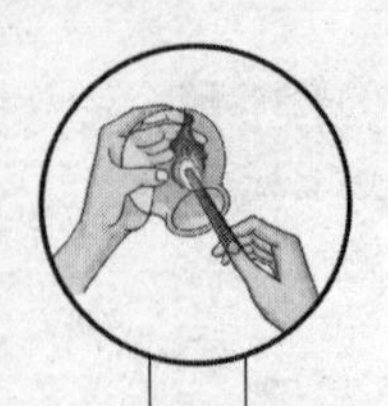

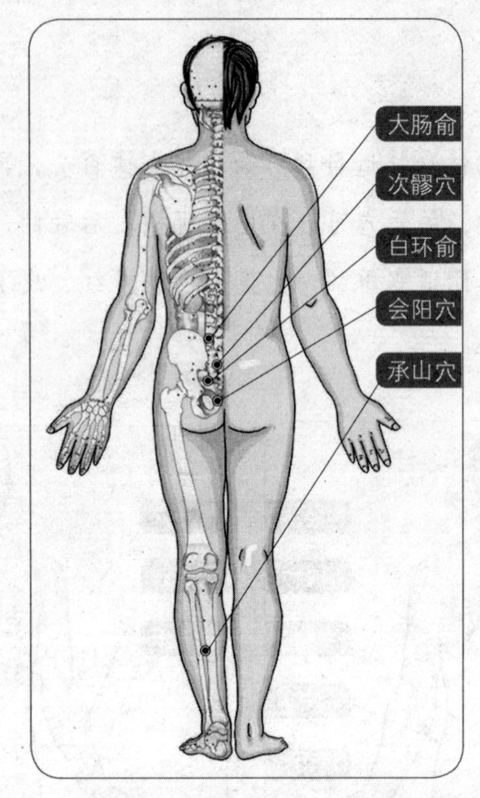

拔罐方法

取以上各穴，施以毫针罐法，施罐前先在穴位上针刺，待得气后，立即用闪火法将罐吸拔在针刺部位，留罐10～20分钟，每日1次，6次为1个疗程。或每次选特异点2～3处，施以刺络罐法，留罐10～15分钟，隔日1次，6次为1个疗程。

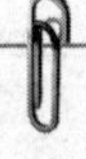

生活护理

（1）多摄取水分及纤维。便秘是造成痔疮的最大诱因，因此，为防治便秘，须多喝水及多吃富含纤维的食物。如苹果、甜菜、巴西核果、绿花椰菜、甘蓝科蔬菜、胡萝卜、绿豆、燕麦麸、皇帝豆、梨子、豌豆、洋车前子及全麦等谷类，都是好的选择。

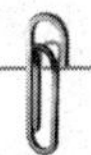

（2）勿蹲马桶太久。每次坐在马桶上的时间最好不要超过5分钟,尤其不要一边上厕所一边看书,这是极不卫生的习惯。

（3）勿长时间端坐不动。不要连续几个小时坐在椅子上不动，即使必须如此，也应每小时至少起身活动5分钟。

（4）勿提重物。提重物或费力的运动，就好像排便时用力过猛一样，如果你容易发生痔疮，应避免过度地出力。

（5）勿抓挠患部。痔疮患部可能会发痒，但勿用抓痒来缓解不适，那样会损害直肠脆弱的静脉管壁，使情况更糟糕。

（6）坐温水浴。将你的臀部泡在温水中，也许是一种治疗的最佳方式。温水促进患部的血液循环，有助于收缩此处肿大的静脉，并且能止痛。

（7）控制体重。体重过重的人较易出现痔疮，因为他们的下肢承受较大的压力，因此，他们也较容易发生静脉曲张。

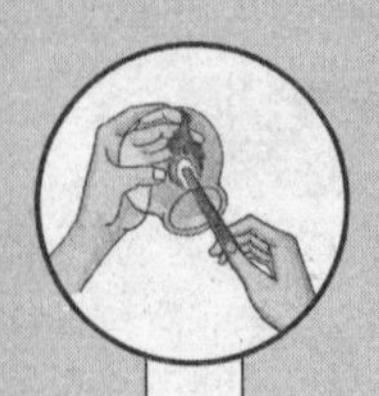

脱肛

对症刮痧 → 对症拔罐 → 生活护理

脱肛又名直肠脱垂，是指肛管、直肠向下脱出于肛门之外。多见于老年人和1～3岁的儿童。现代医学认为本病与解剖缺陷有关，多见于小儿身体发育未完全时出现脱肛或因先天性发育不全、年老久病、营养不良致盆底组织松弛无力出现脱肛；也可因习惯性便秘、长期腹泻、多次分娩、重体力劳动使腹内压增高而致脱肛。主要临床表现为排便或其他原因使腹内压增高时而发生脱肛，可自行缩回或需用手托回。

本病可归属于祖国医学的“脱肛”范畴。其病因、病机为素体虚弱，中气不足或劳力耗气，产育过多，大病、久病而使气虚失摄所致。

【对症刮痧】

刮痧部位

百会、白环俞、命门、次髎、秩边、气海、关元、合谷、三阴交、足三里、承山、昆仑等穴。

刮痧方法

在需刮痧部位涂抹适量刮痧油。先点揉头部百会穴，再刮拭腰部的肾俞、白环俞等穴，腹部的气海、关元穴可以在用手轻揉之后轻刮，上下肢相关穴位用刮痧板较厚侧适当重刮。力度以皮肤发红、皮下紫色痧斑痧痕形成为止。

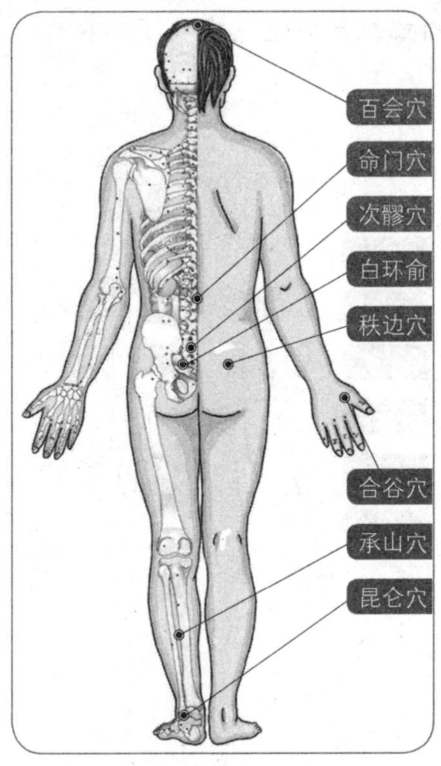

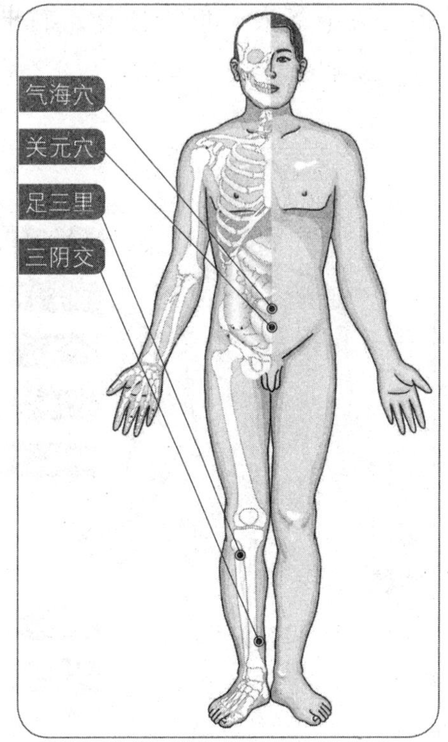

【对症拔罐】

拔罐部位

百会、脾俞、大肠俞、次髎、白环俞、长强、中脘、神阙、气海、关元、足三里、承山、三阴交等穴。

拔罐方法

（1）火罐法：取脾俞、大肠俞、次髎、长强、中脘、气海、关元、足三里、三阴交，先用艾条灸每穴3分钟左右，再拔罐。

（2）针罐法：取脾俞、大肠俞、白环俞、长强、气海、关元、足三里、承山，消毒后，毫针针刺，起针后拔罐。

（3）刺络拔罐法：取腰骶部阳性点以及大肠俞、长强、气

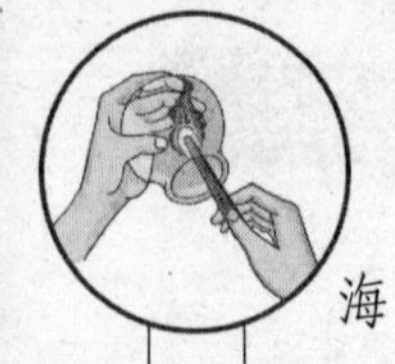

海、百会等穴，用三棱针点刺出血或挑断阳性点皮肤下的白色纤维，然后拔罐。

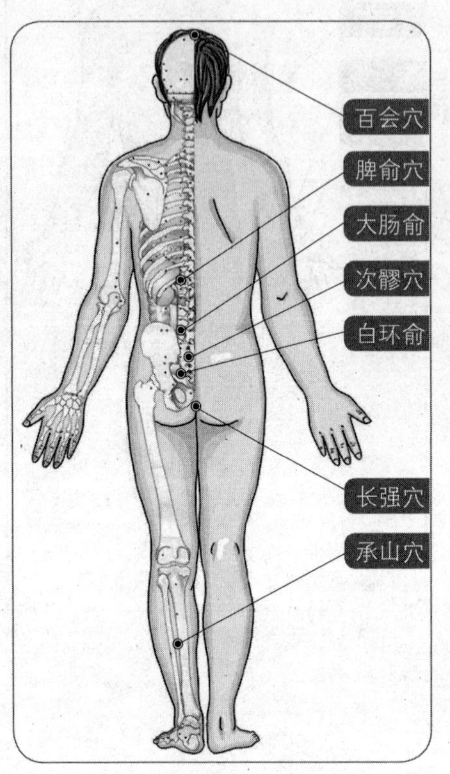

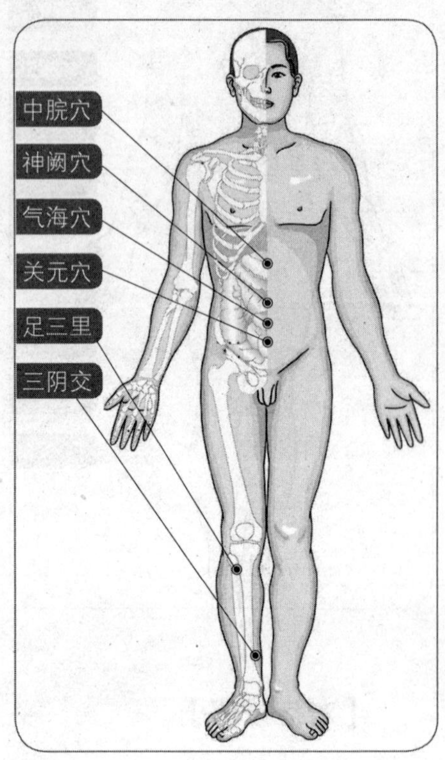

（4）药罐法：取神阙穴，用闪火法拔罐，然后将升麻、蓖麻子等份研末，用醋调和做成药饼敷于神阙穴，于次日治疗前3小时取下。

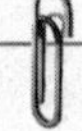

生活护理

（1）要及时治疗肠炎、腹泻，特别是小儿尤要注意。

（2）有习惯性便秘或排便困难的人，平时要多吃含纤维素多的蔬菜、水果，应治愈便秘。排便时不要用猛力，或久蹲厕所看书看报。

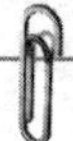

（3）要及时治疗可使腹压增加的疾病如百日咳、肺气肿等。

（4）妇女分娩后要充分休息，产后如有会阴撕裂要及时缝合，以保持肛门括约肌的正常功能。如有子宫脱垂及内脏下垂要及时治疗。

（5）每日做2次提肛运动，每次紧缩、放松肛门30回，有增强肛门括约肌功能的作用，对预防直肠脱垂有积极作用。

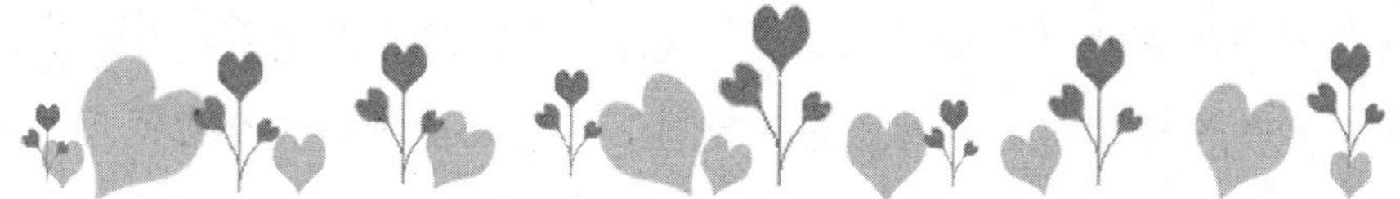

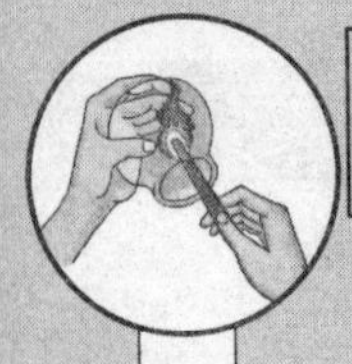

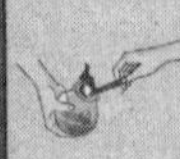

月经不调

对症刮痧 → 对症拔罐 → 生活护理

月经不调是妇科最常见的疾病之一，月经的周期、量、色、质的任何一方面发生改变，均称为月经不调。常见的有经期提前、经期延迟、经期延长、月经先后不定期等。经期提前是指月经周期缩短，短于21天者；经期延迟是指月经周期后延，超过35天以上者；经期延长是指月经周期正常，经期超过7天以上，甚至两周方净者；月经先后不定期是指经期忽前忽后，来无定时。卵巢功能失调、全身性疾病或其他内分泌腺体疾病影响卵巢功能者，都可能诱发此病。

月经不调的症状有以下几点：

（1）经期提前　月经提前指月经周期缩短，短于21天，而且连续出现两个周期以上，属于排卵型功血基础体温双相，增生期短，仅7～8天；或黄体期短于10天，或体温上升不足0.5℃。

（2）经期延迟　月经错后7天以上，甚至40～50天一行，并连续出现两个月经周期以上。有排卵者，基础体温呈双相，但增生期长，高温相偏低；无排卵者，基础体温呈单相。

（3）经期延长　月经周期正常，经期延长，经期超过7天以上，甚至两周方净。有炎症者平时小腹疼痛，经期加重，平时白带量多，色黄或黄白、质稠、有味。黄体萎缩不全者同时伴有月经量多；子宫内膜修复延长者在正常月经期后，仍有少量持续性阴道出血。

（4）月经先后不定期　月经提前或延迟，周期或短于21天，或长于35天。

【对症刮痧】

刮痧部位

足部脑垂体、生殖器、甲状腺反射区；足部下腹部、子宫、腰椎反射区；太溪、照海、三阴交、太冲穴；脾俞至肾俞,命门至腰阳关、关元、归来穴等。

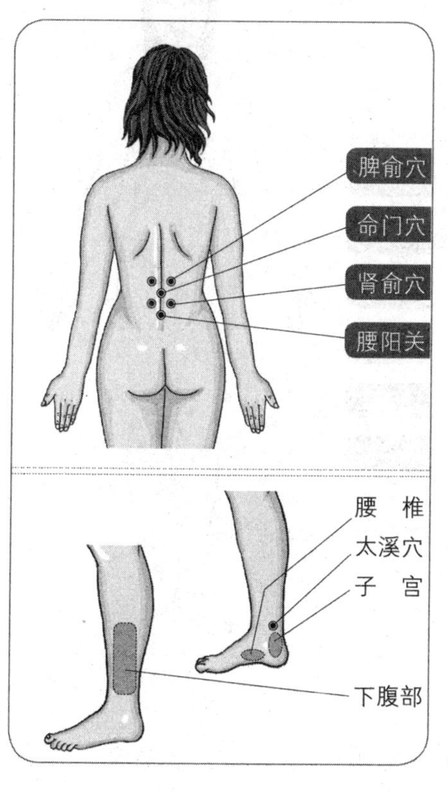

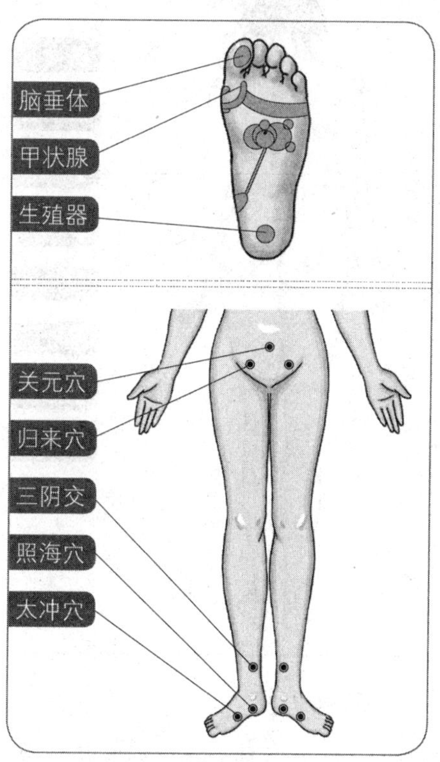

刮痧方法

先重点刮拭脑垂体、生殖器、甲状腺反射区各2分钟，每日1次，刮拭下腹部、子宫、腰椎反射区、太溪、照海、三阴交、太冲穴各2分钟，每日1次。刮拭脾俞至肾俞，命门至腰阳关、关元、归来穴各2分钟，每日1次。或用健身锤叩击脚跟、脚心各300下，每日早晚2次也有一定的效果。

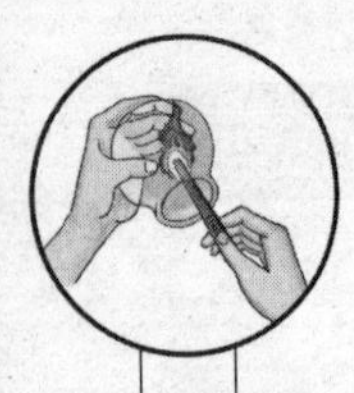

【对症拔罐】

拔罐部位

肝俞、脾俞、命门、肾俞、气海俞、关元俞、次髎、腰俞、气海、关元、归来、血海、足三里、三阴交。

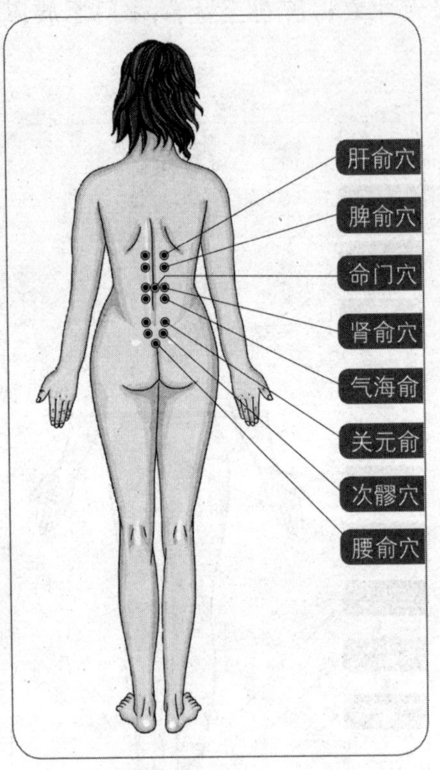

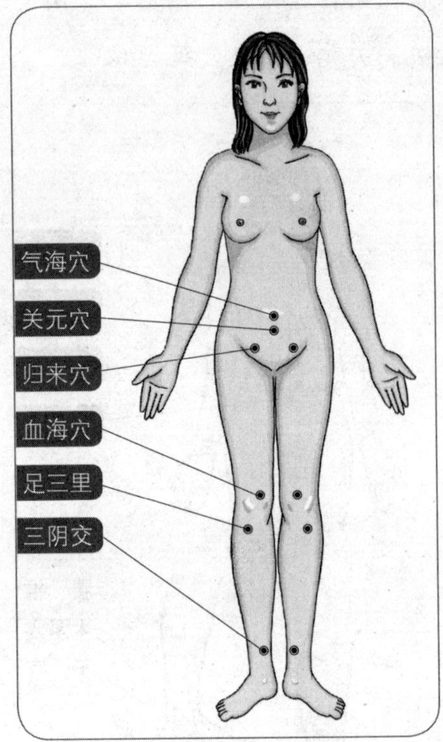

拔罐方法

（1）火罐法：取脾俞、肾俞、关元、足三里、三阴交，用闪火法拔罐或用闪罐法。

（2）针罐法：取肝俞、脾俞、肾俞、气海、关元、三阴交，消毒后，毫针针刺，并在针刺部位拔罐。

（3）刺络拔罐法：取命门、腰俞、气海俞、关元俞、关元、血海，消毒后用三棱针点刺穴位3~5下，然后拔罐。

（4）走罐法：沿督脉的命门至腰俞、足太阳膀胱经的肾俞到次髎来回走罐，直至皮肤出现红色瘀血为止，然后再针刺关元、归来、足三里、三阴交并拔罐于针上。

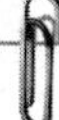

生活护理

（1）防止受寒。一定要注意经期勿冒雨涉水，无论何时都要避免使小腹受寒。

（2）调整自己的心态。如果你的月经不调是由于受挫折、压力大而造成的，那么你必须调整好自己的心态。

（3）尽量使你的生活有规律。熬夜、过度劳累、生活不规律都会导致月经不调。让你的生活有规律，你的月经可能就会恢复正常。

（4）必要时去看医生。如果持续出血24小时后没有减少，而且出血量大，或者月经少到没有，应马上去看医生。

（5）适当补血。月经不调有时会失血过多，要吃一些能够补血的食物，如牛肉、菠菜、桂圆等，气血虚者平时必须增加营养，如牛奶、鸡蛋、豆浆、猪肝、菠菜、猪肉、鸡肉、羊肉等，忌食生冷瓜果，多饮开水，保持大便通畅。

（6）戒烟。成年女性吸烟过多可造成月经稀少或闭经，严重的可影响受孕。长期吸烟还会使绝经期提前到来，并使绝经后的骨质疏松症状更加严重。

（7）忌食辛辣食物。忌食辣椒、芥末等辛辣刺激性食物，它们刺激人体内分泌系统，瘀滞心火，容易导致病发。多食用一些清淡的食物，可以有利于体内经脉通畅，协调内分泌系统，有效地预防月经不调。血热者经期前宜多食新鲜水果和蔬菜，忌食葱、蒜、韭、姜等刺激运火之物。

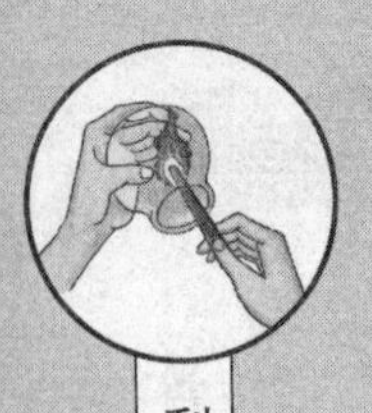

痛经

对症刮痧 → 对症拔罐 → 生活护理

凡在经期前后或在行经期间发生腹痛或其他不适，以致影响生活和工作者称为痛经。痛经又分为原发性痛经和继发性痛经。原发性痛经指生殖器官无明显器质性病变的月经疼痛，又称功能性痛经，常发生在月经初潮或初潮后不久，多见于未婚或未孕妇女，往往经生育后痛经缓解或消失；继发性痛经指生殖器官有器质性病变如子宫内膜异位症、盆腔炎和子宫黏膜下肌瘤等引起的月经疼痛。

痛经大多发生在月经前1～2日或月经来潮时，常为下腹部阵发性绞痛，有时也可放射至阴道、肛门及腰部，可同时伴有恶心、呕吐、尿频、便秘或腹泻等症状。腹痛可持续较长时间，偶可长达1～2日，经血排出通畅时疼痛消失。疼痛剧烈时可发生面色苍白、手足冰凉、出冷汗，甚至昏厥。膜样痛经的患者，一般在月经的第3～4日时疼痛最剧烈，膜状物排出后疼痛消失。

【对症刮痧】

刮痧部位

取中极、次髎、地机、血海、膈俞、期门、太冲、命门、肾俞、脾俞、关元、足三里、三阴交等穴。

刮痧方法

（1）实证　血瘀患者先刮背部膈俞至次髎，然后刮腹部中极，再刮下肢血海至地机。气滞先刮背部次髎，然后刮胁部期门，再刮腹部中极，最后刮下肢地机、太冲。

（2）虚证　先刮背部肾俞、命门，再刮腹部关元，然后刮下肢内侧三阴交，最后刮下肢外侧足三里。

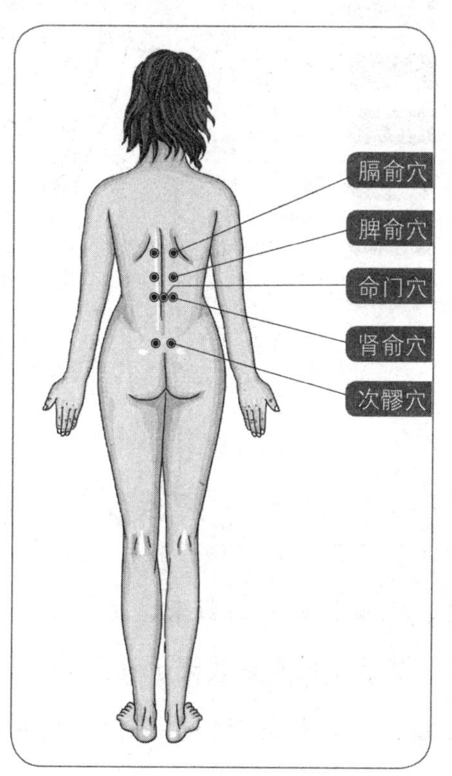

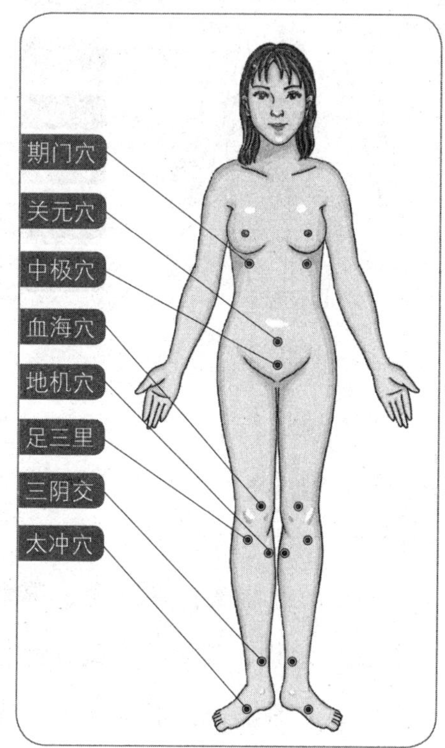

【对症拔罐】

拔罐部位

肝俞、脾俞、三焦俞、肾俞、命门、关元俞、次髎、腰俞、气海、关元、归来、子宫、中极、足三里、地机、三阴交等穴。

拔罐方法

（1）火罐法：用闪火法将罐吸附于肾俞、三焦俞、气海、关元、中极、归来、足三里、三阴交。

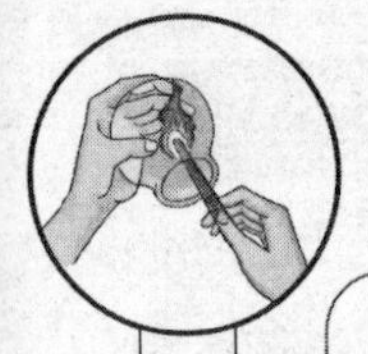

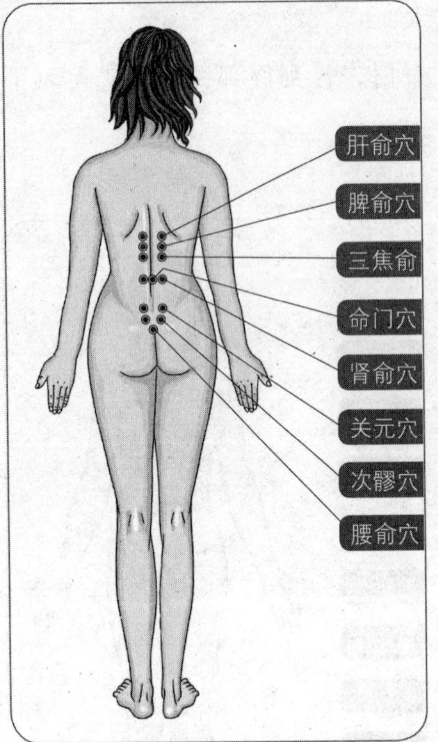

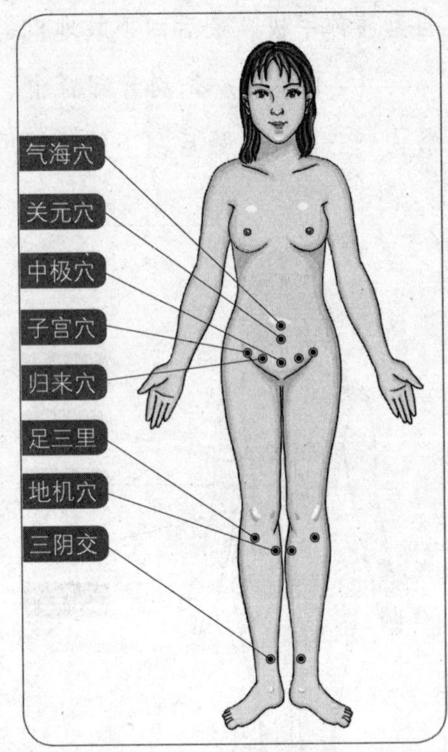

（2）针罐法：取肝俞、脾俞、肾俞、关元、归来、足三里、三阴交、地机，消毒后，毫针针刺，然后用闪火法拔罐于针上。

（3）走罐法：取适当大小火罐，沿督脉的命门至腰俞、足太阳膀胱经的肾俞至次髎来回走罐，直至皮肤出现红色瘀血为止。

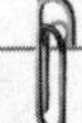

生活护理

（1）注意经期卫生，勤换卫生巾和内裤，以免细菌滋生。

（2）月经期绝对禁止房事，以免加重痛经和细菌侵入阴道而引起感染。

（3）月经期衣着要温暖，忌涉水、游泳。

（4）避免精神紧张、恐惧、忧虑和烦恼。

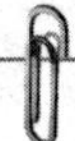

（5）适当进行体育锻炼和体力劳动，以增强体质、改善血液循环，但经期不宜做剧烈运动而应注意休息。

（6）痛经者应注意哪些饮食宜忌？①饮食宜清淡：痛经患者在月经来潮前3～5天内饮食宜以清淡易消化为主。应进食易于消化吸收的食物，不宜吃得过饱，应避免不易消化和刺激性食物，如辣椒、生葱、生蒜、胡椒、烈性酒等。②忌生冷油腻：月经来潮，应避免进食生冷食品，因生冷食品能刺激子宫、输卵管收缩。从而诱发或加重痛经。③宜吃酸味食品：经期可适当吃些酸味食品，如酸菜、食醋等，酸味食品有缓解疼痛的作用。④多吃通便食物：痛经者无论在经前或经后，都应保持大便通畅。尽可能多吃些蜂蜜、香蕉、芹菜、白薯等。因便秘可诱发痛经和增加疼痛感。

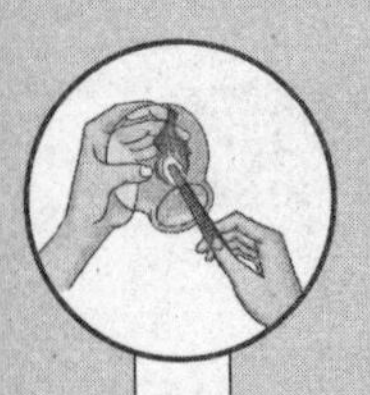

闭经

对症刮痧 → 对症拔罐 → 生活护理

闭经即不来月经，是女性常见的一种症状。女性超过18岁仍不来月经叫原发性闭经；已经建立了正常月经周期后，连续3个月以上不来月经叫继发性闭经。青春期前、妊娠后、哺乳期及绝经期后的闭经是正常的，不属于病态。子宫发育异常，如先天性无子宫、刮宫过深、子宫内膜结核，以及先天性无卵巢、放疗破坏了卵巢组织，或患有严重贫血、慢性肾炎、糖尿病、甲状腺及肾上腺功能亢进或减退；环境改变、惊吓、恐惧、过度紧张、劳累等原因均可引起闭经的发生。

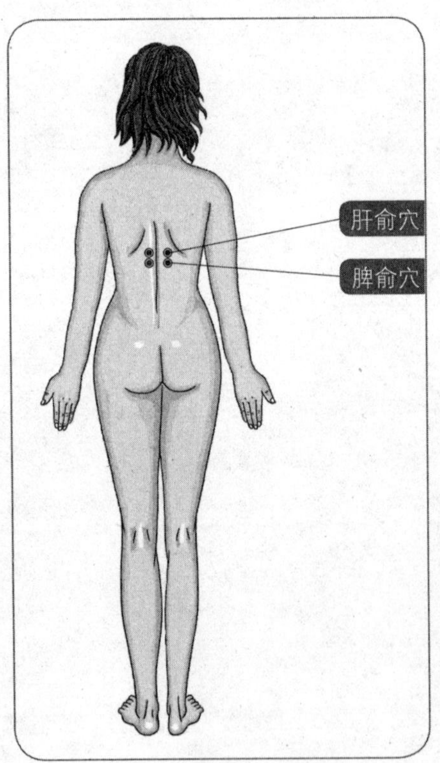

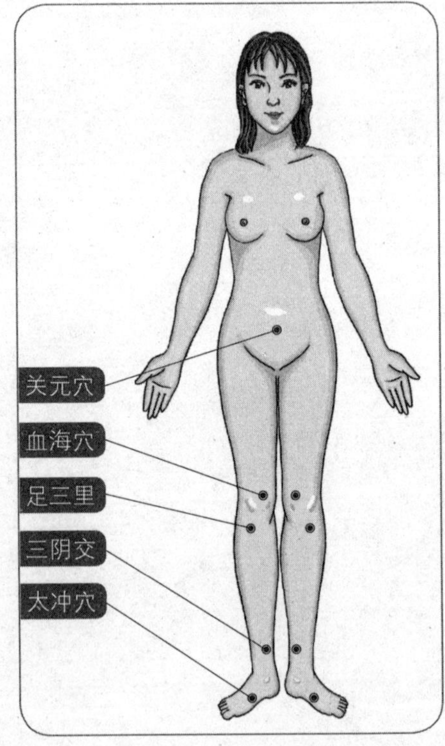

【对症刮痧】

刮痧部位

取肝俞、脾俞、关元、血海、三阴交、足三里、太冲等穴。

刮痧方法

刮关元、血海、三阴交各5次。血枯加刮脾俞、足三里，血滞加刮肝俞、太冲经穴部位。重刮肝俞、太冲经穴部位3分钟左右；轻刮其他经穴部位3～5分钟。

【对症拔罐】

拔罐部位

分三组穴位：①大椎、肝俞、脾俞；②身柱、肾俞、气海、三

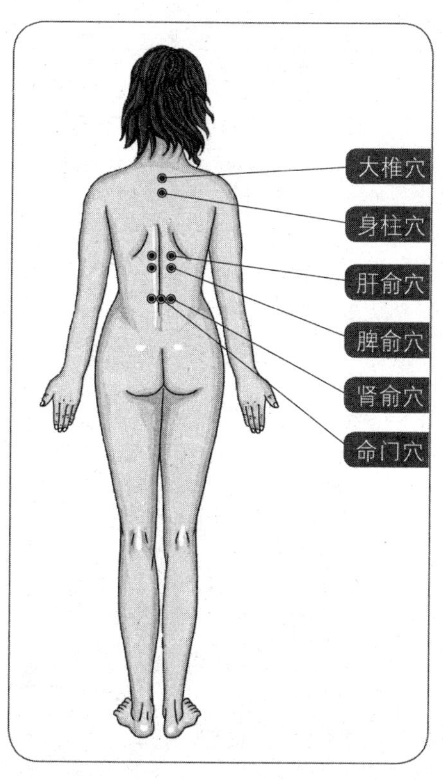

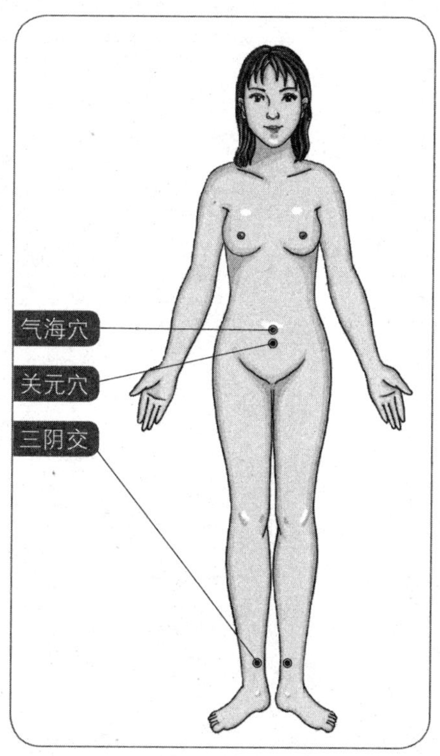

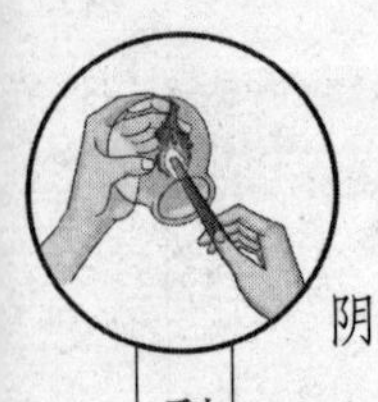

阴交穴；③命门、关元。

拔罐方法

取上各组穴，均施以单纯罐法或刺络罐法，首先用三棱针在穴位上点刺，然后用闪火法将罐吸拔在穴位上，留罐15分钟，每次1组穴，每日1次。

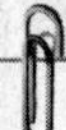

生活护理

（1）加强锻炼，增强体质，提高健康水平。

（2）保持心情舒畅，避免过度紧张，减少精神刺激。

（3）调节饮食，注意蛋白质等的摄入，避免过度节食或减肥，造成营养不良引发本病。

（4）注意经期及产褥期卫生。

带下病

对症刮痧 → 对症拔罐 → 生活护理

白带是指妇女阴道分泌的一种白色液体，有生理性白带和病理性白带之分。月经前期或妊娠期，因生殖器官充血所致的分泌物增加者，属于生理性白带；如果量多，持续不断，或颜色、性质、气味等见异常变化，并伴有面色萎黄、精神疲倦、乏力、腰酸腹冷、小腹坠胀、阴部瘙痒、小便短黄等症状，属于病理性白带，即为带下病。

【对症刮痧】

刮痧部位

根据辨证不同，可以用4组穴位：①带脉、次髎、中极、脾俞、三阴交、气海；②带脉、中极、次髎、肾俞、太溪、三阴交；③带脉、中极、次髎、关元、命门、肾俞、足三里；④带脉、次髎、中极、阴陵泉。

刮痧方法

（1）脾虚湿困：取①组穴位。先刮背腰部脾俞至次髎，再刮胁部带脉，腹部气海至中极然后刮下肢内侧三阴交。

（2）肾阴亏虚：取②组穴位。先刮背腰部，肾俞至次髎，然后刮胁部带脉、腹部中极，再刮下肢内侧三阴交最后刮太溪。

（3）肾阳亏虚：取③组穴位。先刮背部肾俞至命门、次髎、然后刮胁部带脉，再刮腹部关元至中极，最后刮下肢足三里。

（4）湿热下注：取④组穴位。先刮背腰部次髎，再刮胁部带脉，然后刮腹部中极，最后刮下肢内侧阴陵泉。

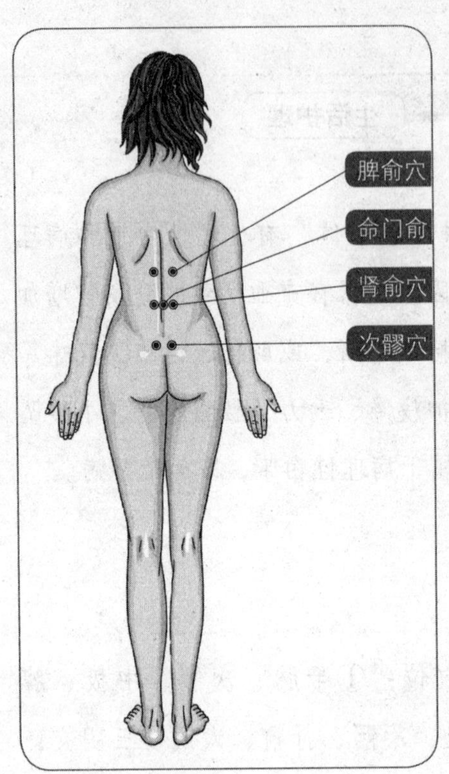

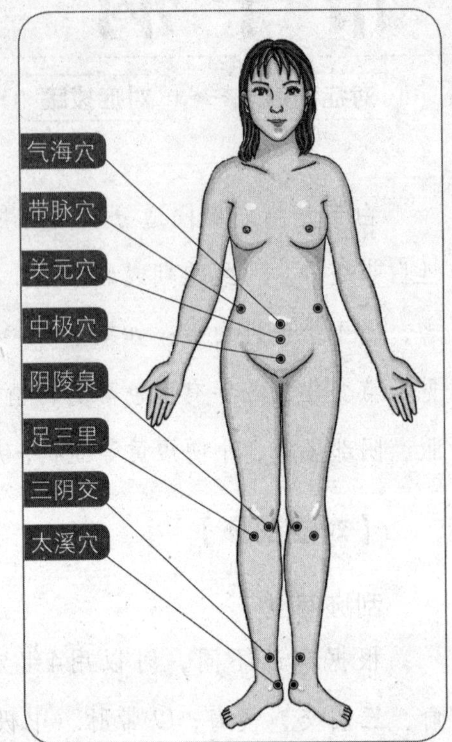

【对症拔罐】

拔罐部位

取脾俞、命门、肾俞、八髎、白环俞、腰俞、次髎、带脉、气海、地机、三阴交等穴。

拔罐方法

（1）火罐法：用闪火法将罐吸附于带脉、脾俞、肾俞、白环俞、八髎、气海、三阴交；或用抽气罐法吸附于上述穴位。

（2）针罐法：取带脉、白环俞、八髎、气海、地机、三阴交，消毒后，用毫针针刺，起针后用闪火法拔罐。

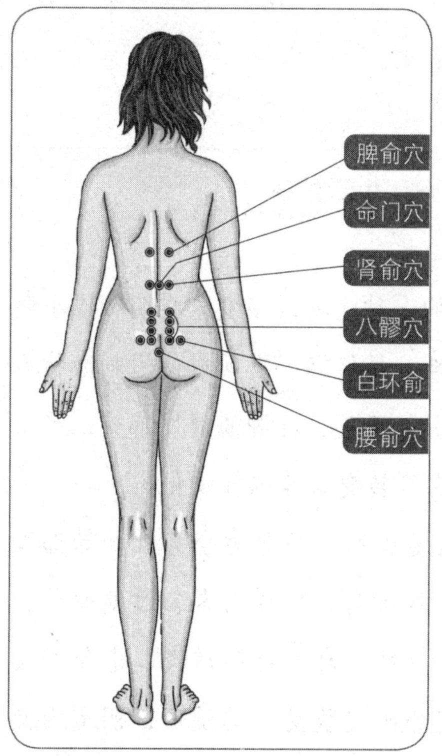

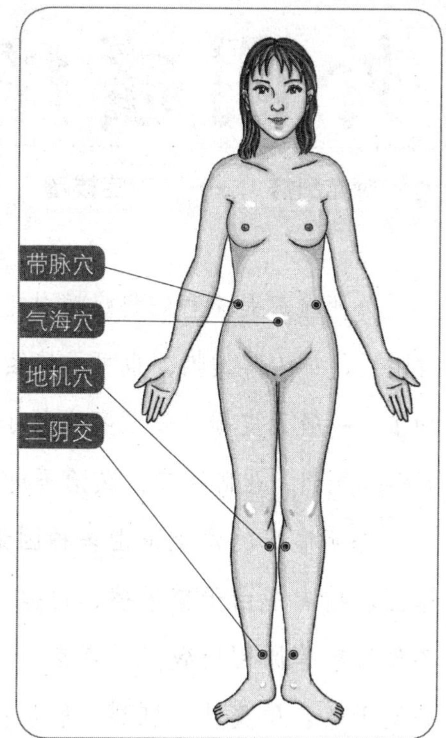

（3）走罐法：沿督脉的命门至腰俞、足太阳膀胱经的肾俞至次髎来回走罐，至皮肤出现红色瘀血，然后留罐于脾俞、肾俞、次髎。

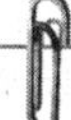

生活护理

（1）平时注意外阴清洁，勤洗内裤。

（2）注意经期卫生，勤换卫生巾和内裤，以免细菌滋生。经期绝对禁止房事。

（3）避免精神忧虑、烦恼，积极治疗阴道炎、盆腔炎等原发病症。

（4）饮食宜清淡，加强营养，忌食生冷油腻、辛辣性食物。

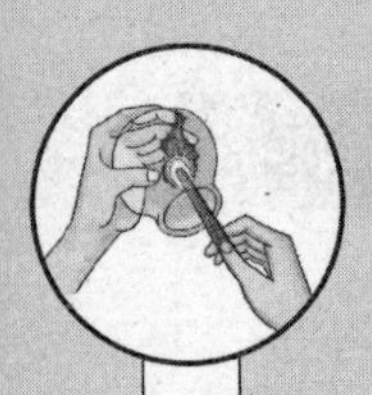

外阴瘙痒

对症刮痧 → 对症拔罐 → 生活护理

外阴瘙痒是多种妇科疾病引起的一种症状，多发生在阴蒂或小阴唇附近，常为阵发性，也可呈持续性。月经期、夜间或使用刺激物后加重。一般无皮损，长期瘙痒者可引起溃破、红肿或继发感染，严重者瘙痒剧烈，坐卧不宁。久治不愈者可转变为苔藓样硬化。

外阴瘙痒的发生是由多种因素造成的，可分为全身性和局部性原因。前者多由于糖尿病、黄疸、白血病、精神因素、过度疲劳、条件反射等原因所致。后者常因滴虫性或真菌性阴道炎、老年妇女外阴干燥、尿失禁、肛裂、肛瘘使外阴皮肤受尿粪浸渍；阴道内使用避孕药等药物；穿化学纤维内裤，使用橡皮、塑料月经带，经期不注意清洁卫生，过多使用强碱性肥皂，蛲虫病，湿疹等因素，直接或间接刺激外阴皮肤所致。本病属于中医“阴痒”范畴，治疗以外治为主。

本病主要症状表现为外阴及阴道瘙痒不适，有的可波及整个外阴，有的可局限于某部位或单侧外阴，有时可累及肛周，常呈阵发性发作，也可为持续性，一般夜间加剧，痒痛难忍，坐卧不安，有的伴有白带，带黄、质稠、有味。

【对症刮痧】

刮痧部位

取中极、阴廉、蠡沟、三阴交、太冲等穴。

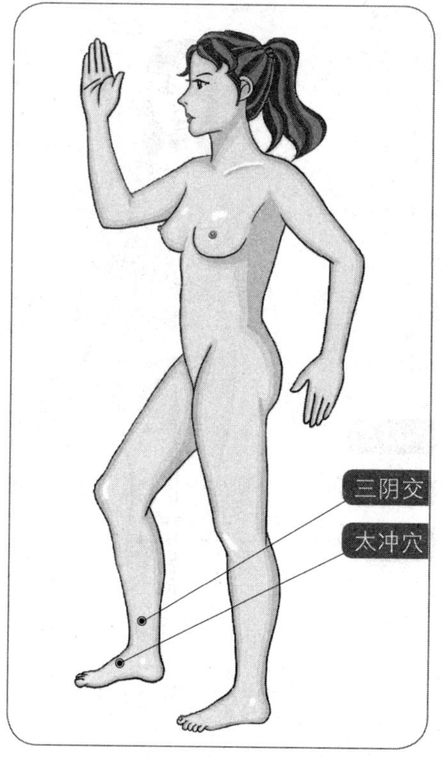

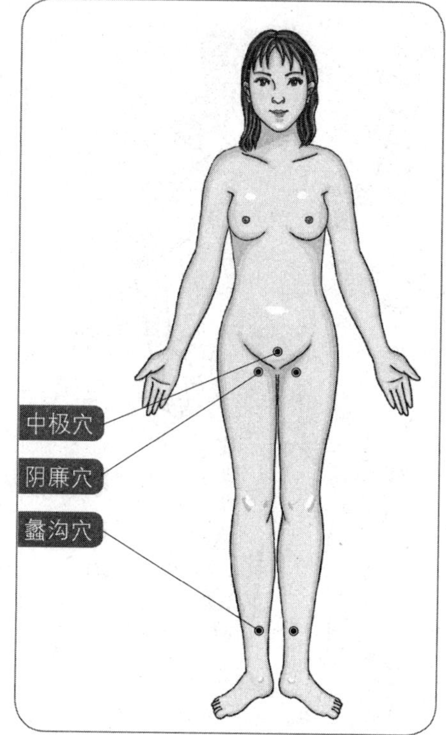

刮痧方法

用刮痧法。先刮腹部中极，再刮下肢部阴廉、蠡沟、三阴交、太冲。刮至出现痧痕为止。隔日1次。

【对症拔罐】

拔罐部位

取中极、足三里、阴廉、三阴交、太冲等穴。

拔罐方法

取上穴，以单纯火罐法吸拔穴位，留罐10～15分钟，每隔1～2日1次。

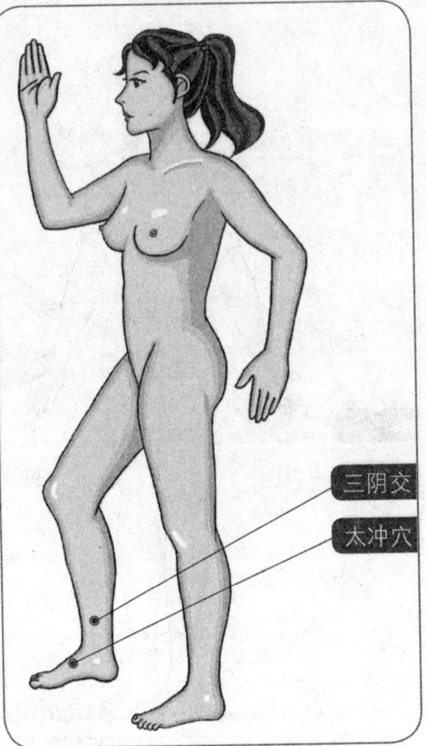

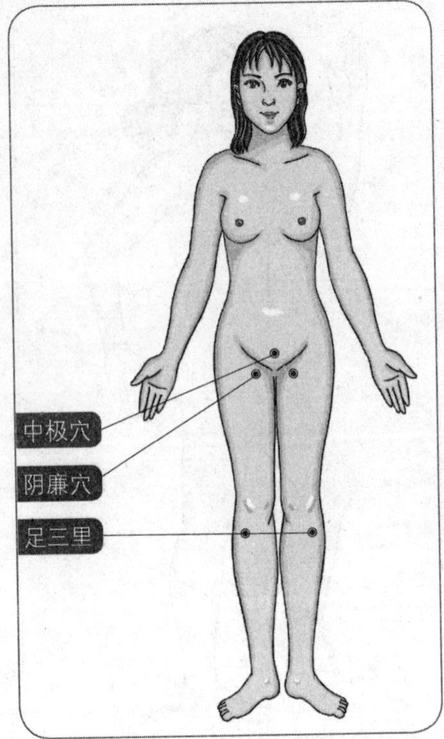

生活护理

（1）平时保持外阴干燥、清洁，不要用手搔抓外阴，以防损害皮肤。

（2）不要用热水洗烫外阴，忌用肥皂清洁外阴。

（3）宜穿宽松棉质内裤。

（4）饮食以清淡为主，忌酒及辛辣刺激或过敏性食物。

（5）患病后禁止盆浴，禁止性生活，防止互相接触传染。

（6）若找到阴虱（长在阴毛间的虱子），应剃除阴毛，煮洗内裤，同时用百部溶液涂擦外阴。

盆腔炎

对症刮痧 → 对症拔罐 → 生活护理

盆腔炎是指妇女盆腔内生殖器官的炎症，包括子宫肌炎、子宫内膜炎、输卵管炎、卵巢炎、盆腔结缔组织炎和盆腔腹膜炎。一般分为急慢性两种。引起急性盆腔炎的主要原因是产后、流产后、宫腔内手术操作后感染，经期卫生不洁，邻近器官的炎症蔓延。慢性盆腔炎临床上较为多见，常由急性盆腔炎治疗不彻底，炎症变化而使盆腔结缔组织增生，造成粘连成慢性病灶。本病也可引起急性发作，且可导致不育症。

盆腔炎有急性、慢性之分，主要症状如下：

（1）急性盆腔炎 症状可因炎症的轻重及范围大小而有所不同。常见的症状有高烧、寒战、头痛、食欲不振和下腹部疼痛。有腹膜炎时可出现恶心、呕吐、腹胀、腹泻的症状。炎症刺激泌尿道可出现排尿困难、尿频、尿痛的症状，如刺激直肠可出现腹泻和排便困难症状。体检时可发现下腹部肌肉紧张、有压痛，阴道内有大量脓性分泌物、子宫颈充血，子宫两侧可摸到肿块并有压痛。

（2）慢性盆腔炎 全身症状不明显。有时可有低烧，易感疲乏，精神不振，周身不适，失眠等。当患者抵抗力下降时，可急性发作。由于慢性炎症形成的瘢痕、粘连及盆腔充血，可引起下腹部坠胀、疼痛及腰骶部酸痛。常在劳累、性交后、排便时及月经期前后加重。由于盆腔瘀血，患者出现月经和白带增多；卵巢功能受损时可有月经失调；输卵管阻塞可造成不孕。检查子宫的位置后倾，活动受限

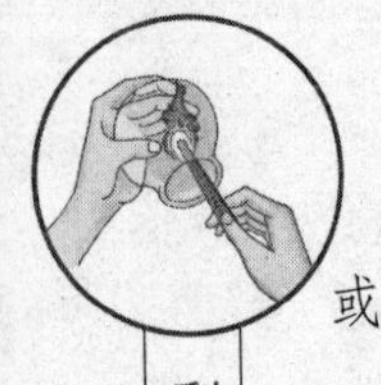

或粘连固定，在子宫一侧或两侧可摸到条索状增粗的输卵管并有轻度压痛。

【对症刮痧】

刮痧部位

取阿是穴、腰阳关、关元、天枢、三阴交、腰俞、次髎、肾俞、脾俞、带脉、气海俞、腰眼、环跳、殷门等穴。

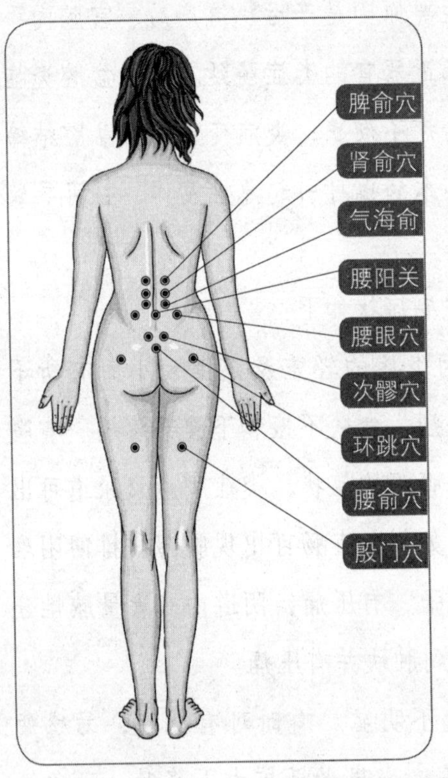

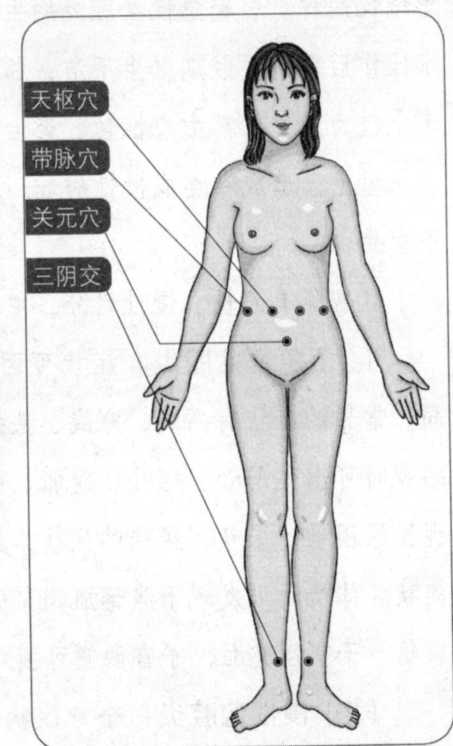

刮痧方法

刮以上穴位至出现痧痕为止。刮后并在阿是穴拔罐10～20分钟。隔日1次，10次为1个疗程。

【对症拔罐】

拔罐部位

肾俞、腰眼、腰阳关、八髎（即上、次、中、下髎之合称）、关元、曲骨、气海、归来、三阴交、足三里为主穴。月经多者，加血海穴；痛经者，加地机穴；白带多者，加阴陵泉穴；发热恶寒、低热者，加大椎、曲池穴。

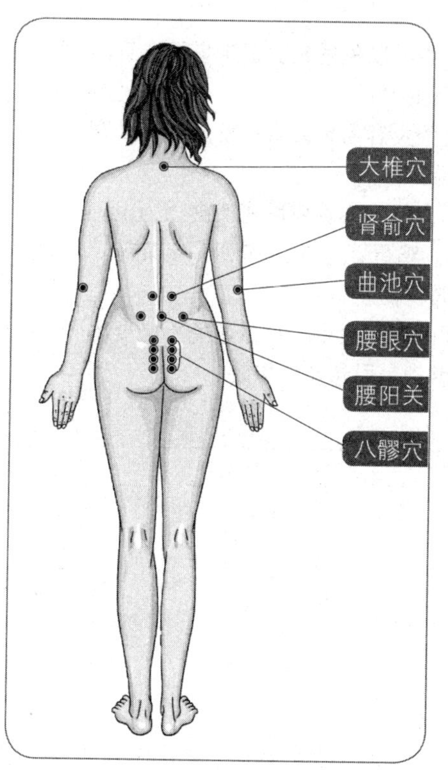

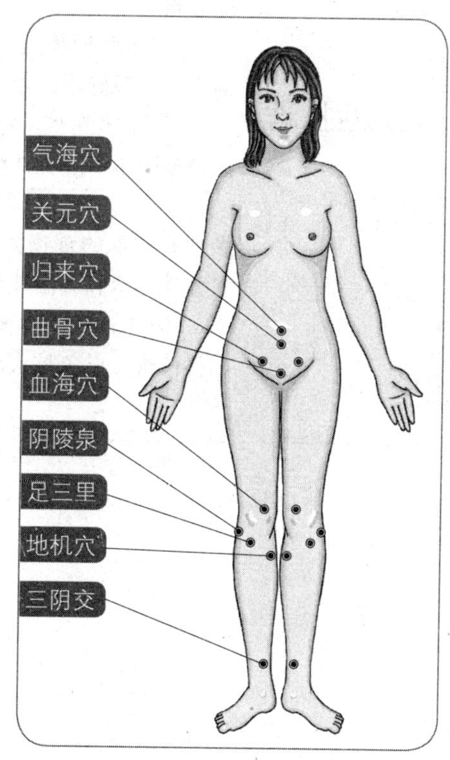

拔罐方法

取上穴，采用单纯罐法或温水罐法、敷姜罐法，通常在腰骶部穴上置8～10个罐。若发热者，在大椎或曲池穴上施行刺络罐法，起罐后再于腹部及下肢穴位上置罐6～8个，均留罐10～30分钟，每

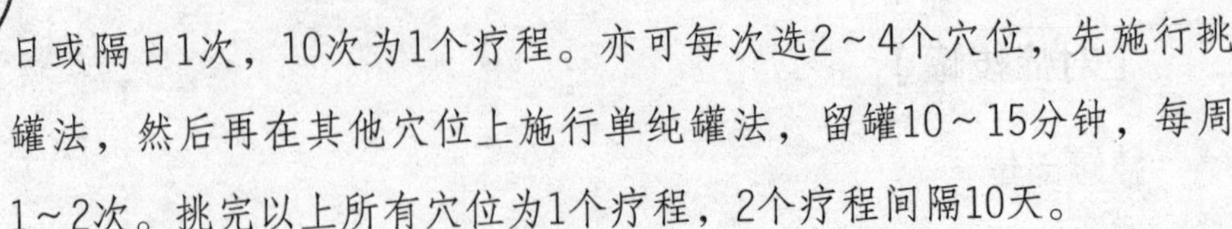

日或隔日1次，10次为1个疗程。亦可每次选2～4个穴位，先施行挑罐法，然后再在其他穴位上施行单纯罐法，留罐10～15分钟，每周1～2次。挑完以上所有穴位为1个疗程，2个疗程间隔10天。

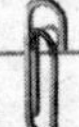

生活护理

（1）注意个人卫生。加强经期、产后、流产后的个人卫生，勤换内裤及卫生巾，禁止受风寒，不宜过度劳累。

（2）经期禁止性生活以免感染。卫生垫要注意清洁卫生，最好用消毒卫生巾T。

（3）多喝水。盆腔炎容易导致身体发热，所以要注意多喝水以降低体温。

（4）多吃清淡的食物。饮食应以清淡食物为主。多食有营养的食物如：鸡蛋、豆腐、赤豆、菠菜等。忌食生、冷和刺激性的食物。

（5）避免不必要的妇科检查。尽量避免不必要的妇科检查，以免扩大感染，引起炎症扩散。

妊娠呕吐

对症刮痧 → 对症拔罐 → 生活护理

妊娠呕吐是指妇女怀孕6周左右出现不同程度的恶心呕吐为表现的综合征。其病因尚未十分明确，一般认为本病与精神因素、胃酸降低、绒毛膜促性腺激素增高、肾上腺皮质激素降低等有关。按呕吐的严重程度，可分为晨吐和妊娠剧吐两种。前者又称为“早孕反应”，指孕妇在妊娠早期出现择食、食欲不振、轻度恶心呕吐、头晕、倦怠等症状。恶心呕吐多在清晨空腹时较为严重，但对生活和工作影响不大，不需特殊治疗，一般在妊娠12周前后消失。后者发病率较低，但孕妇反应严重，恶心呕吐频繁，不能进食，个别患者可因剧吐引起酸中毒、肝衰竭等。

本病归属于中医学的“妊娠恶阻”等范畴。其病因、病机为脾胃虚弱，肝胆气郁，冲脉气盛使胃气失于和降而致。

【对症刮痧】

刮痧部位

足部冲阳、太白、内庭、厉兑、隐白及足部肾脏、腹腔神经丛、输尿管、膀胱、肾上腺、胃、肝脏、生殖腺、甲状腺反射区。

刮痧方法

用刮痧板较厚一侧按揉足部冲阳、太白穴各3分钟，每日1～3次。轻轻按揉足部胃、肝脏、生殖腺、甲状腺反射区各3～5分钟，轻轻刮拭足腹腔神经丛、肾脏、输尿管、膀胱、肾上腺反射区各3分钟，每日1~2次。轻刮足部内庭穴、厉兑穴、隐白穴3分钟。

辅助按摩治疗：对于症状严重者，在足部按摩治疗的同时，可揉按手食指指甲旁的商阳穴3~5分钟，每日1次。

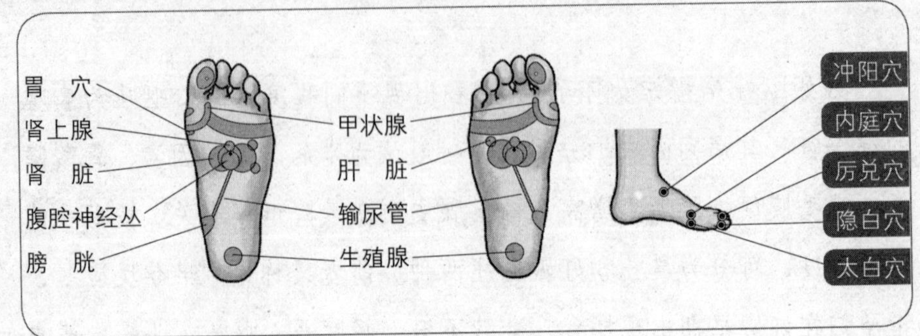

【对症拔罐】

拔罐部位

分两组穴位：①大椎、肝俞、脾俞、身柱、胃俞；②中脘、足三里。

拔罐方法

取①组穴，施以刺络罐法，以三棱针轻刺穴位，然后用闪火法将罐吸拔在穴位上，留罐10分钟，每日1次。或于进食前采用单纯罐吸拔中脘穴（吸力不宜过强），上罐后即可进食，食后15~20分钟起罐。连续使用本法数天后，若疗效有所降低，可用棉球蘸75%酒精或白酒塞入双耳孔，或于足三里穴施行单纯罐法或敷姜罐法。

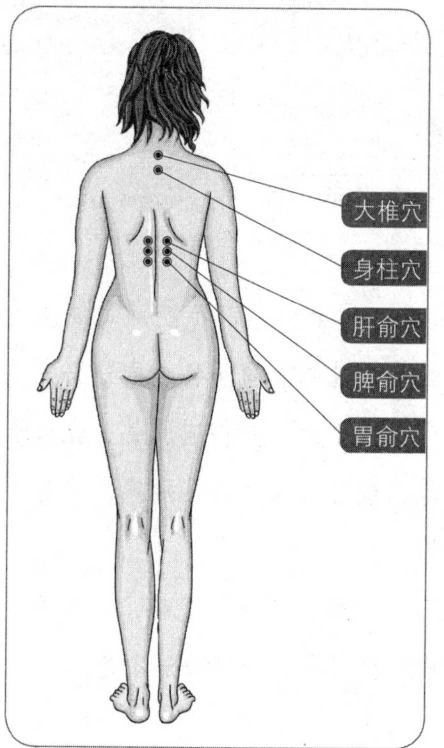

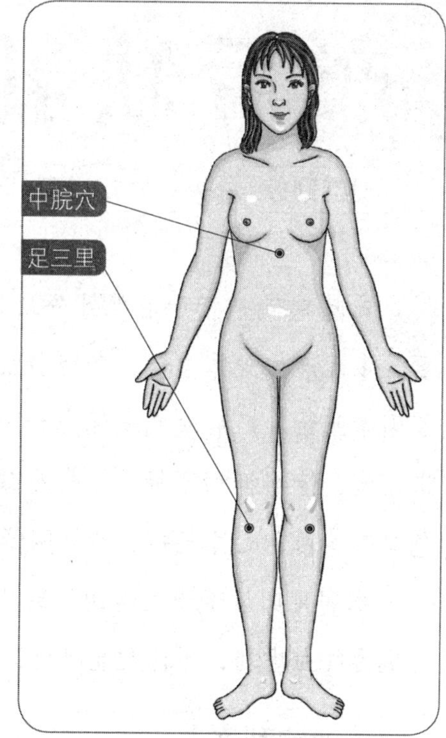

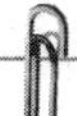

生活护理

（1）在治疗期间，家人应给予患者安慰和帮助，解除其思想顾虑，保证其有充分的休息和睡眠。饮食宜清淡，少量多餐。施行拔罐时，吸力不宜过强，起罐不宜过猛。

（2）保持心情舒畅，避免精神刺激。慎风寒，防外感，以免伤胎。

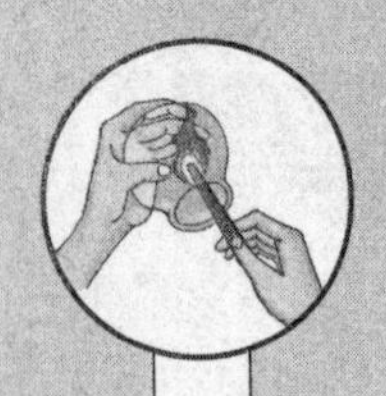

产后缺乳

对症刮痧 → 对症拔罐 → 生活护理

产后缺乳是指产后乳汁分泌量少，甚至全无，不能满足婴儿需要。多因产妇身体虚弱、产期出血过多、乳腺发育不良、内分泌失调等因素所致。产后缺乳表现为乳汁量少或全无，可伴有胸胁、乳房胀满而痛，情绪抑郁不舒、烦躁易怒等，或乳房柔软无胀痛感，伴有面色口唇苍白、心悸气短、疲乏困倦等。

本病可归属于中医学的“缺乳”、“乳汁不行”范畴，其病因、病机为气血虚弱，不能化生乳汁，或肝郁气滞、经脉涩滞不通。

【对症刮痧】

刮痧部位

足太阳膀胱经上的膈俞、肝俞、脾俞、胃俞等穴；任脉上膻中、中脘、气海、关元穴；少泽、足三里、内关、太冲、期门穴。

刮痧方法

（1）刮足太阳膀胱经：由厥阴俞处沿脊柱两侧，经膈俞、肝俞、脾俞、胃俞等穴刮至肾俞穴处。

（2）刮任脉：由膻中穴处沿前正中线向下经中脘、气海等穴，刮至关元穴处；刮手太阳小肠经之井穴少泽穴处。

（3）刮足阳明胃经的乳根、足三里穴处。

肝郁气滞者加刮手厥阴心包经之内关穴处，足厥阴肝经的太冲及期门穴。刮痧治疗产后缺乳疗效较好，在治疗同时应增进营养，可多食猪蹄、鲫鱼汤等食品。

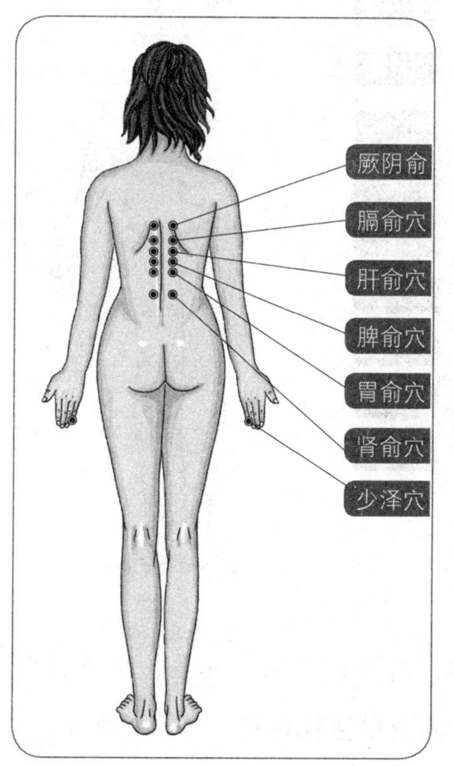

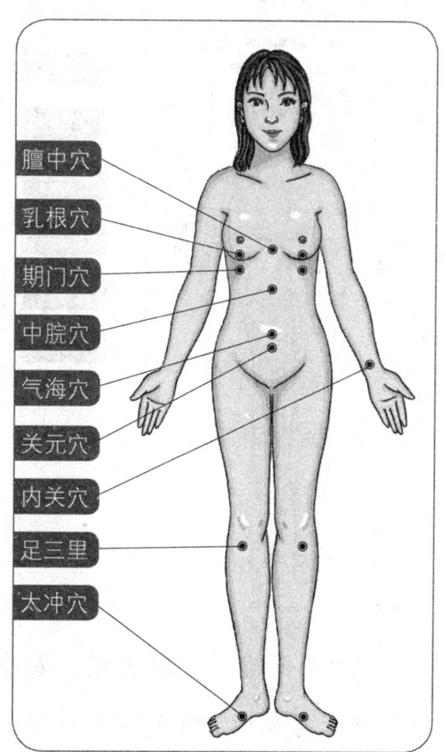

【对症拔罐】

拔罐部位

肩井、天宗、肝俞、脾俞、肾俞、膏肓、膻中、乳根、期门、中脘、气海、关元、少泽、太冲、三阴交、太溪。

拔罐方法

（1）火罐法：用闪火法将罐吸附于脾俞、肾俞、中脘、关元、膻中、三阴交、太溪，或用抽气罐法；或选天宗、膏肓、乳根、足三里指压按揉穴位10分钟，然后拔罐。

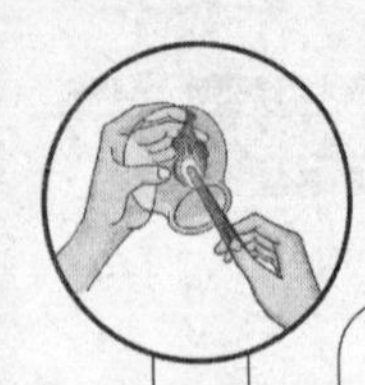

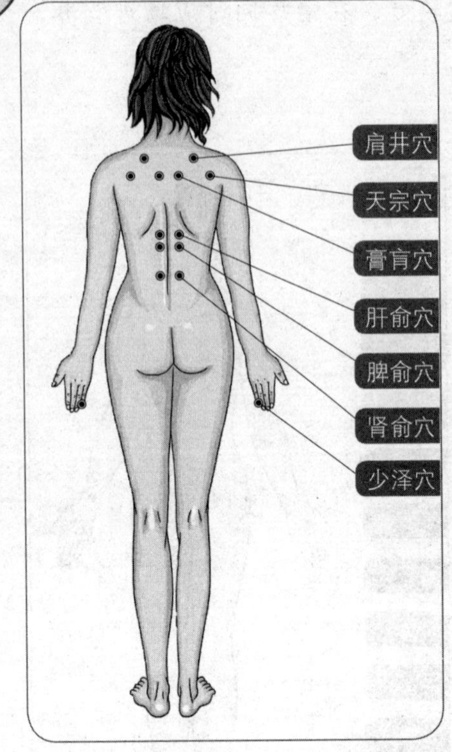

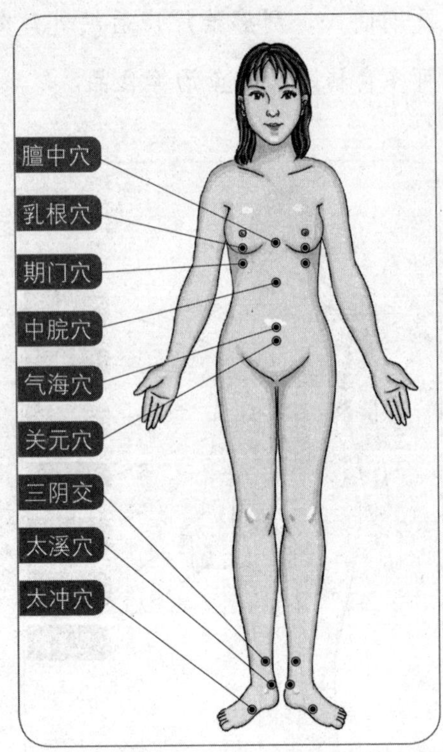

（2）针罐法：取乳根、膻中、肩井、气海、关元、少泽、太冲，消毒后先用三棱针点刺少泽，其余用毫针针刺，起针后拔罐。

（3）刺络拔罐法：取肝俞、期门、膻中、乳根、少泽，消毒后用三棱针点刺或皮肤针叩刺，然后用闪火法拔罐于针刺部位。

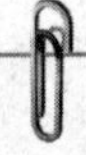

生活护理

患者要注意乳房卫生，养成定时哺乳的习惯。保持心情舒畅，加强营养。拔罐治疗的同时，可配服食疗药膳，疗效更好。

乳腺增生

对症刮痧 → 对症拔罐 → 生活护理

乳腺增生是由于人体内分泌功能紊乱而引起乳腺结构异常的一种疾病。临床表现为乳房胀痛，具有周期性，常发生或加重于月经前期或月经期。乳房肿块，常为多发性，扁平性，或呈串珠状结节，大小不一，质韧不硬，周界不清，推之可动，经前增大，经后缩小，病程长，发展缓慢，此病多发于30～40岁妇女。

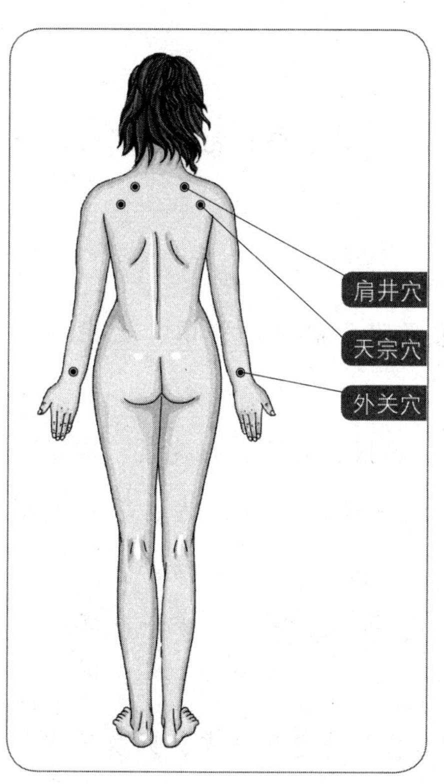

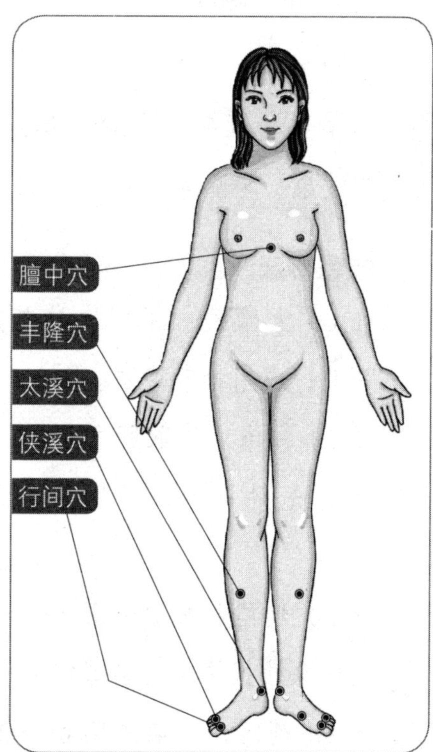

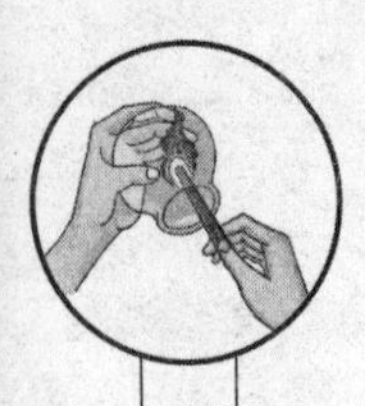

【对症刮痧】

刮痧部位

取肩井、天宗、外关、膻中、丰隆、太溪、行间、侠溪等穴。

刮痧方法

先刮肩部肩井穴、背部天宗穴，由于肩背部肌肉丰富，用力宜重，刮拭出痧为度。然后刮拭胸部正中线膻中穴，用刮板角部，不宜重刮，刮30次，出痧为度。再重刮上肢外侧外关穴30次，出痧为度。之后刮下肢外侧丰隆穴和足部太溪穴，各30次，可不出痧。最后重刮足背部行间、侠溪穴，出痧为度。

【对症拔罐】

拔罐部位

取肩井、天宗、肝俞、库房、膺窗、膻中、乳根、期门、外关、阳陵泉、丰隆等穴。

拔罐方法

（1）火罐法：用闪火法将罐吸附于肝俞、膻中、天宗、肩井、外关；或用抽气罐法。

（2）针罐法：取肝俞、期门、乳根、膺窗、阳陵泉、丰隆，消毒后用毫针针刺，并用艾条灸15分钟后起针，然后每穴闪罐5~10下。

（3）刺络拔罐法：取膻中、乳根、膺窗，三棱针点刺3~5下，用闪火法拔罐于针刺部位。

（4）药罐法：取患侧乳房相对应的背部压痛点，以及天宗、库房、膺窗、膻中、乳根，涂姜汁后拔罐。

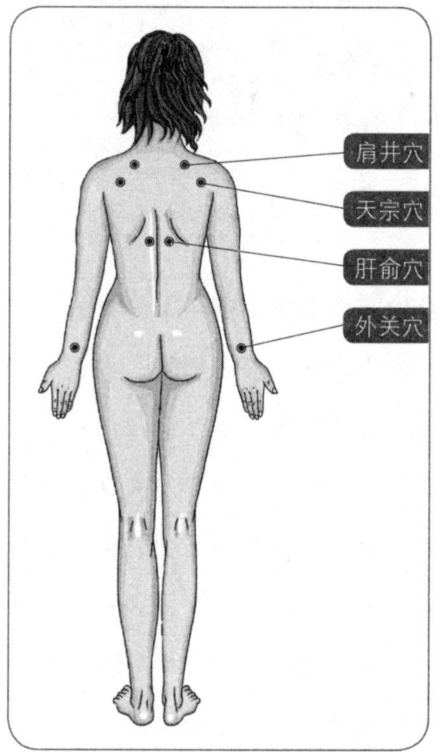

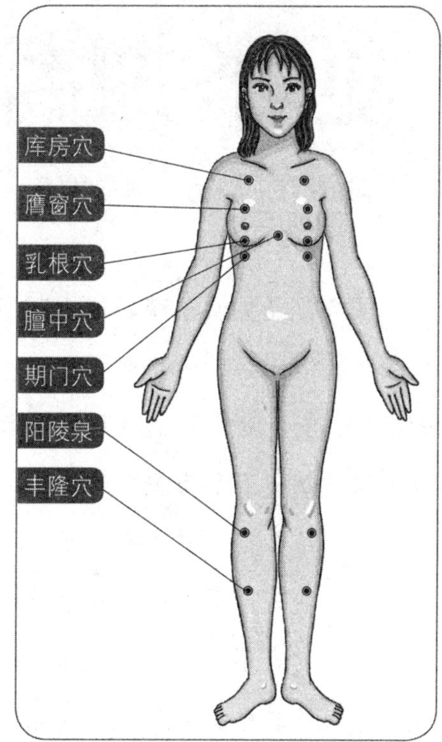

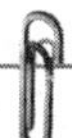

生活护理

平时注意自我检测乳房，如发现有肿块，应及时到医院检查，积极治疗。

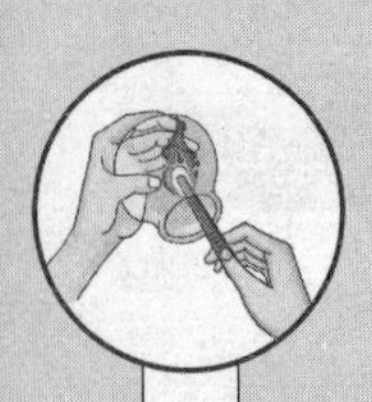

更年期综合征

对症刮痧 → 对症拔罐 → 生活护理

更年期是妇女生殖功能由旺盛时期到完全停止的一个过渡时期。一般可持续10年，从45～55岁，有的女性甚至更早或更晚。在此过渡时期中，女性所出现的一系列因激素减少及机体衰老所引起的以自主神经系统功能紊乱为主的身体不适、烘热、出汗、心慌及失眠，统称为更年期综合征。其中有75％～85％的女性反应并不强烈，只有15％的女性症状较严重，需要药物治疗。更年期综合征主要因卵巢功能衰退，卵泡发育不全，丧失排卵功能，雌激素分泌减少，而致月经紊乱直至绝经。其中雌激素减少而导致中枢神经递质代谢分泌失常是引起更年期妇女出现情绪异常、心理状态不稳定的主要因素。

更年期综合征主要有以下症状：

（1）生理症状 早期症状有闭经、月经不规则、萎缩性阴道炎、潮热伴出汗、血压增高；晚期有外阴阴道萎缩、干燥、性交痛、外阴痛痒、膀胱及尿道出现尿频、尿急、尿失禁、子宫盆底松弛、子宫及阴道脱垂及皮肤、毛发黏膜干燥且失去弹性；心血管出现心绞痛、冠心病；易发生骨折、腰痛、乳房松弛下垂。

（2）精神、神经症状 易疲劳、头痛、头晕、易激动、忧虑、抑郁、失眠、思想不集中或淡漠、紧张或不安，情绪易激动。

（3）出现新陈代谢性障碍 肥胖，体重增加，脂肪堆积部位多在腹部、臀、乳房、颈下及上肢等处；部分患者有关节痛，骨质疏松，以累及脊椎为主，故常有腰背痛。

【对症刮痧】

刮痧部位

取百会、大椎、至阳、命门、腰阳关等穴；背部厥阴俞处沿脊柱两侧经心俞、膈俞、肝俞、肾俞、关元俞等穴；膻中、中脘、气海、关元等穴；阴陵泉、曲泉穴、三阴交、太溪、太冲等穴；足少阳胆经的风池穴、肩井等穴。

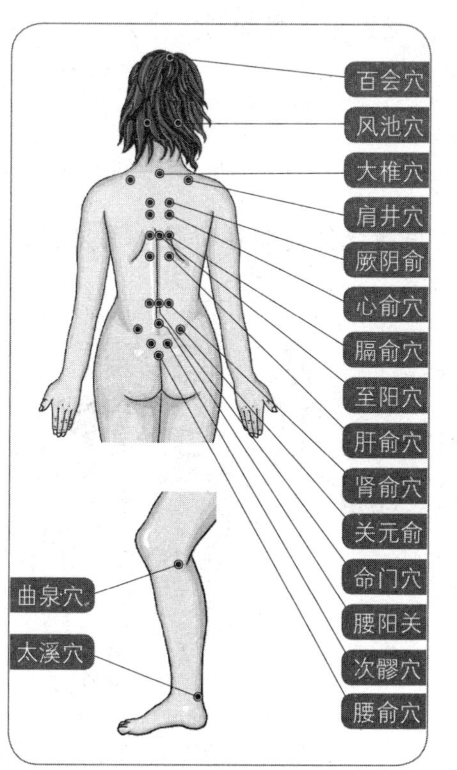

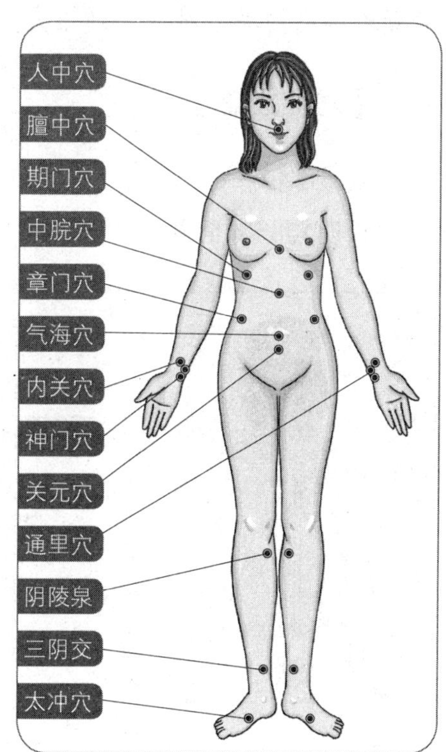

刮痧方法

（1）刮督脉：由头顶部百会穴处沿后正中线向下经大椎、至阳、命门、腰阳关等穴，刮至腰俞穴处。

（2）刮足太阳膀胱经：从背部厥阴俞处沿脊柱两侧经心俞、

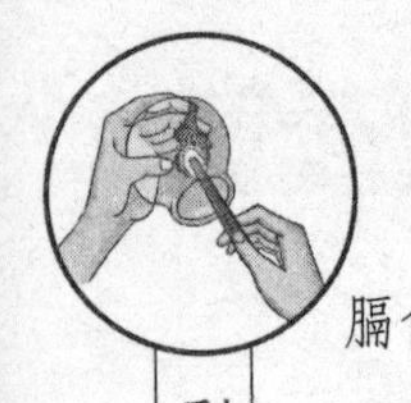

膈俞、肝俞、肾俞、关元俞等穴，刮至次髎穴处。

（3）刮任脉：由膻中穴处，沿前正中线向下经中脘、气海等穴，刮至关元穴处。

（4）刮足三阴经：由阴陵泉、曲泉穴处沿小腿内侧向下经三阴、太溪等穴，刮至太冲穴处。

（5）刮足少阳胆经：由风池穴处沿颈部刮至肩井穴处；肝阳上亢者加刮期门穴处；脾胃虚弱者，加刮章门穴处；心悸、失眠、心烦者加刮内关、神门、通里穴处；神志失常者加刮人中穴处。

【对症拔罐】

拔罐部位

新设穴、胸至骶段脊柱两旁全程膀胱经内侧循行线。涌泉、劳

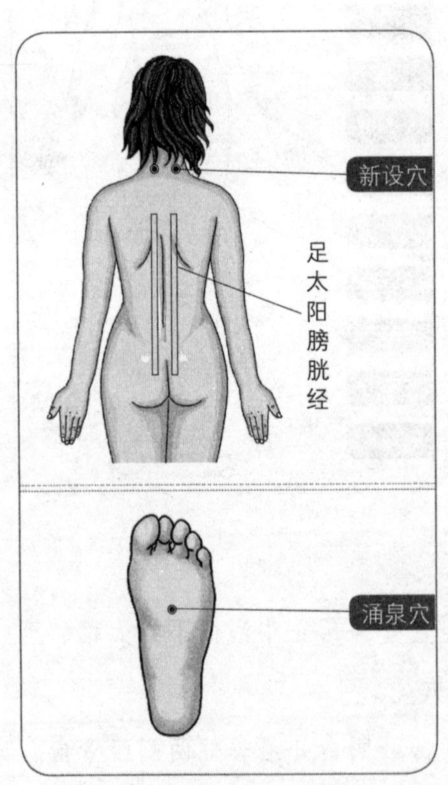

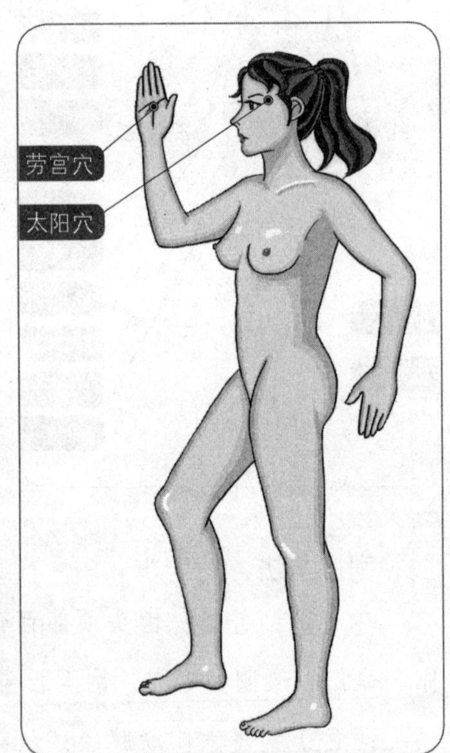

宫、太阳等穴。

拔罐方法

取上穴和部位施以单纯疏排罐法,或经皮肤针轻叩潮红后,再施行疏排罐法,将罐吸拔于穴位上,留罐15～20分钟。对头面焮热、心烦、失眠严重、多汗者，加涌泉、劳宫穴，施行单纯罐法；头痛、头晕甚者，加太阳穴，施行单纯罐法。

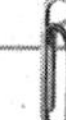

生活护理

（1）以乐观、积极的心态看待更年期。更年期是一个正常的生理过程，要解除思想顾虑，端正认识，而不要有任何恐惧与忧虑。这一时期的妇女要以乐观与积极的态度对待老年的来临，这有利于预防更年期综合征的发生。

（2）定期去医院体检。为预防更年期妇女患更年期综合征及其并发症，这一时期的妇女应定期到医院作健康检查，包括妇科检查、防癌检查等，做到心中有数，发现病情及早治疗。

（3）加强营养，多做户外运动。更年期是身体老化的一个标志，所以必须多补充营养食品，多锻炼身体，增强体质，同时要保证睡眠，这样，一些症状轻者即可获得缓解。

（4）多吃富含雌激素的食物。比如大豆、豆荚、坚果、茴香、芹菜、欧芹和亚麻子油等，它们富含植物性雌激素，可以使症状减轻。

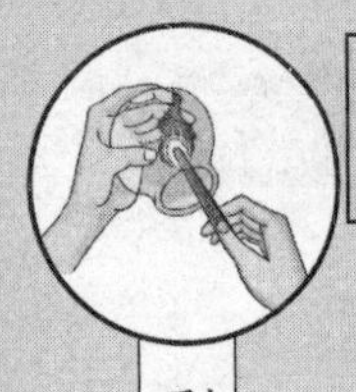

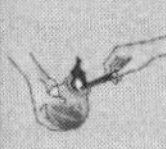

遗精

对症刮痧 → 对症拔罐 → 生活护理

遗精是指不因性交而精液自行外泄的一种男性性功能障碍性疾病，如果有梦而遗精者称为“梦遗”；无梦而遗精者，甚至清醒的时候精液自行流出者称为“滑精”。但是如果发育成熟的男子，每月偶有1～2次遗精，且次日无任何不适者，属生理现象，不是病态，不需任何治疗；假若遗精比较频繁，每周达2次以上，且影响学习和工作者，则需治疗，才不致影响身体健康。中医认为，肾藏精，宜封固不宜外泄。凡劳心太过，郁怒伤肝，恣情纵欲，嗜食醇酒厚味，均可影响肾的封藏而遗精。

造成遗精的原因大致有3个方面：

（1）缺乏正确的性知识，思想过多地集中于性的问题上，或经常沉湎于色情问题，可以诱发遗精。

（2）外生殖器有病，如包茎或包皮过长、尿道炎、前列腺炎等局部刺激，诱发阴茎勃起，也可引起遗精。

（3）身体虚弱、劳累过度等造成全身器官功能失调等。

【对症刮痧】

刮痧部位

取心俞、肾俞、关元俞、关元、三阴交、神门、内关、气海、上髎、命门、腰阳关等穴。

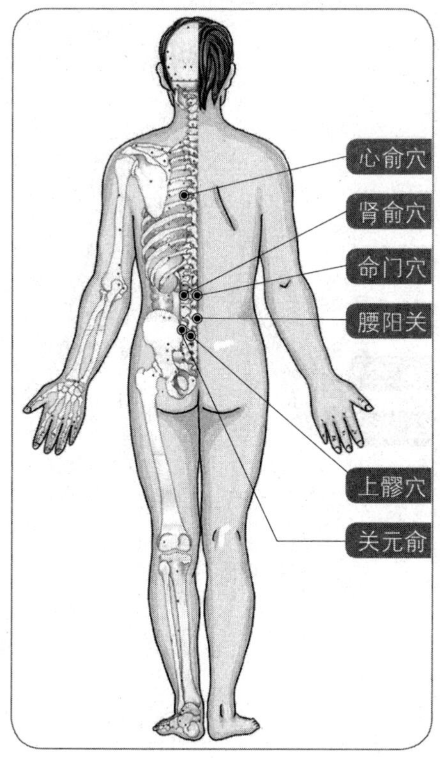

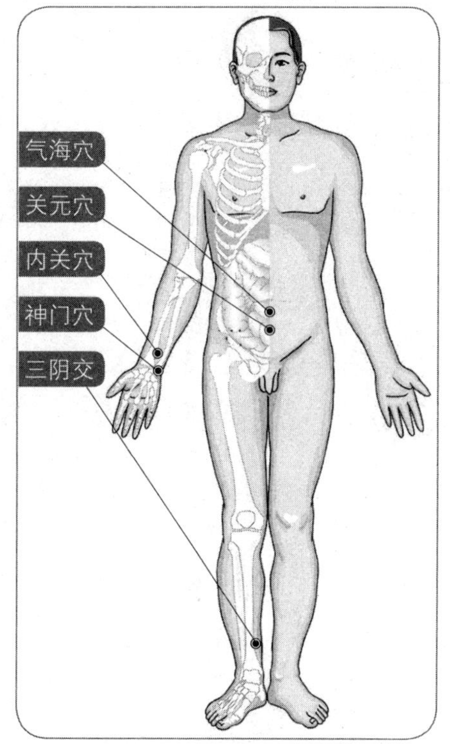

刮痧方法

以心俞、肾俞、关元俞、关元、三阴交作为主穴。在此基础上，梦遗加神门、内关;滑精加气海、上髎;命门火衰加命门、腰阳关穴。用刮痧法先刮主穴至出现痧痕为止,再随证加刮配穴,每日1次。

【对症拔罐】

拔罐部位

肾俞、八髎、关元、大赫、内关、神门、足三里、三阴交、太溪。

拔罐方法

取上穴，以单纯火罐法吸拔穴位，留罐10分钟，每日1次。

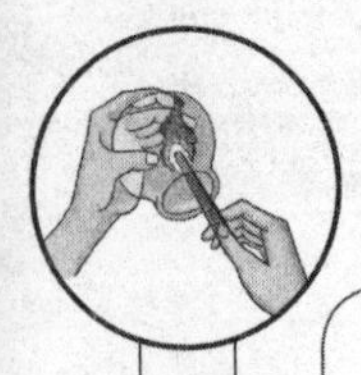

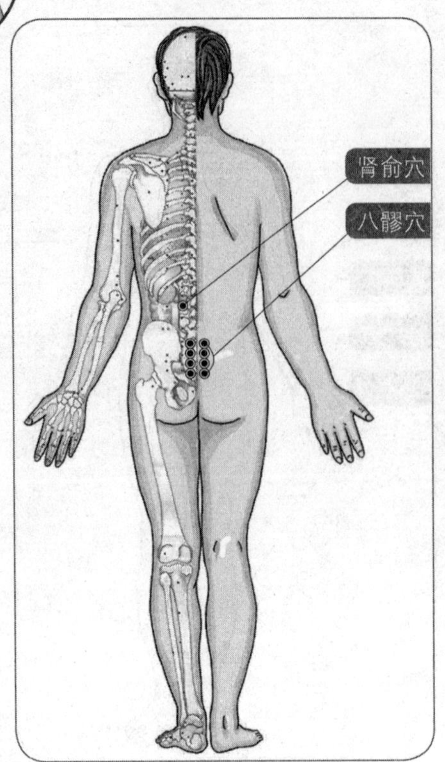

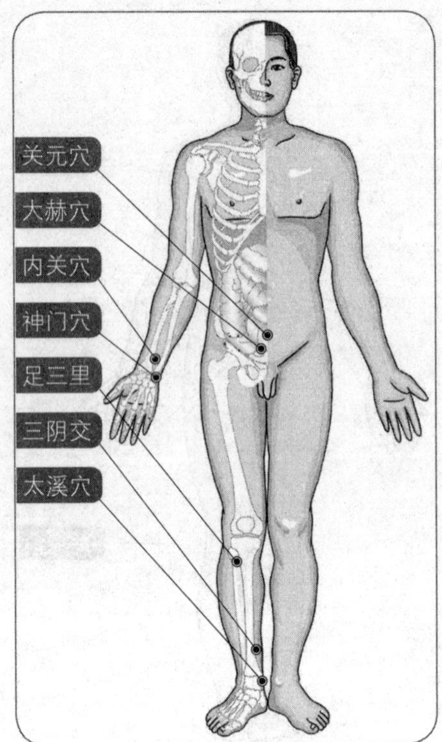

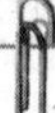

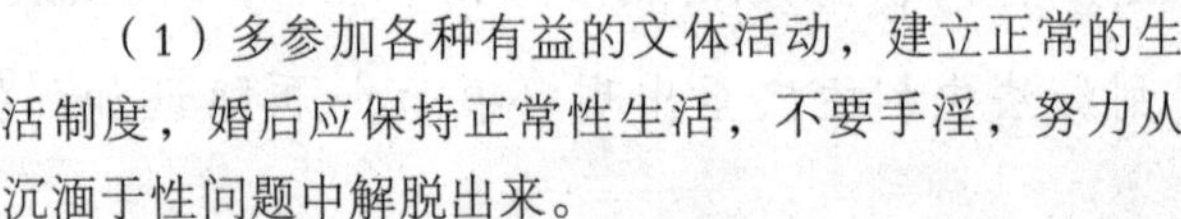

生活护理

（1）多参加各种有益的文体活动，建立正常的生活制度，婚后应保持正常性生活，不要手淫，努力从沉湎于性问题中解脱出来。

（2）注意保持性器官清洁卫生，有包茎、包皮过长者要及时手术治疗，经常清洗外生殖器，除去包皮垢，积极治疗尿道炎、前列腺炎等疾病。

（3）经常更换内衣内裤，调整睡眠习惯，夜间睡眠时下身及足部不宜过暖，睡眠姿势以仰卧、侧卧为宜，尽量减少俯卧，两手避免放置在生殖器部位，这样对避免阴茎充血、防止遗精有一定好处。

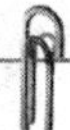

（4）注意调摄心神，不要看黄色录像或黄色书刊，勿令心神驰于外。

（5）注意饮食营养，节醇酒厚味，才能收效。

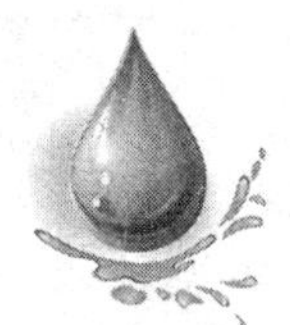
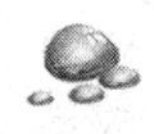
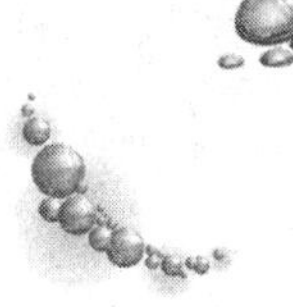
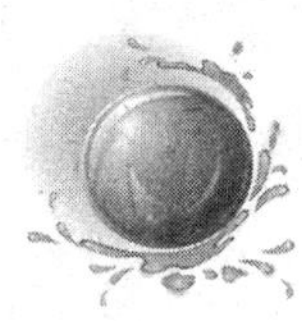
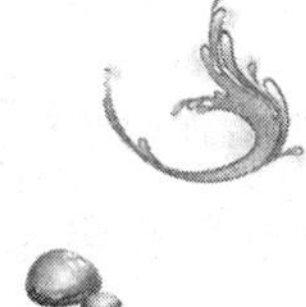

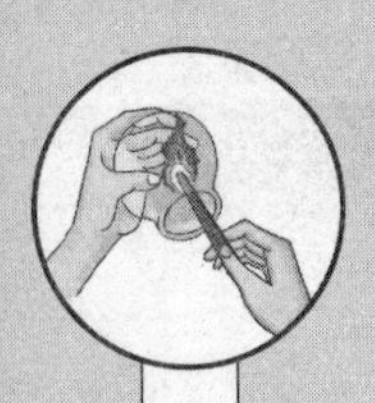

早泄

对症刮痧 → 对症拔罐 → 生活护理

早泄是指在性交时阴茎尚未插入阴道或刚接触阴道即行射精，不能进行正常性交活动的性功能障碍性疾病。性交中射精时间的迟早，个体差异较大，一般阴茎插入阴道后2～6分钟即可射精。早泄轻者当阴茎插入阴道内半分钟到2分钟，双方均没有达到性满足时即射出精液；重者则表现为男女身体刚刚接触，阴茎还没插入阴道，或刚进入或进入阴道仅抽送数次即射精，而不能进行正常性生活，并伴有头晕耳鸣、腰膝酸软、精神委靡、失眠多梦，或口苦胁痛、烦闷纳呆等症状。若因新婚激动、疲劳、酒后偶尔发生早泄，不属病态。不能以女方是否在性交中达到性欲高潮来判断是否早泄。

【对症刮痧】

刮痧部位

取肾俞、命门、志室、关元、太溪、三阴交、中极、膀胱俞等穴。

刮痧方法

先刮背部的肾俞至膀胱俞，用刮板角部由上至下刮拭30次，出痧。再分别刮拭背部命门穴和志室穴，宜重刮，自上而下来回刮动，至皮肤发红、皮下紫色痧斑痧痕形成为止。之后刮拭腹部关元至中极穴，不宜重刮，自上而下来回刮动，至皮肤发红、皮下紫色痧斑痧痕形成为止。然后重刮下肢内侧三阴交穴30次，出痧。最后重刮足部太溪，用刮板角部刮拭30次，出痧。

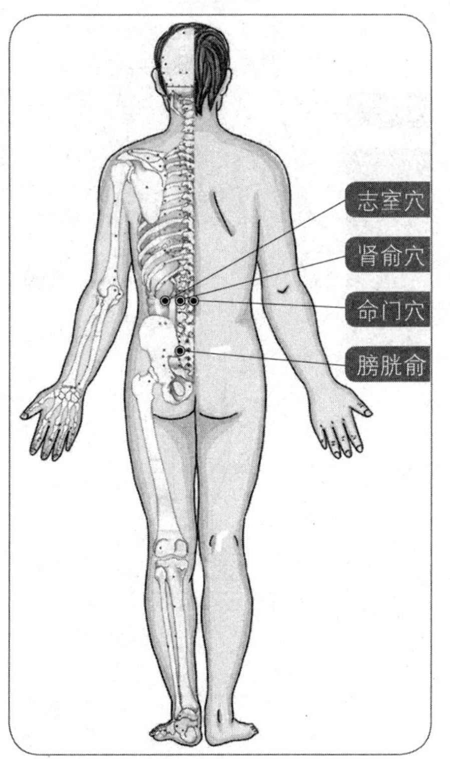

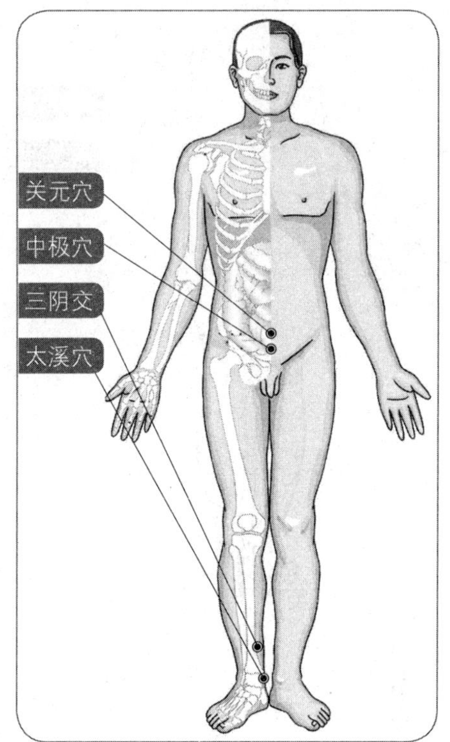

【对症拔罐】

拔罐部位

命门、肾俞、关元、中极、足三里、三阴交、太溪。

拔罐方法

取上穴、以单纯火罐法吸拔穴位，留罐10～15分钟。每日或隔日1次。

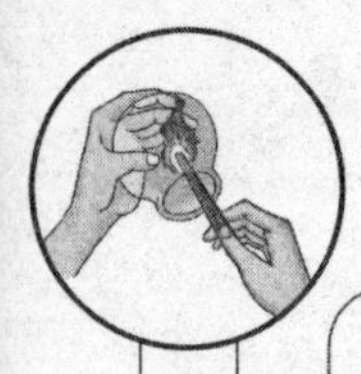

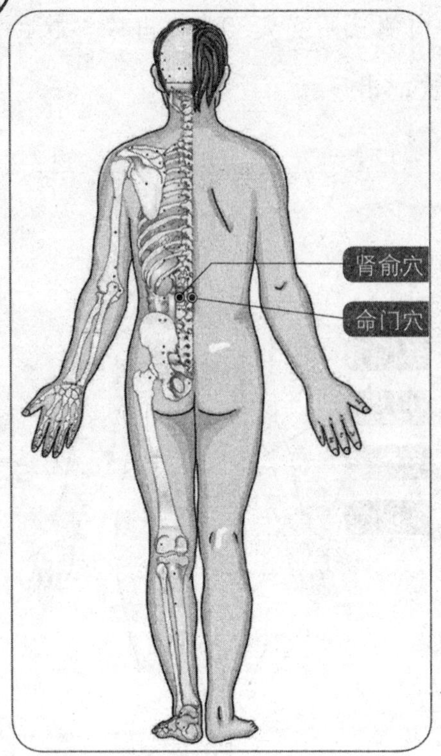

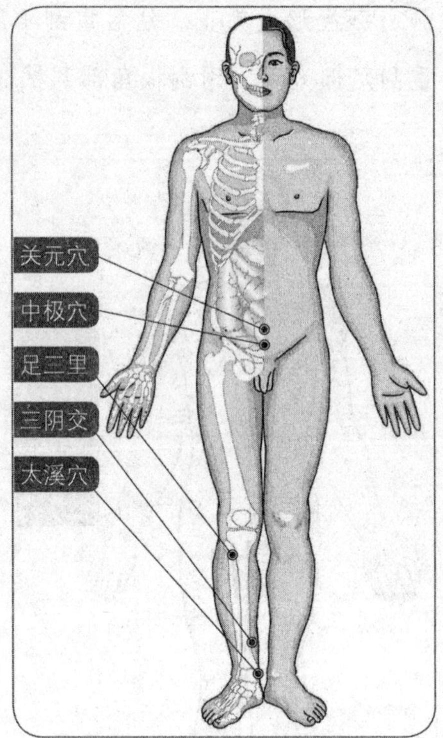

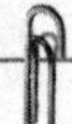

生活护理

（1）解除精神紧张，清心寡欲，节制房事。

（2）掌握性生活规律，如果身体处于疲劳状态，不要进行性生活。

（3）发生早泄次数较多的人，最好暂时停止一段性生活。

（4）如果发生了早泄，女方要更加亲切地关怀和体贴男方，帮助男方消除心理上的恐惧。

阳 痿

对症刮痧 → 对症拔罐 → 生活护理

阳痿是指在性交时阴茎不能勃起或举而不坚，不能进行性交的一种性功能障碍病发现象。正常情况下，性兴奋刺激从高级中枢神经传导到勃起中枢，勃起神经（盆内脏神经）传导到阴茎海绵体神经丛引起海绵体充血、勃起。发生阳痿的原因是多方面的，多数是因为神经系统功能失常引起，这类阳痿称为功能性阳痿，也叫精神性阳痿，占阳痿患者的85%～90%。另外一些肿瘤、损伤、炎症等也可引起神经功能紊乱而导致性功能衰退。有的则可能由于内分泌系统的疾病、生殖器本身发育不全或有损伤、疾病而引起，这类阳痿被称为器质性阳痿。

【对症刮痧】

刮痧部位

头部百会穴处沿脊柱正中向下，经大椎、至阳、命门、腰阳关等穴；心俞穴处沿脊柱两侧向下经肝俞、脾俞、肾俞、志室、关元俞等穴；任脉气海穴处向下，经关元、中极等穴；足少阴肾经由三阴交处向下，经复溜、太溪、涌泉等穴；手少阴心经由少海穴沿前臂内侧，经通里、神门等穴。

刮痧方法

（1）刮督脉：由头部百会穴处沿脊柱正中向下，经大椎、至阳、命门、腰阳关等穴，刮至腰俞穴处。

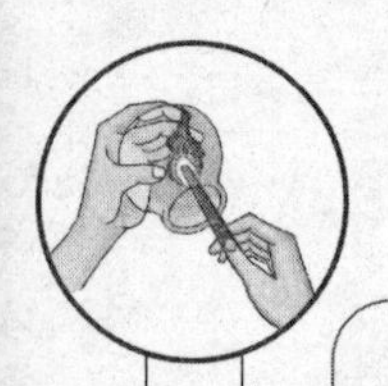

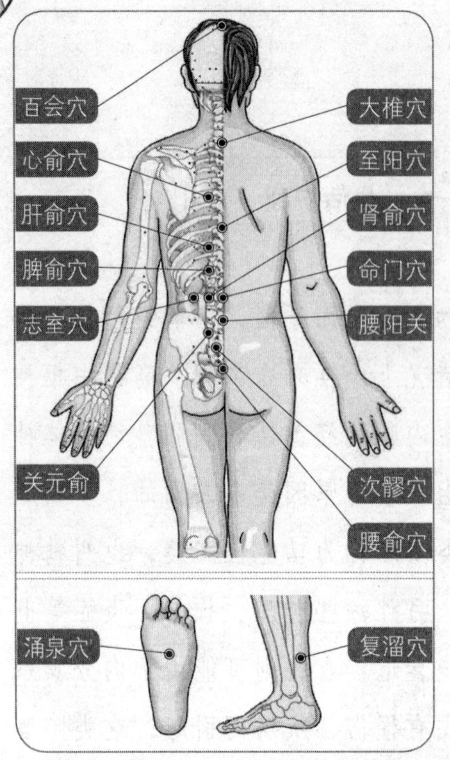

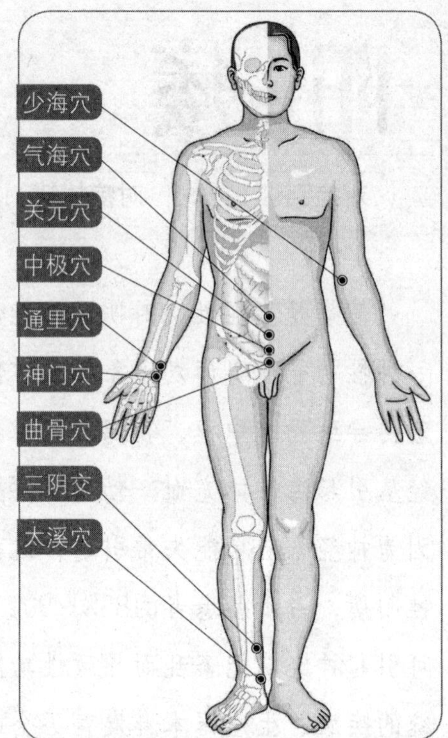

（2）刮足太阳膀胱经：由心俞穴处沿脊柱两侧向下经肝俞、脾俞、肾俞、志室、关元俞等穴，刮至次髎穴处。

（3）刮任脉：由气海穴处经关元、中极等穴，刮至曲骨穴处；刮足少阴肾经：由三阴交穴处沿小腿内侧向下经复溜、太溪等穴刮至涌泉穴处；刮手少阴心经：由少海穴处沿前臂内侧经通里穴，刮至神门穴处。

【对症拔罐】

拔罐部位

心俞、肝俞、脾俞、肾俞、次髎、关元、大赫、曲泉、三阴交、复溜。

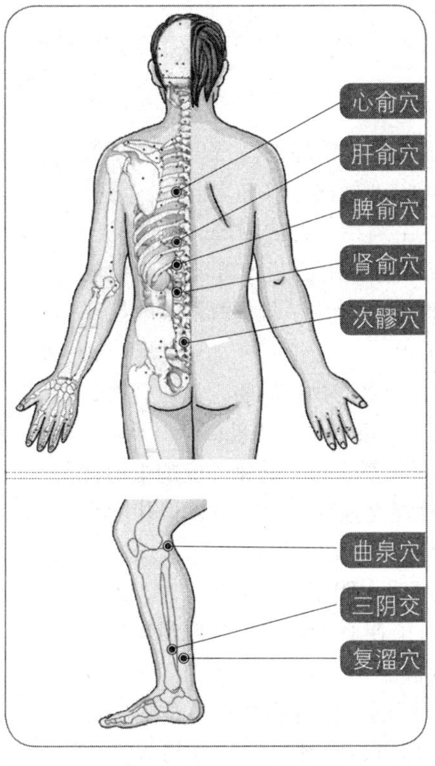

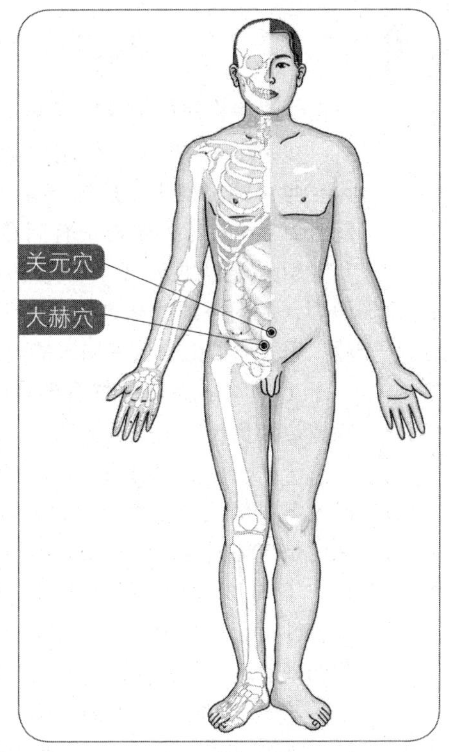

拔罐方法

取上穴，以单纯火罐法吸拔穴位，留罐10～15分钟。每日1次，10次为1个疗程。

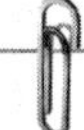

生活护理

（1）勿急躁：需知道性能力随着年龄而改变。年纪较大的男性可能需要较多的刺激及较长的时间以产生勃起。对18～20岁的男性，勃起可能只需数秒钟。到了30～40岁,可能需要1～2分钟。至于年纪60岁左右的男性，若未能在1～2分钟后勃起，并不表示他性无能，他只是需要较长的时间而已。

（2）避免局部过热：避免激烈运动、热水浴及蒸

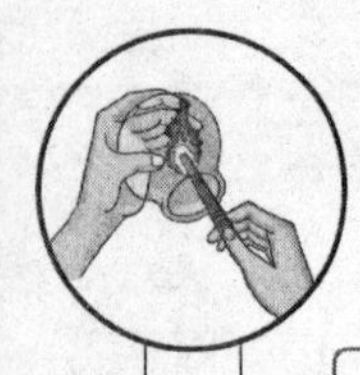

气浴，这些将使精子数目减少。

（3）谨慎用药：使用抗高血压药及镇静剂是常见的阳痿原因，也可能是使用的抗组胺、利尿剂或镇静剂等药引起的。已有超过200种的药物被判定有问题。由药物引发的阳痿，最常见于年过50岁的男性身上。如果怀疑自己服用的药物可能是阳痿的原因，应向医师或药剂师咨询。他们能够为你调整剂量或改换药物，千万不要擅自改变原来的处方。

（4）均衡饮食：饮食要均衡。勿食动物性脂肪、油炸食物、糖或垃圾食物。吃一些南瓜子、蜂蜜、花粉或蜂王乳。

（5）补充高蛋白：饮食中应添加高蛋白。避免过度加工的食品及各种糖及垃圾食物；这些食物能迅速地提供能量，但伴随而来的是情绪低落，使某些人容易又把目标转向毒品。

（6）勿抽烟：经常抽烟将损坏供应阴茎血液的微血管，因而降低性能力。研究显示，尼古丁可能使血管收缩，会抑制勃起组织的平滑肌松弛，因而阻碍勃起反应。

（7）勿酗酒：喝酒会降低睾固酮（一种男性荷尔蒙）的制造。芝加哥医学院的一项新研究指出，喝酒可能导致男人“停精”，并使他们易患心脏病。酒精不仅影响男性的性能力，而且也潜藏诱发心脏病的危机及一些可怕的不良反应。

（8）防止动脉硬化：动脉硬化症妨碍血流至阴茎及其神经，因而影响勃起。容易阻塞动脉的物质，也会影响血液流向阴茎，这类物质包括饮食中的胆固醇及饱和脂肪。

前列腺炎

对症刮痧 → 对症拔罐 → 生活护理

前列腺炎是中青年男性的常见病之一，可分为急性和慢性两种。急性前列腺炎是由细菌或其毒素所致的前列腺体和腺管的急性炎症；慢性前列腺炎可继发于急性前列腺炎或慢性后尿道炎，也可继发于全身其他部位的感染。诱发因素可以是过度饮酒、会阴部损伤、前列腺增生、房事过度等引起的前列腺长期充血。

急性前列腺炎可由细菌自下尿道逆行感染或因皮肤化脓性病灶、扁桃体炎、龋齿及呼吸道感染通过血液、淋巴液循环而引起。多见于青壮年。起病急骤，有发烧、畏寒、厌食、乏力等全身症状。同时有尿急、尿频、尿痛、排尿困难、终末血尿及腰骶部、会阴部和耻骨上区疼痛和直肠刺激症状。急性前列腺炎可形成脓肿，造成局部红肿、胀痛等。

慢性前列腺炎是男性生殖系统极为常见的疾病，所产生的症状多种多样，而且变化多端。病变轻者可无症状。常有排尿结束或晨起尿道口有稀薄水样物或乳白色混浊液溢出，前列腺肿大、压痛，尿道口反而见不到液体滴沥。持续性的慢性炎症刺激，经过神经反射可以引起下身不适，会阴、肛门和阴囊等部位可有严重的触痛感和坠胀感，并常放射到人体横膈下的所有部位。特别会引起莫名其妙的腰酸腰痛，而使患者难受不堪、坐立不安，尤以晨间较重。尿频、尿急、尿痛及尿道灼热感和排尿困难，性功能减退，包括阳痿、早泄、遗精、射精疼痛等。含有细菌或细菌毒素的精液可破坏精液中的有效成分或

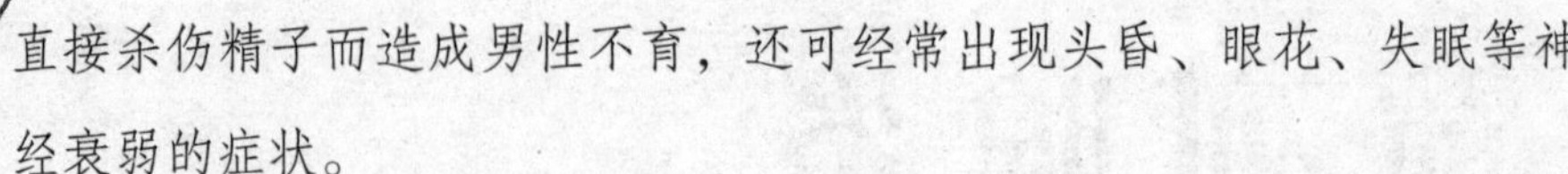

直接杀伤精子而造成男性不育，还可经常出现头昏、眼花、失眠等神经衰弱的症状。

【对症刮痧】

刮痧部位

以下列顺序进行刮痧治疗。项丛刮1—项三线2—太阳刮3—肾俞4—骶丛刮5—天枢6—气海7—关元8—曲池9—内关10—神门11—血海12—足三里13—阴陵泉14—三阴交15—太溪16—太冲17。用于治疗慢性前列腺炎。

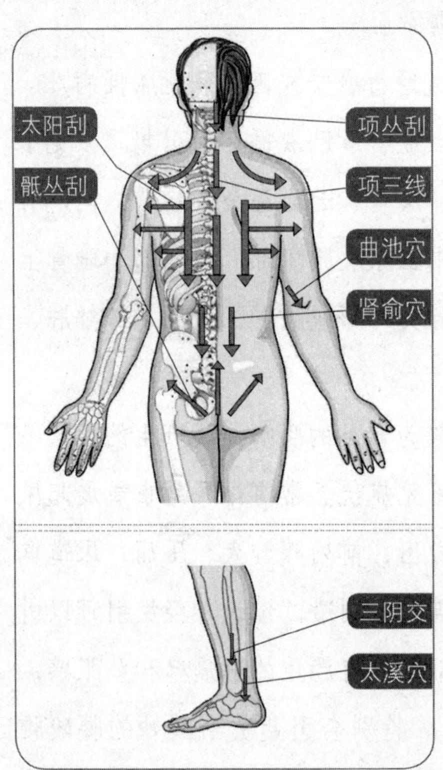

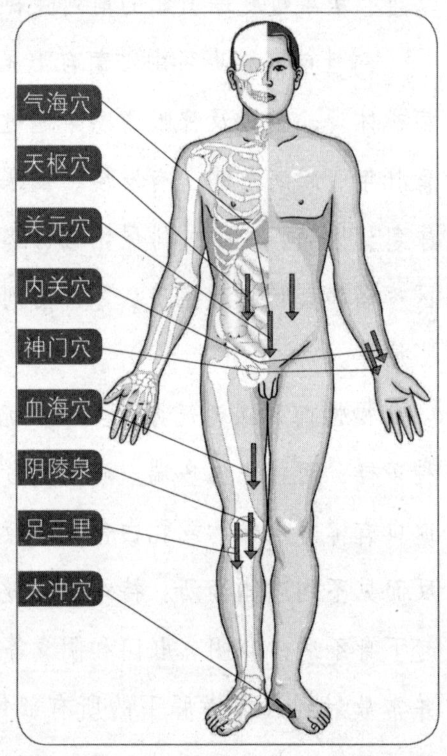

刮痧方法

刮痧前适当抹油，气海以温补下焦达到补肾气，理下焦通淋之效；关元等穴通调下焦之气而利湿热；血海清热解毒；所以，按此顺序刮痧能起到很好的辅助治疗作用，各穴刮拭5次左右，期间营养做相应补充。

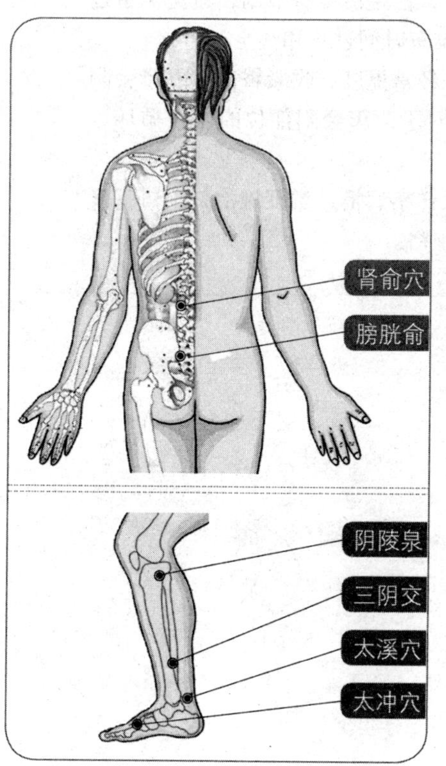

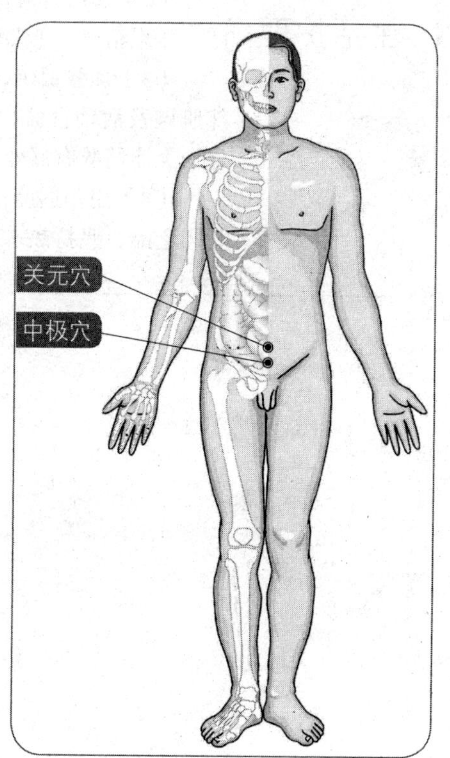

【对症拔罐】

拔罐部位

肾俞、膀胱俞、关元、中极、阴陵泉、三阴交、太溪、太冲。

拔罐方法

取上穴，以单纯火罐法吸拔穴位，留罐10～15分钟，每日或隔日1次。

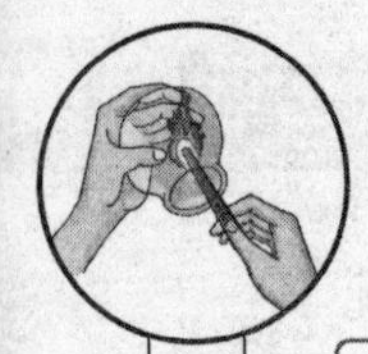

生活护理

（1）饮食有节，不过食肥甘厚味、辛辣刺激之品，多吃蔬菜、水果，保持大便通畅。

（2）起居有规律，性生活要有节制，避免房事过度，强忍精出。不要骑车时间过长和久坐。

（3）加强锻炼，经常提肛、收紧臀部，绷紧会阴部肌肉及活动骨盆，对于改善会阴部位的血液循环、促使炎症消散有好处。

（4）用药适度，详察病情，辨证施治，不可妄食壮阳之品，坚持热水坐浴。

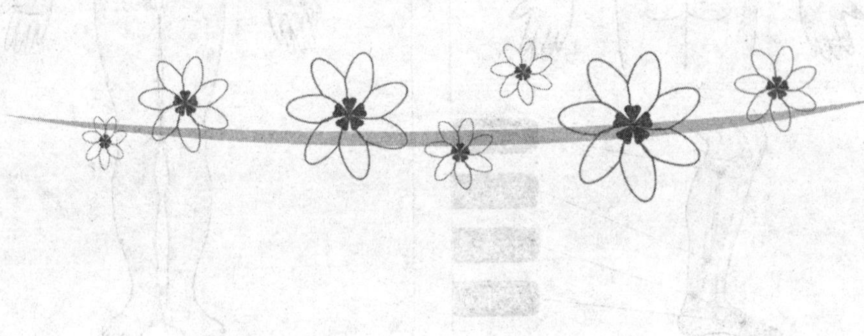

前列腺增生

对症刮痧 → 对症拔罐 → 生活护理

前列腺增生又称前列腺肥大，是老年人常见的疾病之一。40岁以上男子病理上均有不同程度的前列腺增生，50岁以后才逐渐出现症状，发病率随年龄而逐渐增加。前列腺增生的发病机制目前尚不明了，一般认为是慢性炎症、性生活过度、盆腔充血是重要的致病因素。临床表现早期有尿频、尿急、排尿困难，起初排尿踌躇，开始时间延迟，以后出现排尿迟缓，射程不远，尿线变细无力，或尿流中断，尿意不尽感。晚期可有尿失禁、血尿。前列腺增生中有40%～60%的病例可出现急性尿潴留。

【对症刮痧】

刮痧部位

以下列顺序进行刮痧治疗。项丛刮1—太阳刮2—肾俞3—骶丛刮4—天枢5—关元6—内关7—神门8—血海9—阴陵泉10—足三里11—三阴交12—太溪13—太冲14。适用于男性前列腺增生。

刮痧方法

适量抹油，切忌干刮，按此顺序刮拭即可。刮痧出现的血凝块（出痧）不久即能溃散，形成一种新的刺激因素，不但可以刺激免疫功能，使其得到调整，而且还可以通过神经作用于大脑皮质，调节大脑的兴奋与抑制及内分泌平衡，对前列腺增生辅助治疗起到很好的效果。

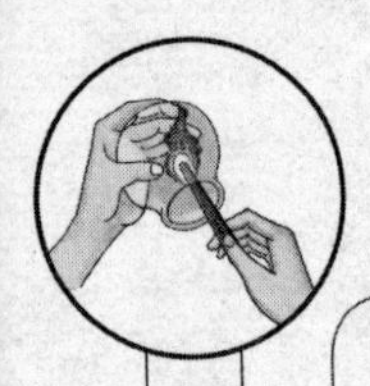

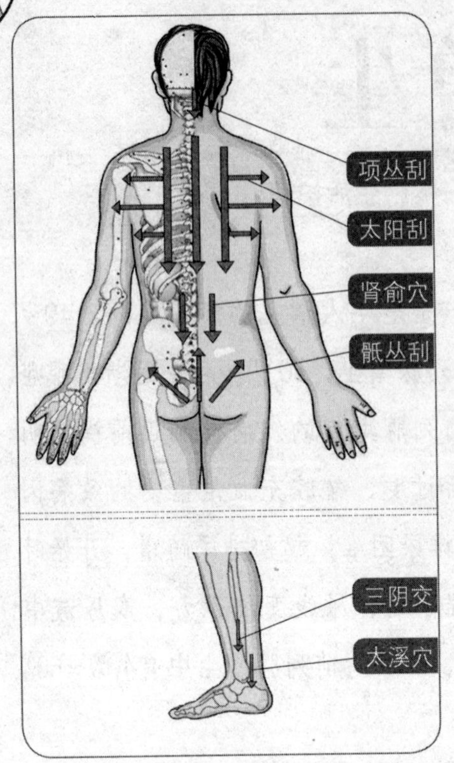

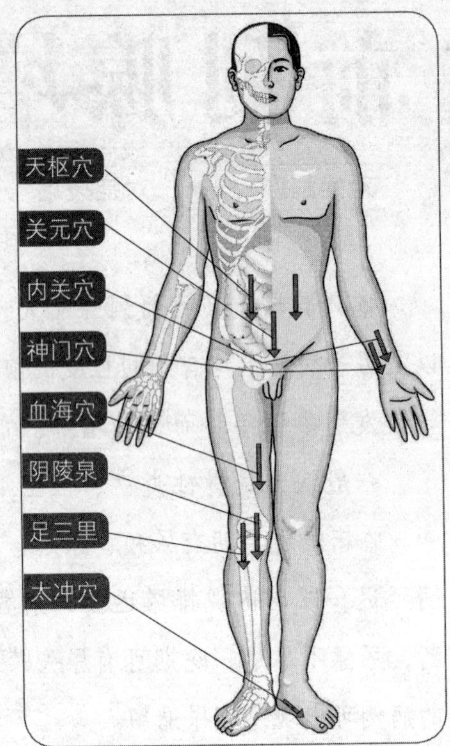

凡病情严重者，如急性传染病、重症心脏病、高血压、中风等，应立即送医院治疗，禁用本疗法。饱食后或饥饿时，以及对刮痧有恐惧者忌用本疗法。

【对症拔罐】

拔罐部位

肾俞、膀胱俞、气海、中极、足三里、血海、阴陵泉、三阴交、太溪。

拔罐方法

取上穴，以单纯火罐法吸拔穴位，留罐10~15分钟，每日或隔日1次。

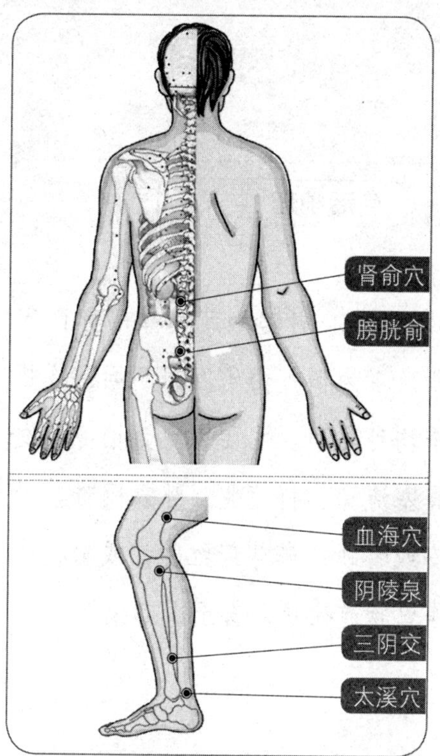

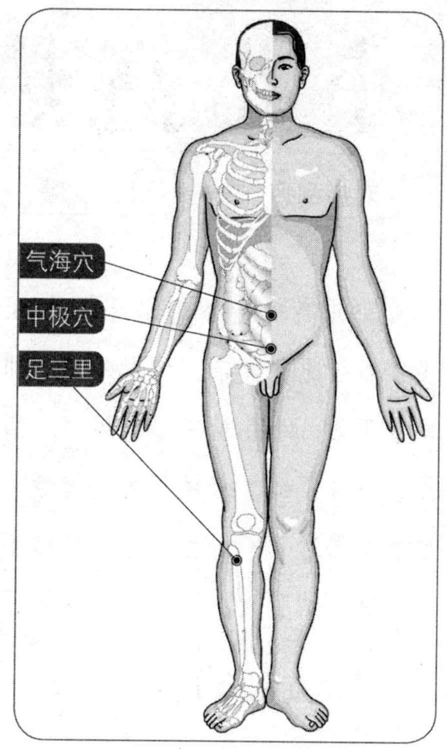

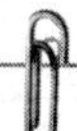

生活护理

（1）加强锻炼，坚持中速步行，每日3次，每次30分钟。

（2）注意调节情志，切忌纵欲房事。

（3）注意调节饮食，不要过食肥甘刺激之物，以免湿热内生。

（4）不过度饮酒，更应禁忌酒后性生活。

（5）注意保持会阴部清洁，勤换内裤，以免皮肤和尿路感染。

（6）不要憋尿，憋尿会使膀胱过度充盈，尿肌张力减弱。

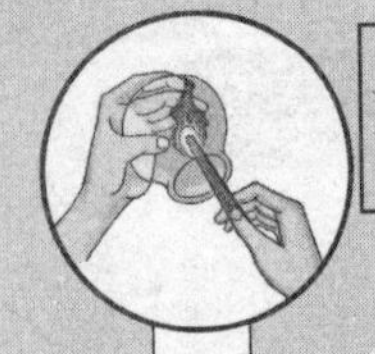

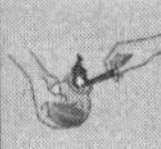

小儿高热

对症刮痧 → 对症拔罐 → 生活护理

小儿高热指小儿体温超过38.5℃而言。引起小儿高热的原因很多，而且比较复杂，但以感受外邪所致者为多。由于照料不周，冷热调节不当，小儿着凉感受风寒。四季均可发病。主要表现为怕冷、发热、周身不适、食欲不振、咳嗽、鼻塞流涕、打喷嚏、呼吸困难。严重者体温达40℃以上，患儿烦躁不安或嗜睡、鼻咽部红肿，或扁桃体和颈淋巴结肿大，可伴呕吐或腹泻等胃肠道症状，甚至引起抽搐。

【对症刮痧】

刮痧部位

取印堂、大椎、风门、曲池、合谷、复溜等穴。

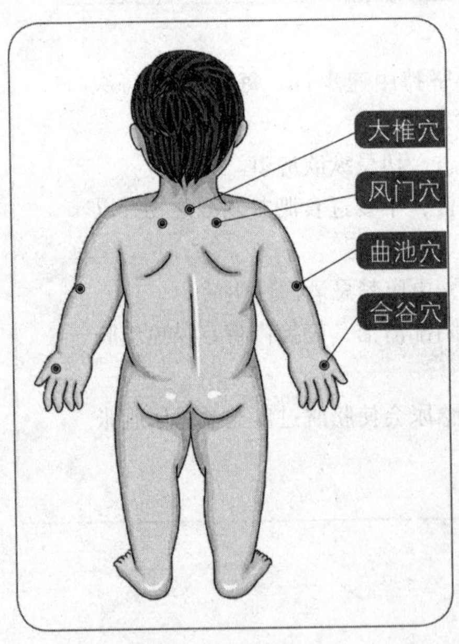

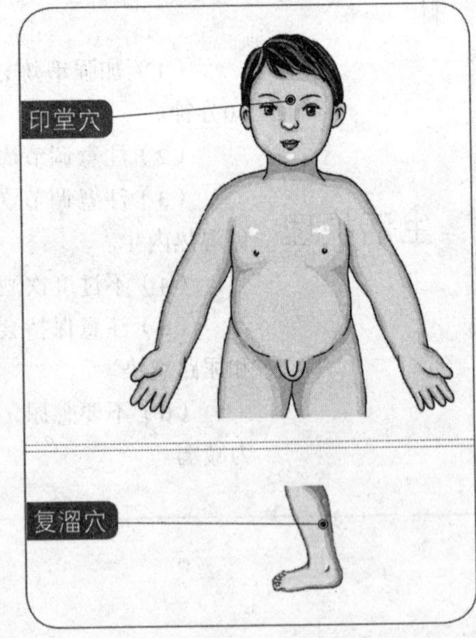

刮痧方法

挤按印堂，先放刮痧板于颈部大椎，然后刮风门，刮前胸，再刮曲池、前臂及合谷，最后刮下肢复溜。以刮痧板侧缘在治疗区自上向下刮，边刮痧边涂油，直至刮治部位呈紫红色，并有痧点（深紫色小丘疹）出现时停止刮，以三棱针挑破数个较大的痧点放血少许，以棉球擦干血迹后再换另一治疗区。对连续高热、营养状况差、精神委靡的小儿可适当静脉补液。

【对症拔罐】

拔罐部位

大椎、大杼、风门、肺俞、胃俞、曲池、外关、尺泽。

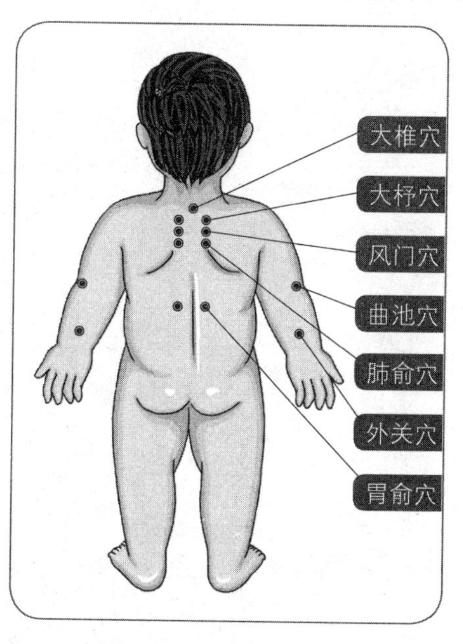

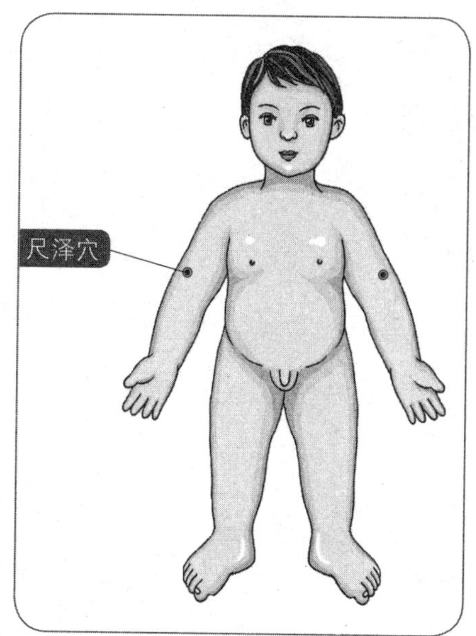

拔罐方法

（1）火罐法：用投火或闪火法将罐吸附于大椎、肺俞、外

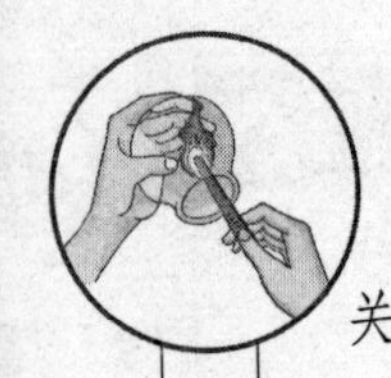

关、曲池或用抽气罐法。

（2）针罐法：先行针刺大椎、风门、肺俞、尺泽，待得气后留针，再用火罐或抽气罐法。

（3）刺络拔罐法：先对大椎、肺俞、曲池消毒后用三棱针在各穴点刺2~3下，再用闪火法拔罐。

（4）走罐法：沿背部足太阳膀胱的大杼至胃俞来回走罐，以皮肤潮红为度。

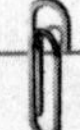

生活护理

注意保暖，患儿不可受凉。保证营养及水分的摄入量，饮食宜清淡易于消化。

小儿惊风

对症刮痧 → 对症拔罐 → 生活护理

小儿惊风又称小儿惊厥，是由多种疾病引起的脑功能暂时紊乱，神经元异常放电的一种疾患。临床上有急惊风和慢惊风之分。本病由多种原因引起，常见于小儿高热、流行性脑脊髓膜炎、流行性脑炎、脑发育不全等病。多发生于1~5岁小儿，四季均可发病。症状以突然意识丧失，眼球上翻，凝视或斜视，牙关紧闭，四肢强直痉挛，角弓反张，大小便失禁为主症。急惊风来势急暴，发作前可有呕吐、发热、烦躁、易惊等先兆；慢惊风除主症外，患儿手足抽搐无力、形神疲惫、嗜睡、面色苍白、四肢冷、呼吸弱等表现。

【对症刮痧】

刮痧部位

督脉的人中、印堂、百会等穴；手阳明大肠经的曲池、手三里、合谷等穴；肝经的太冲等穴；肾经的太溪、涌泉等穴；胆经的阳陵泉穴等以及其他配穴。

刮痧方法

刮痧治疗小儿惊风前，先让患儿平卧，解开衣扣，保持呼吸道通畅。必要时应配合针刺、退热剂、镇静剂等方法综合治疗。

（1）刮督脉：由人中穴处向上，经印堂、上星、百会、大椎等穴刮至至阳穴处。

（2）刮手阳明大肠经：由曲池穴处沿前臂后外侧，经手三里刮至合谷穴处；刮足厥阴肝经之原穴太冲；刮足少阴肾经之原穴太溪穴及井穴涌泉穴处；刮足少阴胆经之合穴阳陵泉穴。外感惊风，则加刮少商、中冲、商阳、十宣等穴处；痰热惊风者，加刮中脘、足三里、丰隆等穴处；惊恐惊风者，加刮手少阴心经之神门穴处，刮督脉之前项穴处；牙关紧闭者，加刮颊车穴处；腹胀、腹痛者，加刮中脘、天枢、气海穴处；恶心呕吐者，加刮手厥阴心包经之络穴内关穴处。

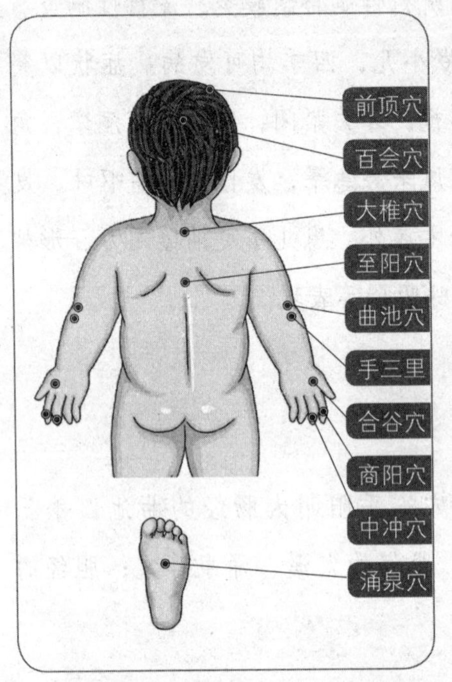

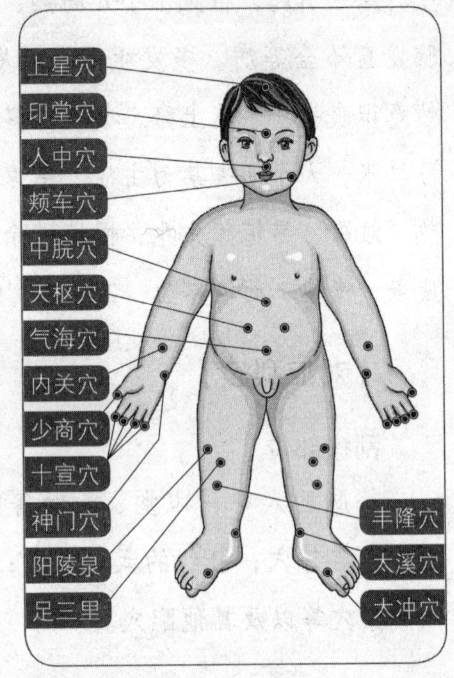

【对症拔罐】

拔罐部位

印堂、太阳、水沟、十宣、合谷、涌泉。

拔罐方法

先对印堂、水沟、太阳、合谷、涌泉、十宣进行消毒，之后迅速用三棱针在各穴点刺2～3下，并挤出少量血，再用闪火法将罐吸拔于太阳、印堂、合谷穴，留罐5～10分钟，每日1～2次。

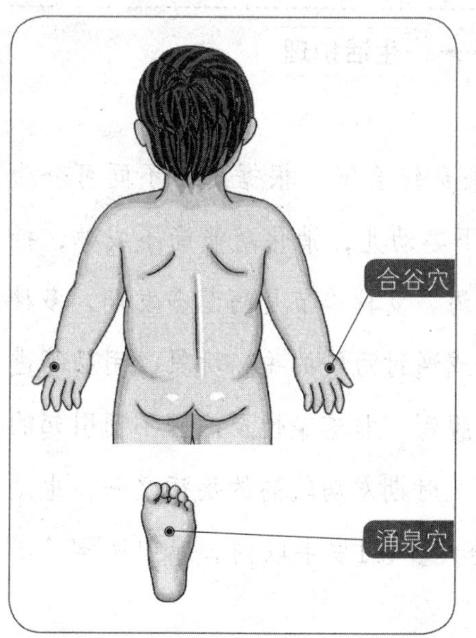

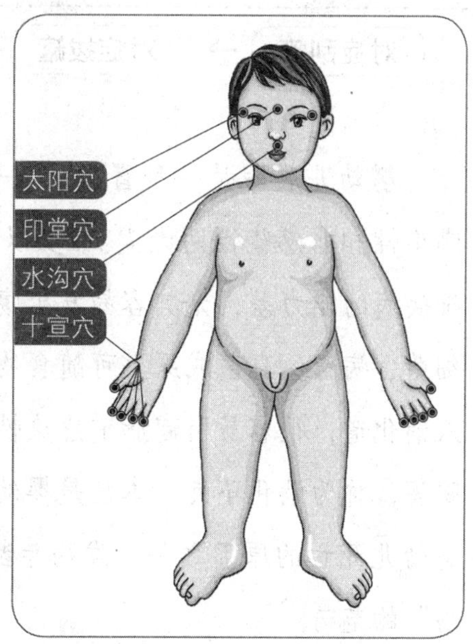

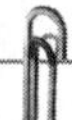

生活护理

（1）抽搐时切勿强制牵拉，以防扭伤。

（2）患儿应侧卧，并用多层纱布包着竹片，放在上下齿之间，以免咬伤舌头。

（3）保持呼吸道畅通，口腔内的分泌物、痰涎随时吸出，防止窒息。

（4）注意患儿的体温、呼吸、出汗、面色等情况。

（5）保持室内安静、避免刺激，以利休息与康复。

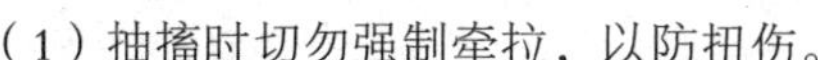

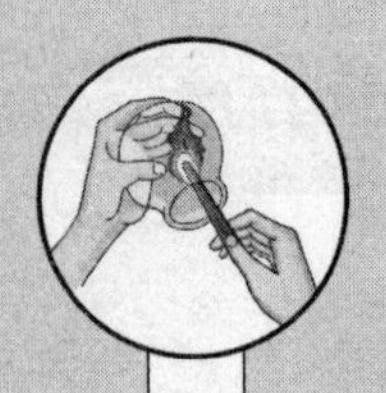

婴幼儿腹泻

对症刮痧 → 对症拔罐 → 生活护理

婴幼儿腹泻是一种胃肠功能紊乱综合征。根据病因不同可分为感染性和非感染性两大类。2岁以下婴幼儿，消化功能尚不成熟，抵抗疾病的能力差，尤其容易发生腹泻。夏秋季节是病菌多发期，多种细菌、病毒、真菌或原虫可随食物或通过污染的手、玩具、用品等进入消化道，很容易引起肠道感染性腹泻。非感染性及病因不明引起的腹泻，称为消化不良。本症是婴幼儿时期发病较高的疾病之一，也是婴幼儿死亡的原因之一。发病年龄大多在1岁半以内。属中医学“泄泻”的范畴。

【对症刮痧】

刮痧部位

督脉大椎穴、身柱、至阳、命门等穴；足太阳膀胱经大杼穴、风门、肺俞、厥阴俞、肝俞、脾俞、胃俞、肾俞等穴；任脉膻中穴、巨阙、中脘、气海、关元等穴；足阳明胃经的足三里、上巨虚、下巨虚、丰隆等穴；足太阴脾经的阴陵泉、三阴交等穴。

刮痧方法

（1）刮督脉：由大椎穴处沿脊柱正中向下，经身柱、至阳等穴，刮至命门穴处；刮足太阳膀胱经：由大杼穴处沿脊柱两侧经风门、肺俞、厥阴俞、肝俞、脾俞、胃俞等穴，刮至肾俞穴处。

（2）刮任脉：由膻中穴处沿前正中线向下，经巨阙、中脘、气海等穴，刮至关元穴处。

（3）刮足阳明胃经：由足三里穴处沿小腿外侧向下，经上巨虚、下巨虚等穴，刮至丰隆穴处。

（4）刮足太阴脾经：由阴陵泉穴处沿小腿内侧向下，经地机、三阴交等穴，刮至公孙穴处。

刮痧治疗本病，手法宜轻，同时可配合捏脊、推拿、中药贴脐、热熨腹部等方法，以提高疗效；病情严重出现高热、神昏、脱水、酸中毒等症状者，应及时采用中西药物对症治疗，以尽快控制病情。

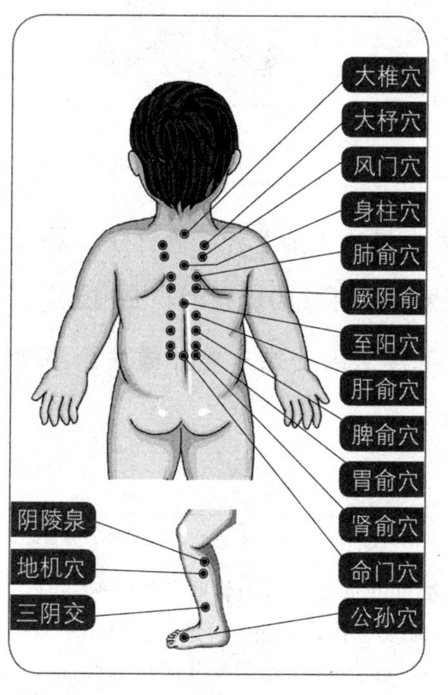

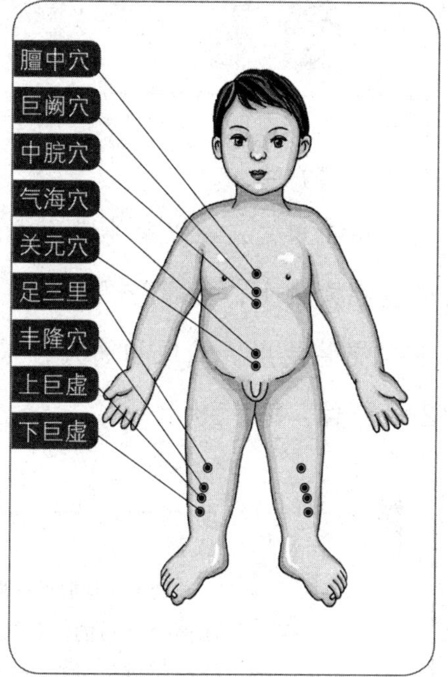

【对症拔罐】

拔罐部位

分两组穴位：①水分、天枢、气海、关元、大肠俞、气海俞、关元俞。②神阙穴。

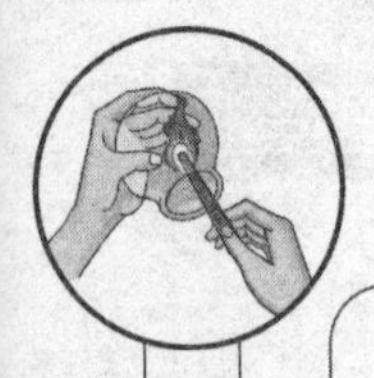

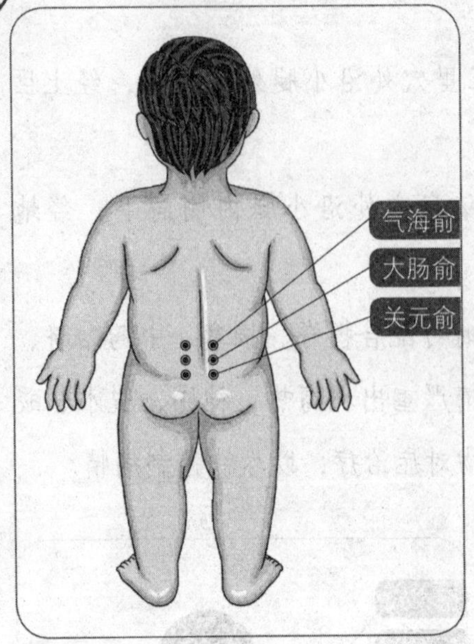

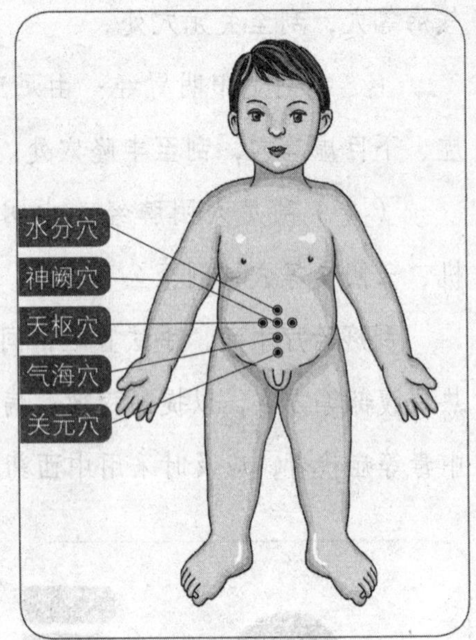

拔罐方法

取①组穴，施以单纯罐法或温水罐法（加姜汁、蒜汁），将罐吸拔在穴位上，留罐2~5分钟；或每穴闪罐10次左右，每日1次，上穴交替使用。或取神阙穴，采用温水罐法或涂姜汁罐法，留罐2~5分钟，每日1次。

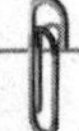

生活护理

治疗期间应调整婴幼儿饮食，减少胃肠负担，轻症停喂不易消化食物和脂类食物，重症应暂禁食，但一般不超过8小时，多饮水以防脱水。给婴幼儿添加辅食时要遵循循序渐进的原则，添加过程中要密切观察婴幼儿大便情况，如有消化不良或腹泻应暂停或减量。夏秋季节是腹泻的流行季节，一定要注意饮食卫生，预防感染性腹泻。

百日咳

对症刮痧 → 对症拔罐 → 生活护理

百日咳是由百日咳杆菌引起的急性呼吸道传染病，因其病程较长，可达3个月左右，故有百日咳之称。此病多在冬春季节发生和流行，患者大部分是5岁以下儿童。主要症状是痉挛性咳嗽。

百日咳在中医学上又称“顿咳”，是一种常见的儿科传染病，因此合并症凶险，故颇受重视。中医认为本病的发生主要是由于素体不足，内隐伏痰，风邪从口鼻而入侵袭于肺。

由于人们对本病的重视，现在的小孩已普遍接种“白百破”三联疫苗，百日咳发病率已大大降低。

百日咳潜伏期一般为7～10日。发病初症状似感冒，咳嗽、打喷嚏、流鼻涕、轻微发烧，3～4日后上述症状逐渐减轻，唯有咳嗽逐渐加重，尤以夜间剧烈，进入痉咳期。痉咳期可长达2个月以上。其咳嗽的特点是阵发性痉挛性咳嗽，不咳则已，一咳便是连续短促地咳嗽十余声甚至数十声，常咳至涕泪交流，面红耳赤、静脉怒张，身体缩成一团为止。阵咳完毕时，接着有一深长的吸气，发出一种特殊的高调鸡鸣样吸气声，如公鸡叫。阵咳每日数次至十数次、一次较一次剧烈。进食、劳累、受寒、激动、煤烟吸入等均可诱发痉咳。痉咳好转后进入恢复期，病症逐渐痊愈。

【对症刮痧】

刮痧部位

督脉大椎穴、身柱、至阳、命门等穴；任脉的华盖穴、膻中、巨阙、中脘等穴；膀胱经的大杼、风门、肺俞、厥阴俞、膈俞、肝俞、脾俞、肾俞等穴；肺经的尺泽穴、列缺、太渊、鱼际、少商等穴；大肠经的曲池穴、手三里、合谷等穴；心包经之内关等穴；胃经的足三里穴、上巨虚、下巨虚、解溪、内庭等穴。

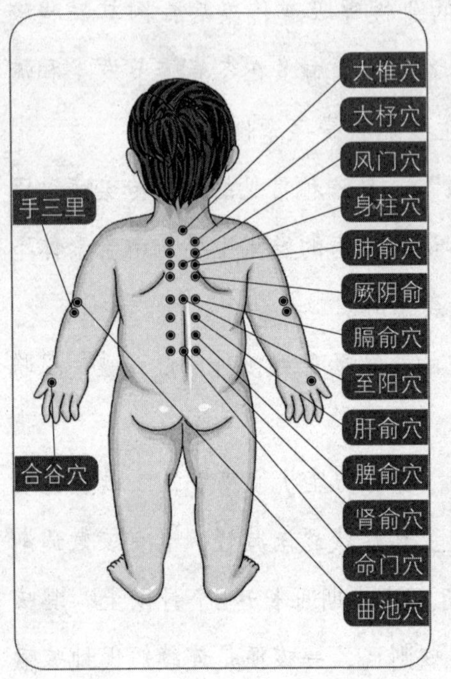

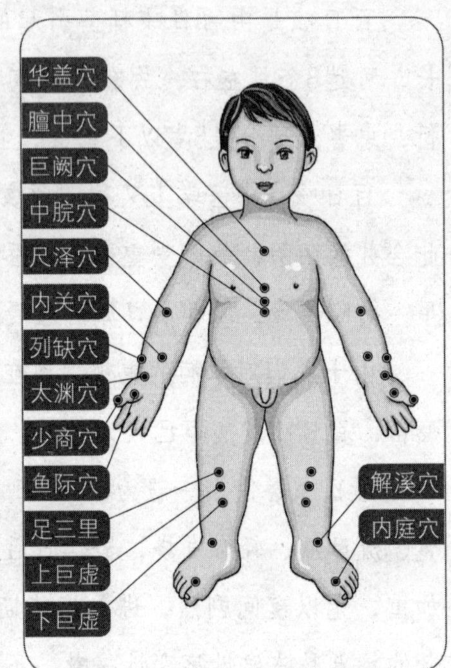

刮痧方法

（1）刮督脉：由大椎穴处沿脊柱正中向下，经身柱、至阳等穴，刮至命门穴处；刮任脉：由华盖穴处沿前正中线向下，经膻中、巨阙等穴，刮至中脘穴处。

（2）刮足太阳膀胱经：由大杼穴处沿脊柱两侧经风门、肺俞、厥阴俞、膈俞、肝俞、脾俞等穴，刮至肾俞穴处。

（3）刮手太阴肺经：由尺泽穴沿前臂前外侧向下，经列缺、太渊、鱼际等穴，刮至拇指端少商穴处；刮手阳明大肠经：由曲池穴处沿前臂后外侧，经手三里、合谷等穴，刮至食指端的商阳穴处；刮手厥阴心包经之络穴内关；刮四缝穴处；刮足阳明经：由足三里穴处沿小腿外侧向下，经上巨虚、下巨虚、解溪等穴，刮至内庭穴处。

病后恢复期应加强营养，刮痧治疗的同时，可配合中西药物对症治疗。

【对症拔罐】

拔罐部位

大椎、大杼、风门、肺俞、脾俞、胃俞、气海、关元、足三里、丰隆。

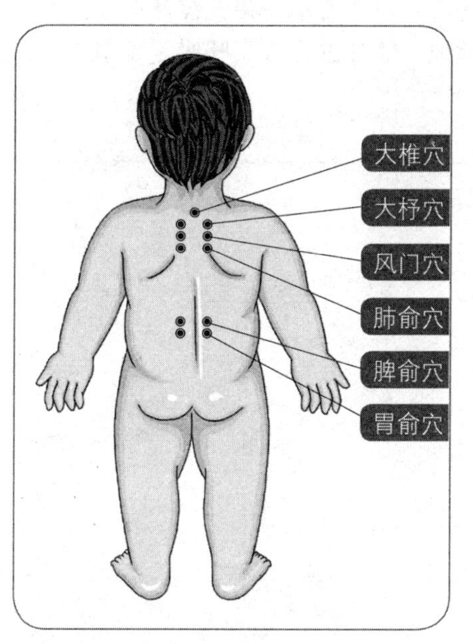

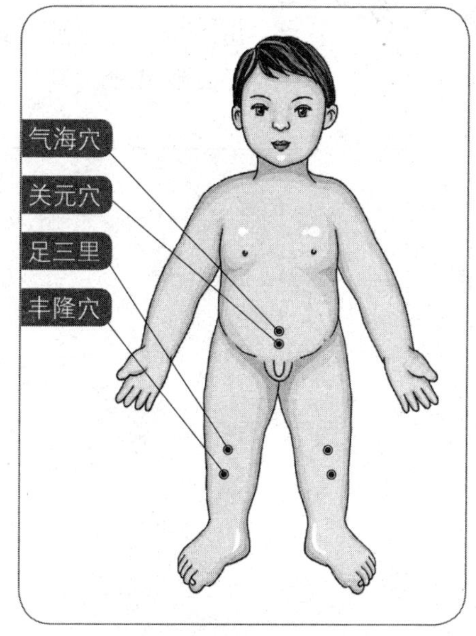

拔罐方法

（1）火罐法：用闪火法将罐吸附于大椎、肺俞、脾俞、关元、足三里；或用抽气罐法。

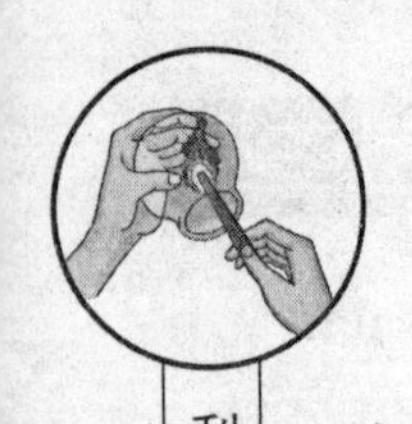

（2）针罐法：先行针刺风门、脾俞、肺俞、气海、足三里、丰隆，待得气后留针，再用火罐或抽气罐法将罐吸附于穴位。

（3）刺络拔罐法：先对大椎、脾俞、肺俞、足三里进行消毒，之后用三棱针在各穴点刺2～3下，再用闪火法将罐吸拔于点刺部位。

（4）走罐法：沿背部足太阳膀胱经的大杼至胃俞自上而下走罐，以皮肤潮红为度。

生活护理

本病具有传染性，患儿应隔离4～7周。病后应细致地做好护理工作，加强营养，避免精神上的刺激，每天应有一定时间的户外活动。患儿痉咳时易出现窒息，应加强看护，随时进行人工呼吸、给氧等急救措施。

小儿厌食症

对症刮痧 → 对症拔罐 → 生活护理

厌食是指小儿较长时期见食不贪，食欲不振，厌恶进食的病症，是目前儿科临床常见病之一。本病多见于1~6岁小儿，其发生无明显的季节差异，一般预后良好。少数长期不愈者可影响小儿的生长发育，也可成为其他疾病的发生基础。

小儿厌食症以厌恶进食为主要临床症状。其他症状也以消化功能紊乱为主，如嗳气恶心、迫食、多食后脘腹作胀，甚至呕吐、大便不调、面色欠华、形体偏瘦等。

【对症刮痧】

刮痧部位

取脾俞、胃俞、胃仓、天枢、中脘、足三里等穴。

刮痧方法

先刮拭背部的脾俞、胃俞、胃仓穴等，至出现痧痕为止；再刮腹部的天枢、中脘穴，至出现痧痕为止；最后刮拭下肢部的足三里穴。

大多数小儿厌食症是由于不良的饮食习惯、不合理的饮食制度、不佳的进食环境及家长和孩子的心理因素造成的。所以，如果是由于疾病引起的，则需要根据医生建议施治。

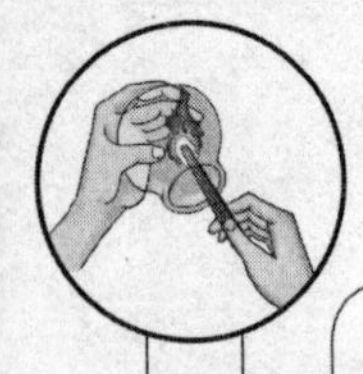

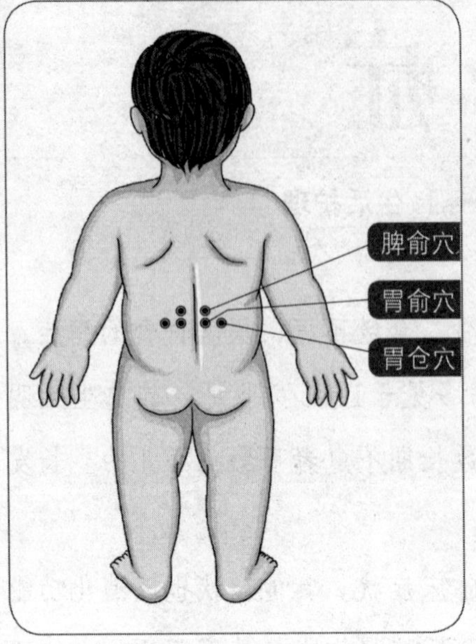

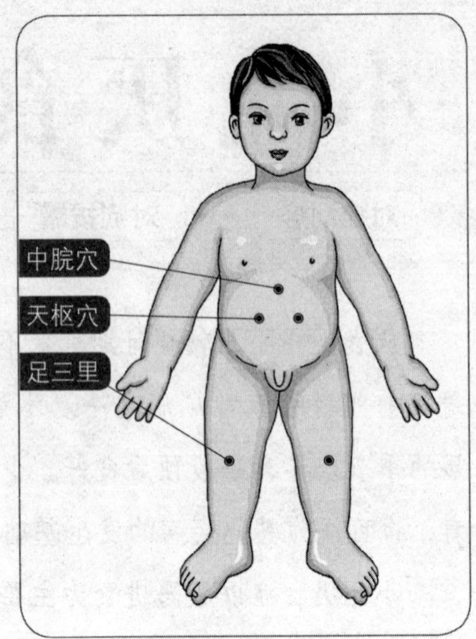

【对症拔罐】

拔罐部位

肝俞、脾俞、胃俞、三焦俞、大肠俞、中脘、神阙、天枢、四缝、足三里。

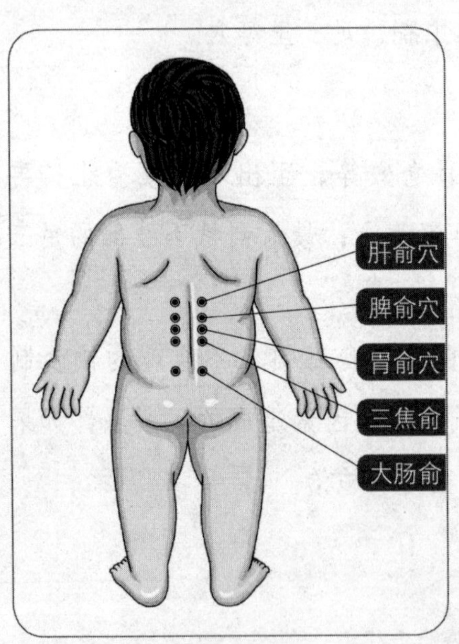

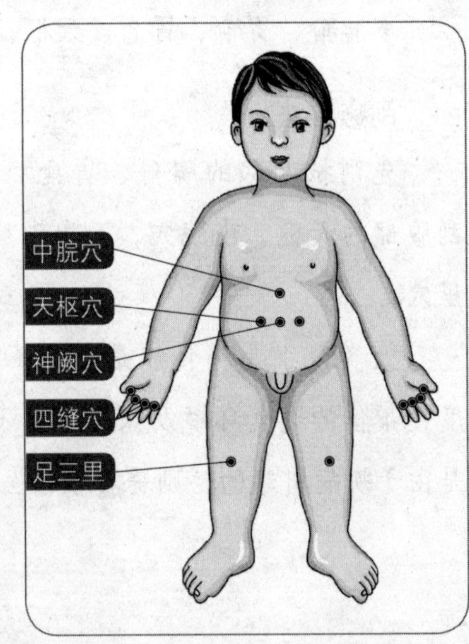

拔罐方法

（1）火罐法：用闪火法将罐吸附于神阙、天枢、中脘、足三里；或用抽气罐法。

（2）针罐法：先行针刺脾俞、胃俞、肝俞、足三里，留针后，再用火罐或抽气罐法。

（3）刺络拔罐法：先对脾俞、胃俞、大肠俞、三焦俞、足三里进行消毒，之后用三棱针在各穴点刺2～3下，再用闪火法将罐吸拔于点刺部位，以溢出少量血为度；同时可点刺四缝穴，挤出少量黄白黏液。

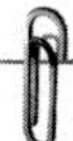

生活护理

（1）调节饮食，是预防治疗小儿厌食症的重要措施。

（2）定时进食，禁止吃零食，饮食生活要有规律。

（3）注意饮食卫生，防止挑食，纠正偏食。

（4）注意纠正小儿的不良情绪变化，减轻精神压力。

（5）患病后发现食欲不振，应及时检查和治疗。

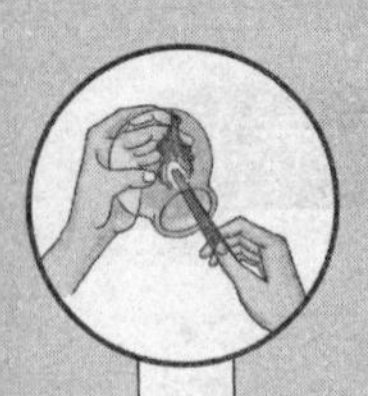

小儿遗尿症

对症刮痧 → 对症拔罐 → 生活护理

遗尿症又称尿床，是指3周岁以上小儿不能控制排尿，睡眠中小便自遗，醒后方觉的一种疾病。3周岁以下小儿由于智力发育未臻完善，排尿的正常习惯尚未养成，或贪玩少睡，精神过度疲劳，均能引起暂时遗尿，此不属病态。若3岁以上小儿，尚不能自控排尿，每睡即遗，形成习惯，则为病态。有的小儿在2~3岁时已能控制排尿，至4~5岁以后又出现夜间遗尿，称为继发性遗尿。此症多见于10岁以下儿童，偶可延长到12~18岁。男孩较女孩为多见。现代医学认为，本病少数儿童是由于脊柱裂、大脑发育不全或蛲虫病所致，大部分儿童与精神因素有关，如突然受惊、过度疲劳、骤换新环境等，多见于容易兴奋、过于敏感或睡眠过熟者。此外，也与未养成良好的排尿习惯有关。

本病祖国医学称为“遗尿”。其病因、病机为肾气不足，下元虚寒或脾肺气虚或肝经湿热而致膀胱气化失常。

【对症刮痧】

刮痧部位

取大椎、大杼、膏肓、神堂、肾俞、命门、次髎、气海、关元、三阴交、足三里等穴。

刮痧方法

先刮拭背部，再刮腹部，最后刮下肢部。背部重点刮大椎、大杼、膏肓、神堂、肾俞、命门、次髎穴，至出现痧痕为止；腹部刮气海、关元穴，至出现痧痕为止；下肢部刮三阴交、足三里穴。

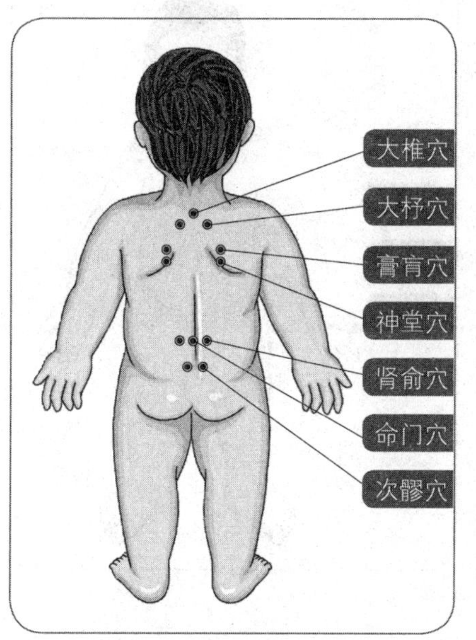

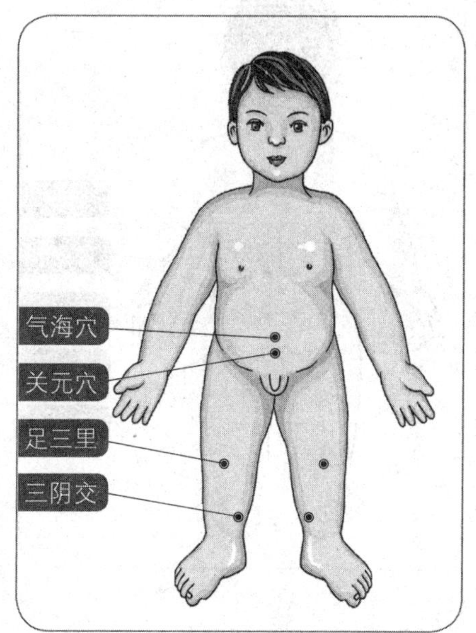

【对症拔罐】

拔罐部位

分两组穴位：①肾俞、膀胱俞、气海；②命门、关元俞、腰阳关、关元。

拔罐方法

每次取1组穴，采用单纯罐法或出针罐法。若属虚寒，症见面色无华、精神不振、少气倦怠、尿频、尿色清而量多、肢体欠温喜暖、腰膝酸软等，宜选用艾灸罐或姜艾灸罐法，将罐吸拔于穴位上，留罐15分钟，1～2日1次。待有明显疗效后，改为3～4

日1次。亦可只取神阙穴，采用单纯罐法，留罐3~5分钟，1~2日1次。

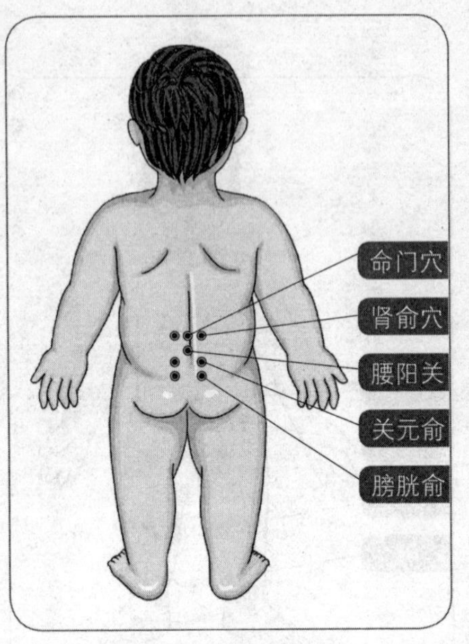

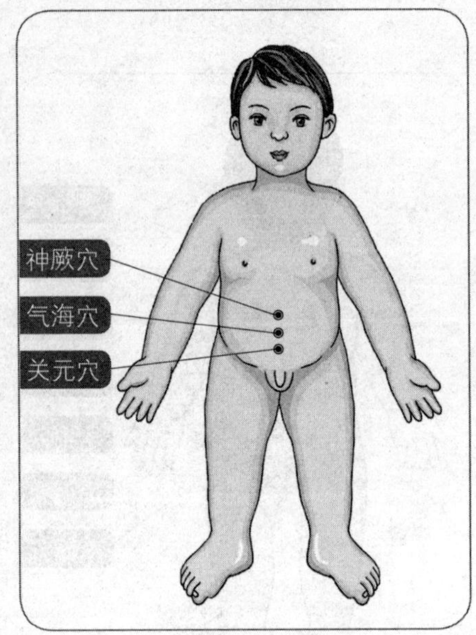

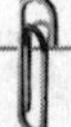

生活护理

在治疗期间家长要配合医生治疗，培养孩子按时排尿的习惯。夜间家长要定时叫醒患儿起床排尿，有助于提高疗效。同时注意临睡前少饮水，并排空小便。家长要消除孩子的紧张恐惧心理，树立信心和勇气，不要因尿床而打骂孩子。

儿童多动症

对症刮痧 → 对症拔罐 → 生活护理

儿童多动症即注意缺陷障碍伴多动，又称脑功能轻微失调或轻微脑功能障碍综合征，是一种较常见的儿童行为障碍综合征。

本病男孩多于女孩，尤其早产儿多见。多在学龄期发病，其病因有人认为与难产、早产、脑外伤、颅内出血、某些传染病、中毒等有关，也有人认为与环境污染、遗传等因素有关。中医学认为心脾两虚、肝阳上亢、湿热内蕴是其主要病因病理。

儿童多动症多从婴幼儿时期即易兴奋、睡眠差、喂食困难，不易养成定时大小便习惯。随着年龄的增长，除活动增多外，还有动作不协调，做精细动作如穿针、系纽扣、使用剪刀有困难，注意力不集中或集中时间很短，行为无目的，情绪易冲动而缺乏控制力；上课不遵守纪律，如话多、小动作多、听觉辨别能力差和语言表达能力差、学习能力低；在集体生活中不合群，容易激动，好与人争吵；在家长面前倔犟，不听话，冒失、无礼貌；有些患儿采取回避困难的态度，变得被动、退缩。

【对症刮痧】

刮痧部位

印堂、百会、大椎；以心俞、肝俞、脾俞、肾俞为重点刮足太阳膀胱经及大椎至命门相关侧线。

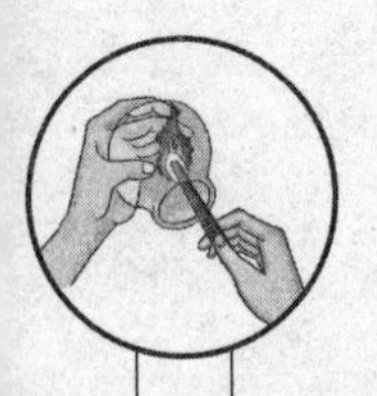

刮痧方法

先进行常规消毒，在相应的部位涂刮痧活血剂,先从印堂、百会、大椎处刮拭，刮至局部发红,再在大椎至命门的足太阳膀胱经第一侧线、第二侧线上刮拭,重点是心俞、肝俞、脾俞、肾俞,以皮肤出现潮红、皮下有瘀点为度。然后可以结合在背部拔火罐。

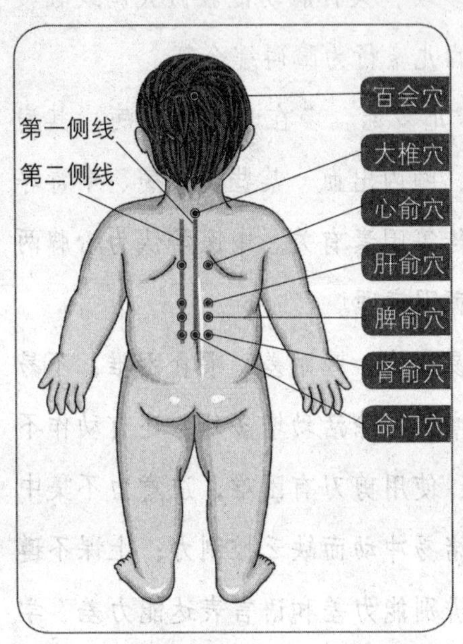

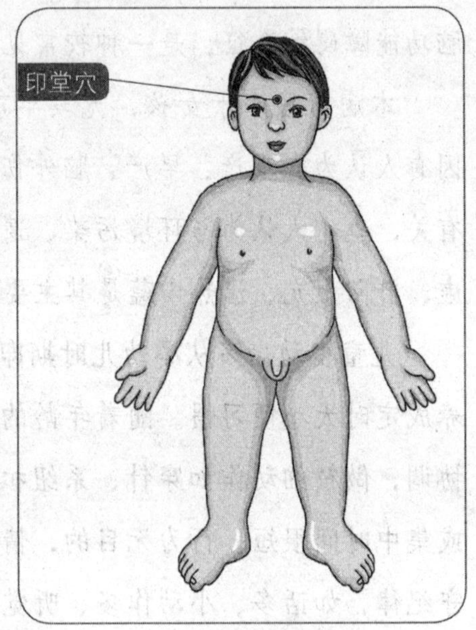

【对症拔罐】

拔罐部位

太阳、气海、关元、曲池、手三里、足三里、阳陵泉、心俞、膈俞、肝俞、肾俞、脊柱。

拔罐方法

（1）留罐法：患儿仰卧位，选择大小适中的火罐，用闪火法将罐吸拔于太阳、气海、关元、曲池、手三里、足三里穴，留罐10～15分钟。患儿俯卧位，再用闪火法将罐吸拔于阳陵泉、心俞、膈俞、肝俞、肾俞，留罐10～15分钟。每日1次，10次为1个疗程。

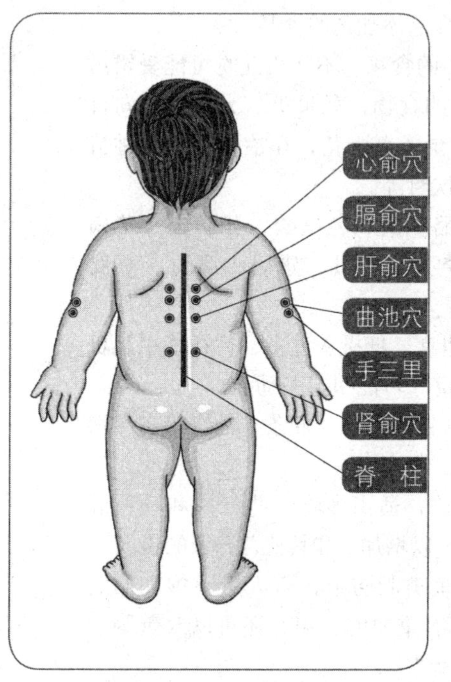

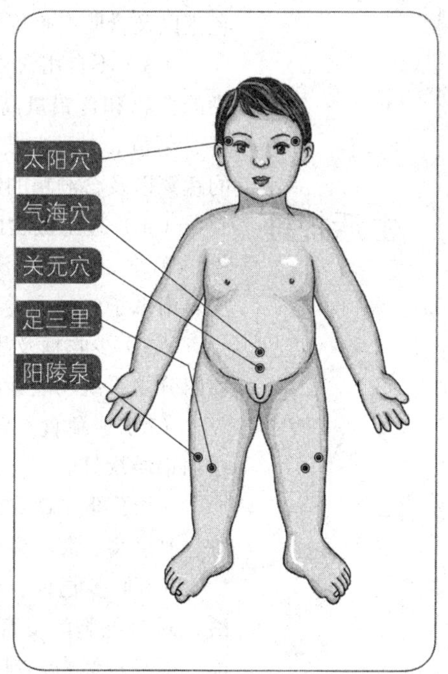

（2）针罐法：患儿仰卧位，先针刺气海、关元、曲池、手三里、足三里、阳陵泉穴，然后选择大小适中的火罐，在上述穴位拔罐，留罐10～15分钟。患儿俯卧位，先针刺心俞、膈俞、肝俞、肾俞，再拔上火罐，留罐10～15分钟。每日1次，10次为1个疗程。

（3）走罐法：患儿仰卧位，在患侧腹部涂上适量的按摩乳或油膏，选择大小适宜的火罐，用闪火法将罐吸拔于腹部，然后沿肚脐周围，做逆时针方向环行走罐数次，直至局部皮肤潮红。

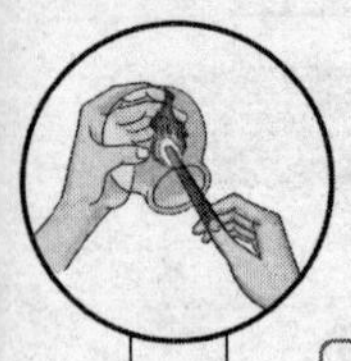

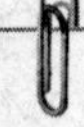

生活护理

（1）克服偏食和挑食的习惯。膳食应粗粮与细粮结合，荤菜与蔬菜、水果搭配。

（2）忌食食品添加剂，如胡椒油和酒石黄等食用色素以及含防腐剂等食品添加剂的食品。

（3）不食用含铅的食物，不让患儿吃可能受铅污染的食物和含铅量高的食物，如贝类、大红虾、向日葵、莴苣、甘蓝、皮蛋、爆米花，在冶炼厂周围种植的蔬菜以及含酒精的饮料等。

（4）避免摄食酪氨酸和色氨酸，如驴肉、猪肉松、鸭掌、鱼片、淡菜、干贝、奶酪、腐竹、豆腐皮、南瓜子仁等。

（5）少吃糖及甜食。糖摄入过多，往往能引起机体内分泌系统功能紊乱，可能引起多动症。

（6）避免食入含铝食品，如油条、油饼等，尽量少用铝质炊具。

（7）补充铁和锌，适当多吃一些红肉和动物肝脏、血豆腐、海藻等，以增加铁和其他营养素的摄入。

（8）多吃鱼。鱼类脂肪中含有大量不饱和脂肪酸，对脑细胞的发育有重要的作用，还可以改善脑功能，提高记忆力、判断力。

（9）补充蛋白质。多吃鸡蛋、牛奶，它们可使体内有关氨基酸增多，缓解多动症。

荨麻疹

对症刮痧 → 对症拔罐 → 生活护理

荨麻疹是一种常见的过敏性皮肤病，俗称风疹块，是一种过敏性皮肤病。常因某种食物、药物、生物制品、病灶感染、精神因素、肠寄生虫、外界冷热等刺激引起。临床表现为大小不等的局限性风团，伴有瘙痒和灼热感，少数患者可有发热、腹痛等症状，特点是骤然发生，迅速消退，愈后不留任何痕迹。根据病程长短可分急性和慢性两型，急性荨麻疹经数日至数周消退，原因较易追查，除去原因后，迅速消退。慢性荨麻疹反复发作，常经年累月不愈，病因不易追查。

【对症刮痧】

刮痧部位

足太阳膀胱经的风门、肺俞、膈俞、肝俞、脾俞、胃俞、肾俞等穴一带；手阳明大肠经的肩髃穴、曲池穴、合谷穴等；足阳明胃经的足三里穴处沿小腿外侧至丰隆穴一带；足太阴脾经的血海穴处沿小腿内侧经阴陵泉、地机等穴至三阴交一带。

刮痧方法

刮痧治疗使用水牛角板，蘸取红花油进行。

（1）刮足太阳膀胱经：由风门穴处沿脊柱两侧向下经肺俞、膈俞、肝俞、脾俞、胃俞等穴，刮至肾俞穴处。

（2）刮手阳明大肠经：由肩髃穴处沿上肢后外侧经曲池穴，刮至合谷穴处。

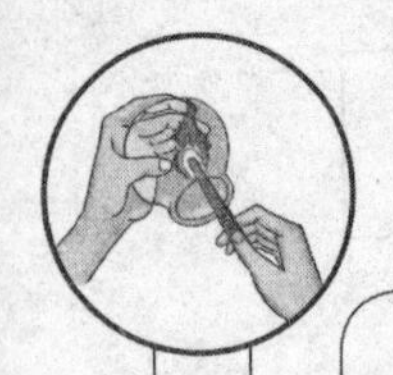

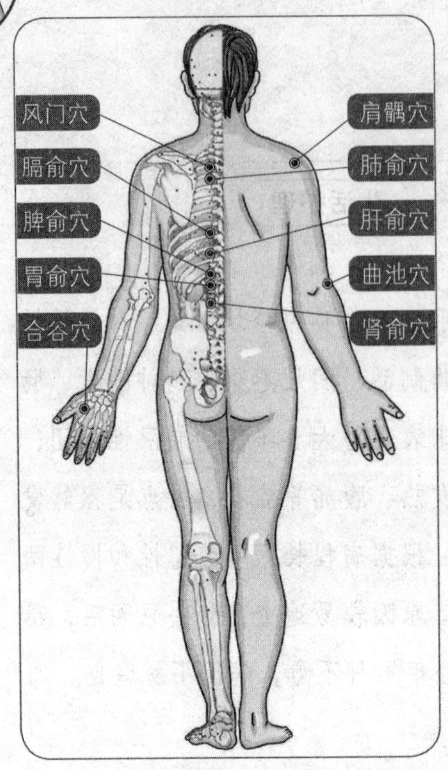

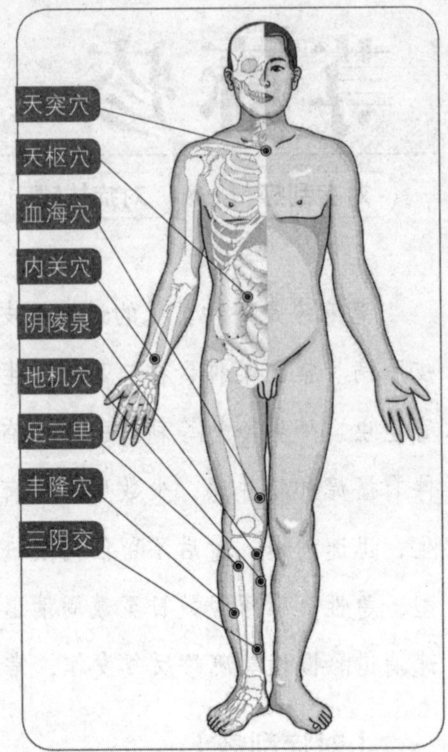

（3）刮足阳明胃经：由足三里穴处沿小腿外侧刮至丰隆穴处。

（4）刮足太阴脾经：由血海穴处沿小腿内侧经阴陵泉、地机等穴刮至三阴交穴处。

随证加减：伴呼吸困难者，加刮天突穴处；恶心呕吐者，加刮内关穴处；腹痛、腹泻者，加刮天枢穴处。刮痧治疗荨麻疹疗效较好，慢性顽固性荨麻疹应尽可能查明原因，针对病因治疗，如果病情严重，出现呼吸困难、腹痛、腹泻等症状时，应采用中西药物综合治疗。

【对症拔罐】

拔罐部位

分三组穴位：①神阙。②大椎及背部脊椎两侧膀胱经循行部位。③大椎、风池、风门、曲池、血海穴。

拔罐方法

取神阙穴，施以单纯罐法，将罐吸拔在穴位上，留罐5～10分钟，起罐后再拔，连续3次为治疗1次，以局部皮肤明显瘀血为佳，每日1次，3次为1个疗程，疗程间隔3～5天。若属于体质虚寒，或遇冷、冬季发作者，可于每次拔罐前用艾条温和灸神阙穴10～15分钟。取②组穴，施以走罐，至皮肤起丹痧，然后点刺大椎穴，放血数滴，每1～2天1次，3次为1个疗程，疗程间隔4～6天。取③组穴，采用单纯罐法，留罐10分钟，每天1次。风团局部水肿者，加拔阴陵泉和三阴交穴。

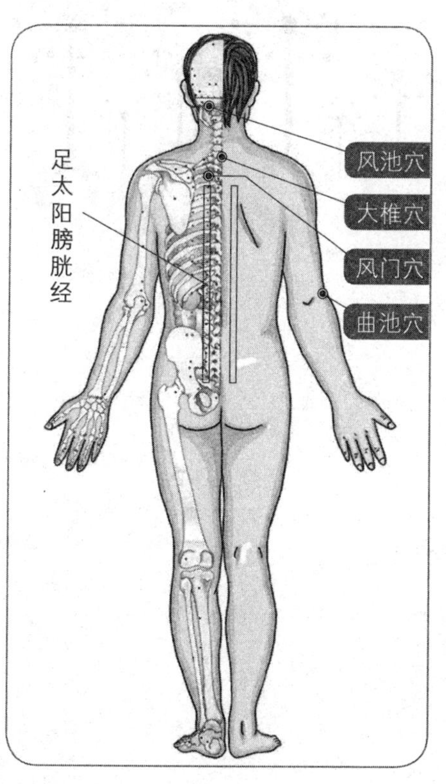

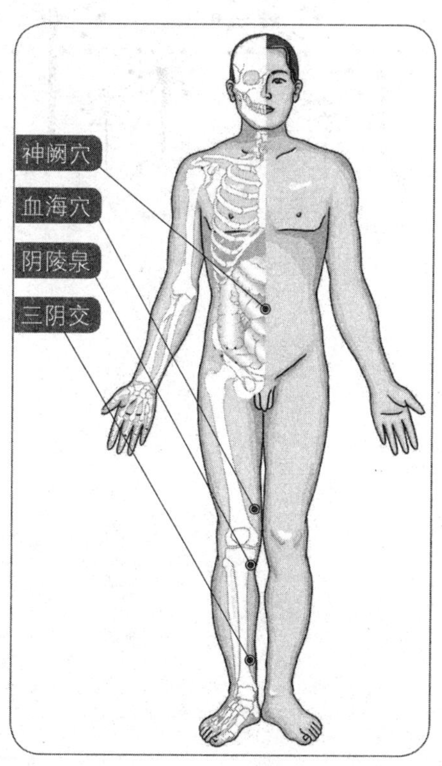

生活护理

（1）避免接触过敏源。

（2）如对寒冷、日晒过敏者应采取防护措施。

（3）由感染病灶引起的荨麻疹，应首先控制感染；对慢性荨麻疹反复发作者，应查找病因并去除之。

（4）饮食宜清淡，忌食鱼、虾、蟹等发物。

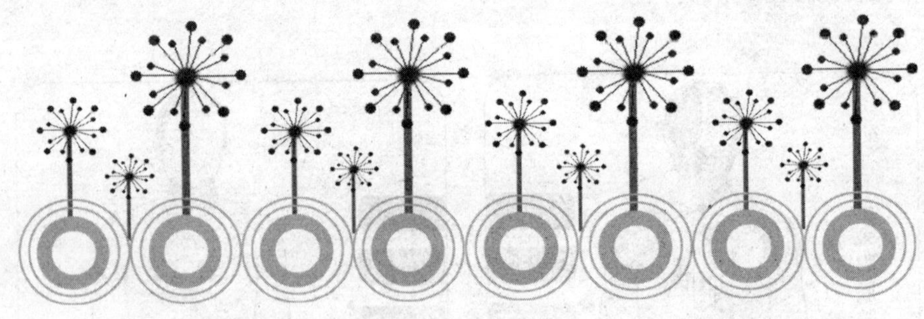

湿 疹

对症刮痧 → 对症拔罐 → 生活护理

湿疹是一种常见的过敏性、炎症性皮肤病，一般分为急性、亚急性和慢性三类。其特点是皮损呈多形性，红斑、丘疹、水疱、糜烂、渗出、结痂等，呈对称性分布，好发于面部、肘弯、腘窝、阴囊等处，严重时可泛发全身，剧烈瘙痒，反复发作，易演变成慢性湿疹。

湿疹的发病原因一般认为是由于内在刺激因素（如病灶感染、寄生虫感染、吃某些食物、服用某些药物等）或外来刺激因素（如寒冷、日光、植物、昆虫等）作用于机体而引起的皮肤变态反应性炎症。在日常生活中，人们接触各种刺激因素的机会很多，但是否发生湿疹，主要取决于机体的内在因素。机体敏感性高者易于发生湿疹，而过敏体质又与遗传、工作、生活环境等因素有关。

中医学称本病为湿疮，又有浸淫疮、血风疮等名称。是由禀赋不耐，风湿热邪客于肌肤，经络受阻所致；或湿热浸淫日久，迁延伤脾，脾虚失运，湿邪留恋，蕴于肌肤所致；或病久失治，耗伤阴血，血虚生风化燥，肌肤失于濡养所致。

【对症刮痧】

刮痧部位

以下列顺序进行刮痧治疗。项丛刮1—项三线2—太阳刮3—面部美容刮4—曲池5—外关6—内关7—神门8—合谷9—血海10—委中

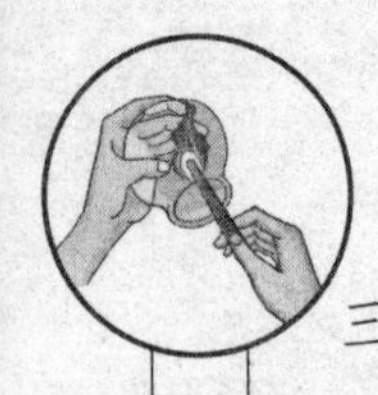

三线11—足三里12—阴陵泉13—三阴交14—太冲15。

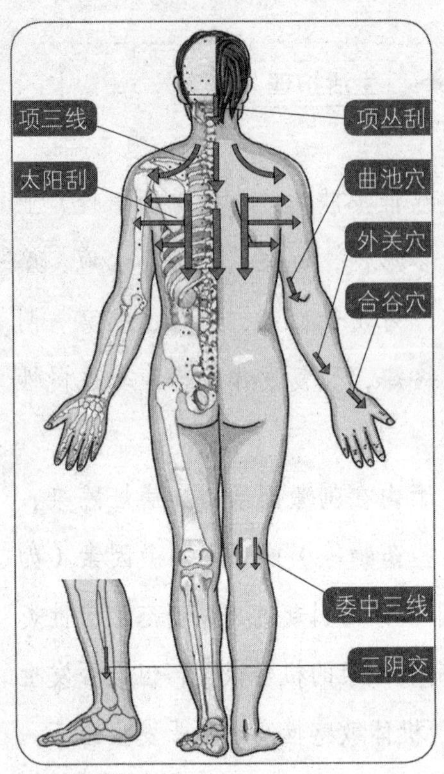

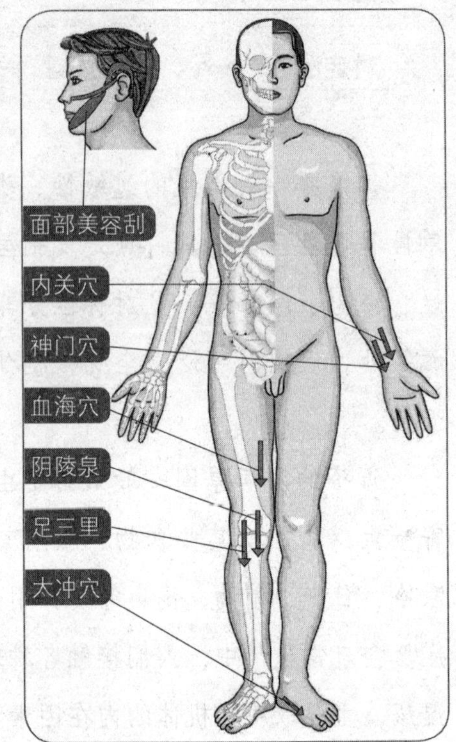

刮痧方法

刮痧治疗使用水牛角板，蘸取红花油进行。刮痧的时候，按此顺序进行刮拭，至出现痧痕为止。

【对症拔罐】

拔罐部位

大椎、灵台、肺俞、曲池、血海、三阴交、神阙穴及病灶。

拔罐方法

病灶处采用单纯罐法（依病灶宽窄，可置单罐或密排罐，要求

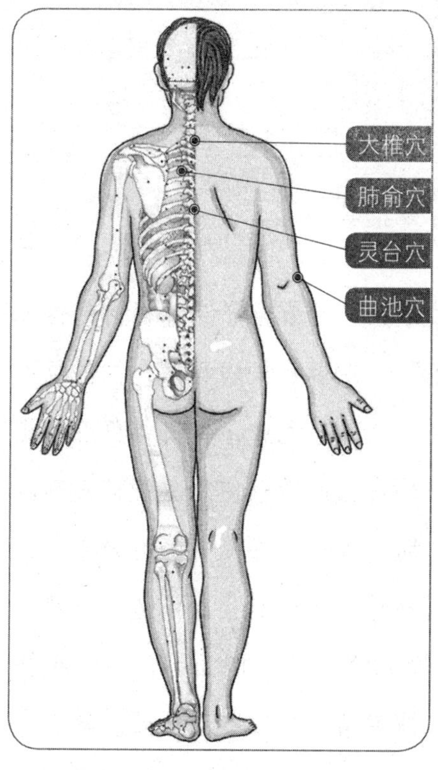

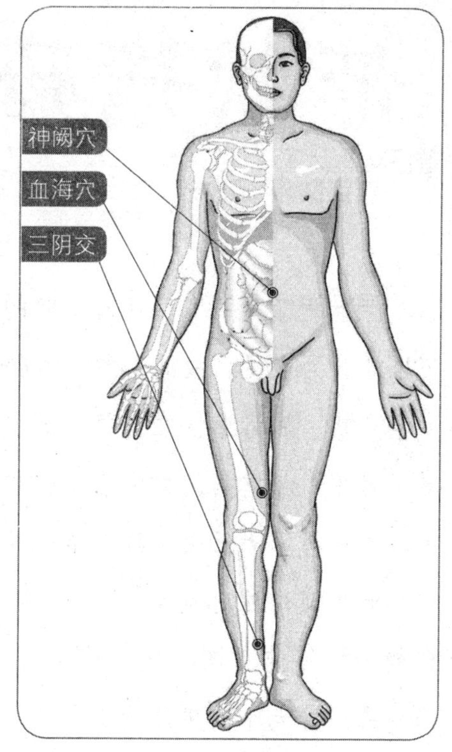

尽量罩住病灶），病灶炎症甚者，加大椎或灵台穴，施行刺络罐法或毫针罐法，留罐10～15分钟，每1～2日1次。若病灶处不能置罐，或泛发者，取各穴位施以刺络罐法或毫针罐法，留罐10～15分钟，每1～2日1次。

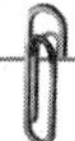

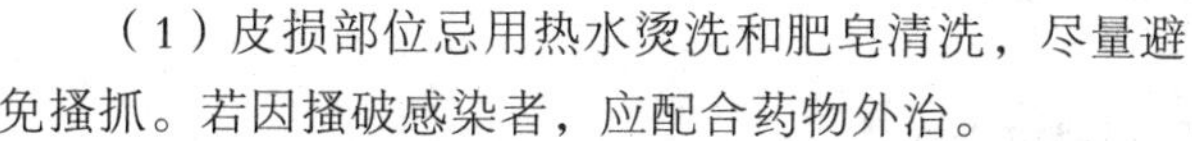

生活护理

（1）皮损部位忌用热水烫洗和肥皂清洗，尽量避免搔抓。若因搔破感染者，应配合药物外治。

（2）忌食辛辣、荤腥等食物。

（3）湿疹发病期间不应进行各种疫苗的预防接种、注射，以免诱发全身反应。

（4）加强体育锻炼，增强抗病能力。

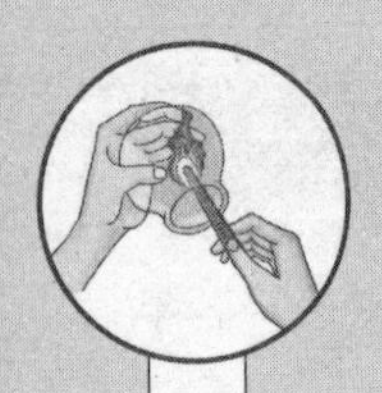

带状疱疹

对症刮痧 → 对症拔罐 → 生活护理

带状疱疹是一种由病毒引起的皮肤病，可发生于身体任何部位，但以腰背为多见，故此俗称“串腰龙”。患者感染病毒后，往往暂不发生症状，病毒潜伏在脊髓后根神经节的神经元中，在机体免疫功能减退时才引起发病，如感染、肿瘤、外伤、疲劳及使用免疫抑制剂时等。本病好发于三叉神经、椎神经、肋间神经和腰骶神经的分布区，初起时患部往往有瘙痒、灼热或痛的感觉，有时有全身不适、发热、食欲不振等前驱期症状，随后有不规则的红斑、斑丘疹出现，很快演变成绿豆大小的集簇状小水疱，疱液澄清，周围绕以红晕。数日内水疱干涸，可有暗黑色结痂，或出现色素沉着；与此同时不断有新疹出现，新旧疹群依神经走行分布，排列呈带状，故而得“带状疱疹”之名，疹群之间皮肤正常。有些患者皮损完全消退后，仍可留有神经痛，多数患者在发病期间疼痛明显，少数患者可无疼痛或仅有轻度痒感。中医认为，本病的发生多因情志内伤，肝郁气滞，日久化火而致肝胆火盛，外受毒邪而发。中医学属“缠腰火丹”、“缠腰龙”、“蜘蛛疮”范畴。

【对症刮痧】

刮痧部位

肝胆火旺型选用外关、曲泉、太冲、侠溪、血海、胆俞等穴；脾胃湿热型选用阴陵泉、三阴交、内庭、血海等穴；气滞血瘀多选阿是穴。

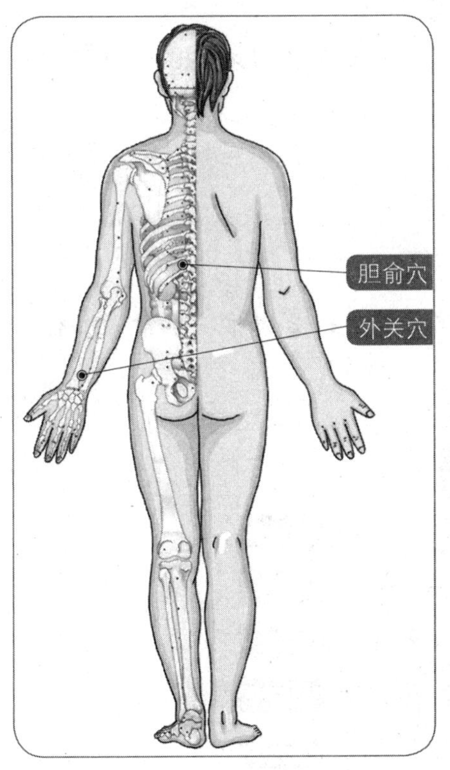

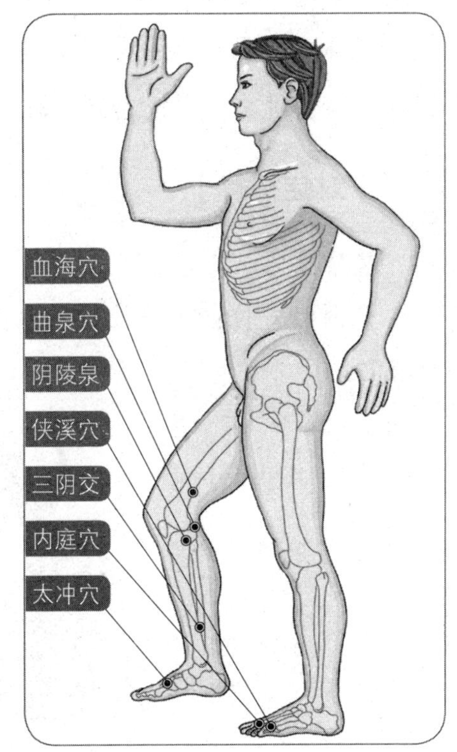

刮痧方法

肝胆火旺型患者先在需刮痧部位涂抹适量刮痧油。刮拭背部胆俞穴，用刮板角部由上至下刮拭30次，出痧。再刮皮疹水疱局部，不宜重刮，切不可触碰水疱，出痧为度。然后重刮上肢外侧外关穴30次，出痧为度。之后用刮板角部重刮下肢内侧血海穴和曲泉穴，足部侠溪、太冲穴，各30次，可不出痧。

脾胃湿热型患者在需刮痧部位涂抹适量刮痧油。先刮皮疹水疱局部，不宜重刮，切不可触碰水疱，出痧为度。然后刮下肢血海、阴陵泉至三阴交穴，遇关节部位不可强力重刮，由上至下，中间不

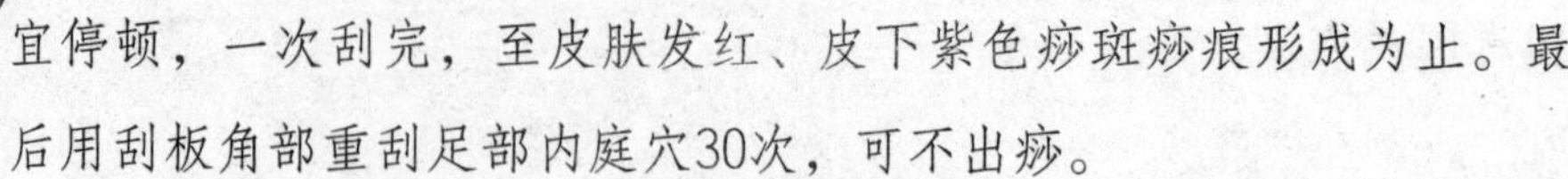

宜停顿，一次刮完，至皮肤发红、皮下紫色痧斑痧痕形成为止。最后用刮板角部重刮足部内庭穴30次，可不出痧。

气滞血瘀型患者在需刮痧部位先涂抹适量刮痧油，在胸胁痛处刮拭，不宜过重，刮板成45° 角，出痧为度。

【对症拔罐】

拔罐部位

分两组穴位：①病灶处，大椎、灵台；②大椎、肝俞、身柱、脾俞。

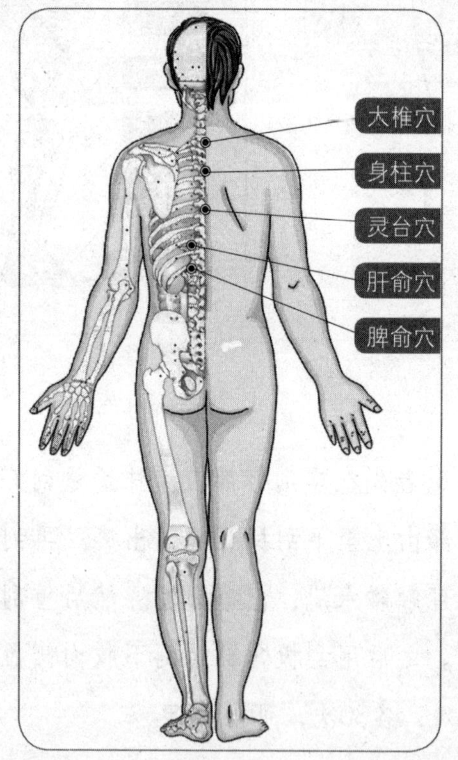

拔罐方法

取①组穴，在病灶处采用单纯密排罐法，或加艾条温和灸10~15分钟，或用皮肤针重叩，渗血后再施行密排罐法；大椎、灵台采用刺罐法，留罐15分钟。若局部疱疹溃破、渗液多时，可涂龙胆紫药水。取②组穴，采用刺络罐法，每次取3穴，点刺后拔罐10～15分钟，每日或隔日1次。

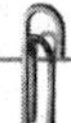

生活护理

适当休息，保持局部皮肤清洁，以免感染。防止水疱溃破，继发感染，可用龙胆紫药水涂于患处。宜食清淡食物，适当增加营养。如有发烧、全身不适等症状应及时住院治疗。

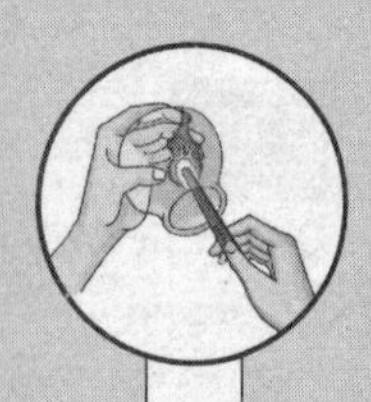

皮肤瘙痒症

对症刮痧 → 对症拔罐 → 生活护理

皮肤瘙痒症是指皮肤无原发性损害，只有瘙痒及因瘙痒而引起的继发性损害的一种皮肤病。本病好发于老年人及成年人，多见于冬季。根据临床表现，可分全身性皮肤瘙痒症和局限性皮肤瘙痒症两种。前者周身皆可发痒，部位不定，此起彼伏，常为阵发性，以夜间为重。患者因痒而搔抓不止，皮肤常有抓痕、血痂、色素沉着等；后者瘙痒仅局限于某一部位，常见于肛门、外阴、头部、腿部、掌部等。中医学属“风瘙痒”、“痒风”等范畴。

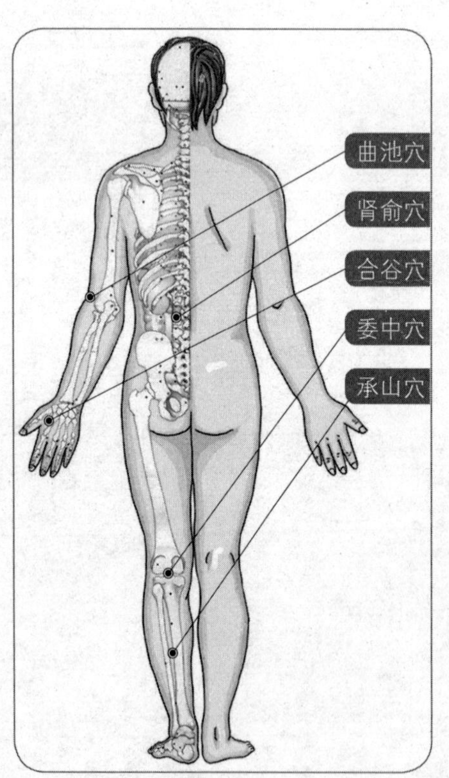

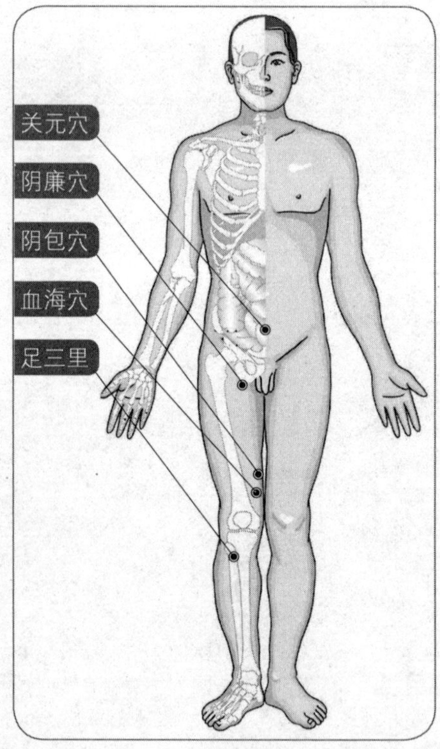

【对症刮痧】

刮痧部位

取肾俞、关元、曲池、合谷、阴廉、阴包、血海、足三里、委中、承山等穴。

刮痧方法

刮痧选择背部、腹部和上下肢四个部分，先在刮痧部位涂抹上刮痧油，然后以上述穴位为重点进行刮痧。关元穴可以在灸的基础上刮痧，重刮脚部、手臂部、腰背部等，以皮肤出现潮红或者痧痕为度。

【对症拔罐】

拔罐部位

大椎、风门、肺俞、膈俞、曲池、血海。

拔罐方法

（1）火罐法：用投火或闪火法将罐吸附于大椎、风门、膈俞、曲池；或用抽气罐法。

（2）针罐法：先行针刺大椎、肺俞、膈俞、血海，待得气后留针，再用火罐或抽气罐法将罐吸附于穴位。

（3）刺络拔罐法：先对大椎、肺俞、膈俞、血海进行消毒，后用三棱针在各穴点刺2～3下，再用闪火法将罐吸拔于点刺部位，以溢出少量血为度。

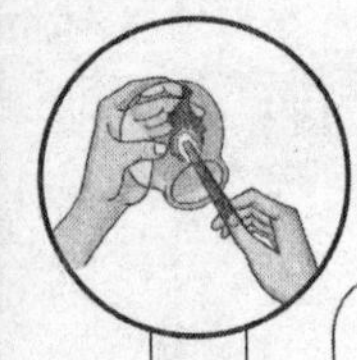

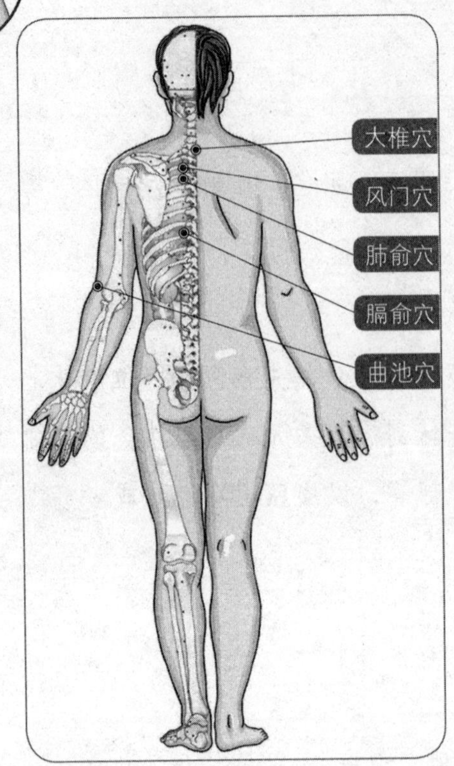

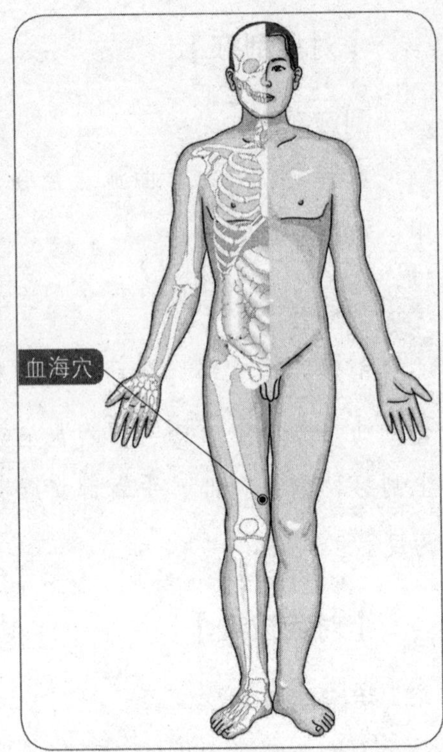

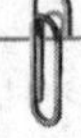

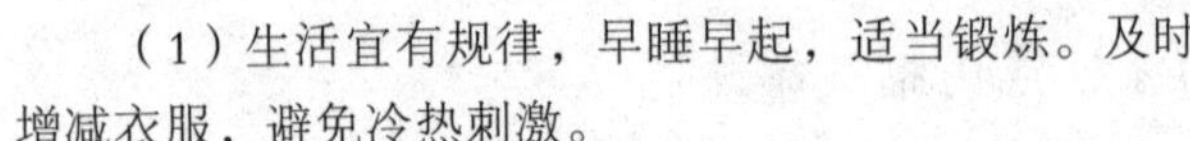

生活护理

（1）生活宜有规律，早睡早起，适当锻炼。及时增减衣服，避免冷热刺激。

（2）全身性瘙痒患者应注意减少洗澡次数，洗澡时不要过度搓洗皮肤，不用碱性肥皂。

（3）内衣以棉织品为宜，应宽松舒适，避免摩擦。

（4）精神放松，避免恼怒忧虑，树立信心。积极寻找病因，去除诱发因素。

（5）戒烟酒、浓茶、咖啡及一切辛辣刺激食物，饮食中适度补充脂肪。

神经性皮炎

对症刮痧 → 对症拔罐 → 生活护理

神经性皮炎是一种皮肤神经功能障碍性疾病，以阵发性皮肤瘙痒和皮肤苔藓化为主症，发病和神经精神因素及某些外在刺激因素有关。好发于颈后及两侧、肘窝、腘窝、尾骶等处。皮疹不甚广泛或仅限于上述部位时，称局限性神经性皮炎；皮疹分布广泛，除局限型所涉及的部位外，眼睑、头皮、躯干及四肢均受累时，则称为泛发性神经性皮炎。

本病初发时局部皮肤瘙痒，因不断搔抓，逐渐出现圆形或多角形的扁平丘疹。疹的颜色和正常皮肤相同或带褐色，表面很少有鳞屑。久之，皮肤逐渐变厚变硬，成为一块境界清楚的椭圆形或不规则斑块。斑块表面粗糙，皮沟显著加深、皮嵴隆起，很像一块粗糙的牛皮，叫苔藓样改变。皮损部位干燥、不流水，也有时发生糜烂，奇痒无比，夜间尤甚。病程缓慢，时轻时重，反复发作。临床上分为局限型和泛发型两种。局限型好发于颈后或颈侧部位，占80%～90%，其次为骶部，肘伸面，会阴部；泛发型好发于颜面、四肢屈侧、手背等处。

【对症刮痧】

刮痧部位

取风池、天柱、肺俞、曲池、血海、委中、足三里等穴。

刮痧方法

刮痧的顺序可以自上而下，先颈背后腿部。在刮痧时尽可能用刮痧油或温水，切不可干刮，预防保健刮痧以出现皮肤潮红为宜，治疗刮痧可出痧痕即可，每日1次。

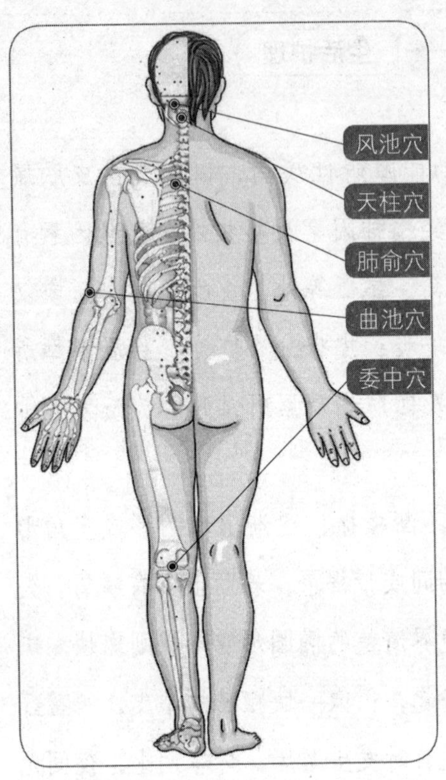

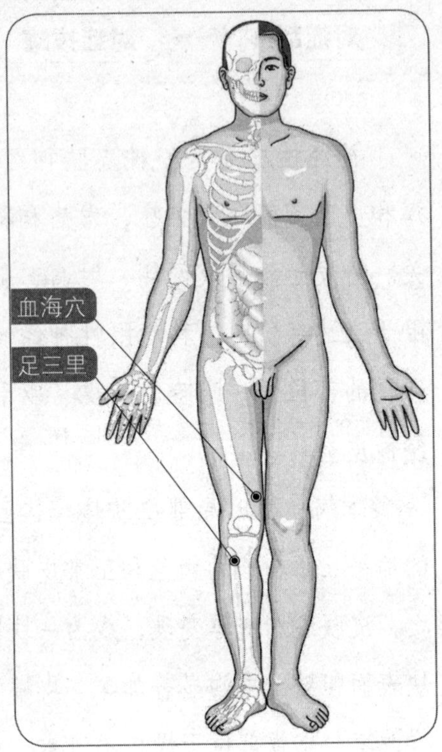

【对症拔罐】

拔罐部位

取大椎、身柱、肺俞穴及病灶处。

拔罐方法

取上3穴，采用刺络罐法或留针罐法，先用三棱针点刺或用毫针刺穴位得气，然后用闪火法将罐吸拔在点刺或留针的穴位上。病灶局部施行皮肤针罐法（叩击出血）或用敷蒜罐（将蒜捣烂敷在病灶上再拔罐）、涂药罐（在病灶上涂5%～10%来苏水或2.5%碘酒），病灶宽者可多拔几个罐，均留罐10～15分钟。起罐后在病灶上加艾条温和灸约15分钟，每日1次。缓解后隔1～2日1次，10次为1个疗程。

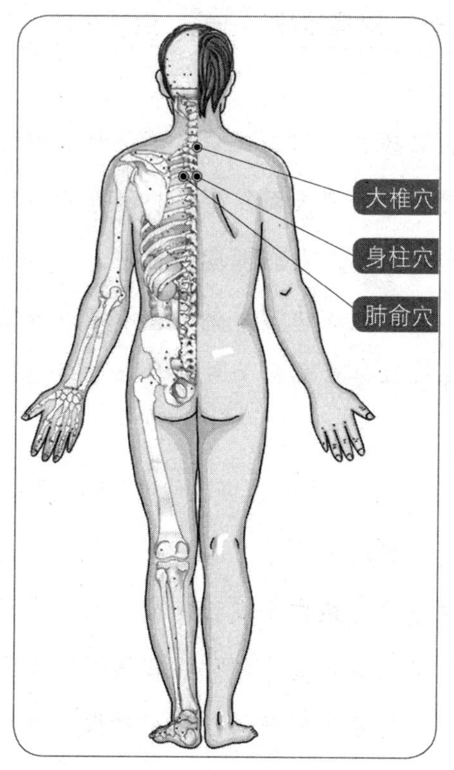

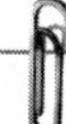

生活护理

（1）避免用搔抓、摩擦及热水烫洗等方法来止痒。

（2）避免饮酒、喝浓茶及食用辛辣食品。

（3）不滥用外用药，不吃海鲜等刺激性食物。

（4）避免各种不良的机械性、物理性刺激，如过度日晒或用过冷过热的水清洗。

（5）生活规律化，避免过度的精神紧张。

（6）注意劳逸结合，避免过度劳累。

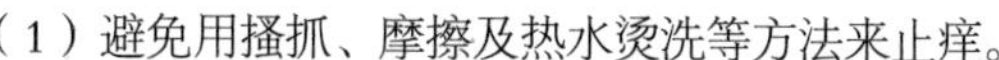

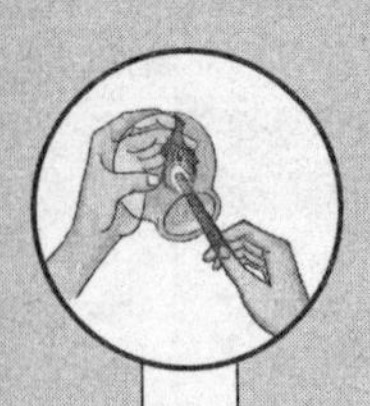

白癜风

对症刮痧 → 对症拔罐 → 生活护理

白癜风又称白驳风、白癜、斑白，是一种后天性的局限性皮肤色素脱失症。常因皮肤色素消失而发生大小不等的白色斑片，好发于颜面和四肢，常无自觉症状。白斑部皮肤正常，只有对称性的大小不等的色素脱失症状。白癜风周边常可见黑色素增多现象，皮损大小、形状、数目因人而异。其基本病机为气血失和，或精血不足，皮毛失去濡养。

本病开始多发生在易受摩擦及阳光照晒的暴露部位，特别是颜面、颈、手臂等处。表现为大小不等，形状各异，边界清楚的白色斑片。边缘色素往往较深，斑内毛发正常或变白，表面平滑。损害可长期局限于某部，无痒痛等自觉症状。病程缓慢，少数可有自愈，多数逐渐增多、扩大。一般夏天发展快，冬天较慢，发展到一定程度后长期存在，只影响容貌美观，不影响身体健康。

【对症刮痧】

刮痧部位

取肺俞、大肠俞、肾俞、膀胱俞以及肺经的侠白穴，肾经的复溜穴，大肠经的上廉、下廉穴，膀胱经的合阳穴。

刮痧方法

（1）先将刮痧液轻薄地涂在白斑处的皮肤上，使其均匀地覆盖白斑，用右手持刮痧板，使刮痧板与皮肤呈45° 角，用适当力量由上往下刮，直至表皮有红色或暗红色痧点出现为止。若无刮痧板，也可用边缘圆滑的铜板或用瓷勺边缘刮。

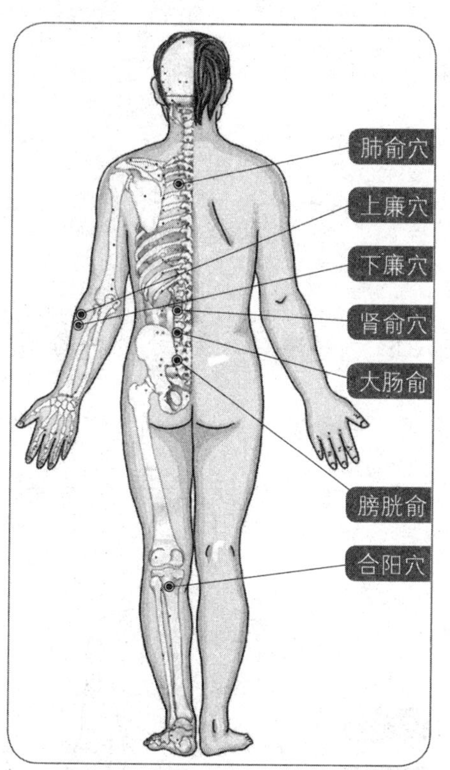

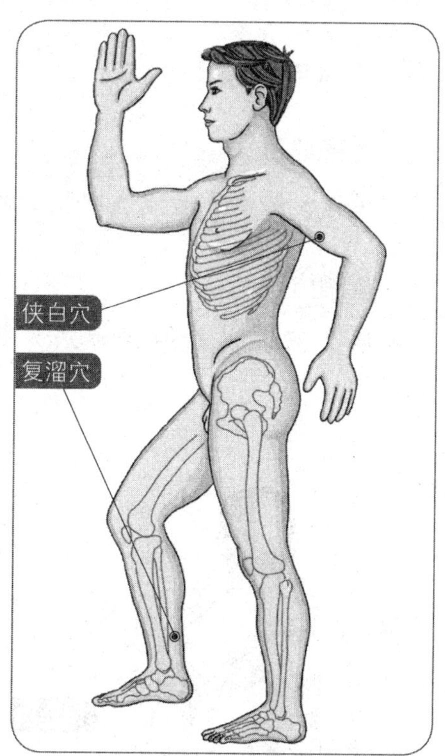

（2）取5分硬币大的生穿山甲片，利用它的天然边缘刮白斑处，若白斑在背面从下向上，若在腹面从上向下，由轻到重连续刮60次，以发红为度，不能出血，刮完后涂抗生素软膏以防感染，每天2次。

需要说明的是，刮痧适宜治疗完全型顽固性白癜风。完全型顽固性白癜风一般病程长久，白斑皮肤增厚，梅花针较难叩打到所需治疗深度，外涂药物也较难渗透。用刮痧疗法治疗，可改善白斑局部的血液循环，可使白斑处增厚的皮肤变薄或变柔软，黑色素也可获得再生。外伤性白癜风要慎用或者不用刮痧疗法，如果那样做

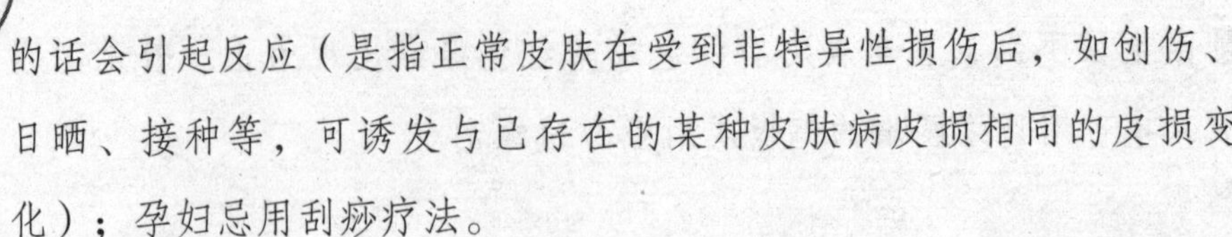

的话会引起反应（是指正常皮肤在受到非特异性损伤后，如创伤、日晒、接种等，可诱发与已存在的某种皮肤病皮损相同的皮损变化）；孕妇忌用刮痧疗法。

【对症拔罐】

拔罐部位

风池、肺俞、曲池、中脘、血海、三阴交。

拔罐方法

取上穴，以单纯火罐法吸拔穴位，留罐10～15分钟，每日1次。

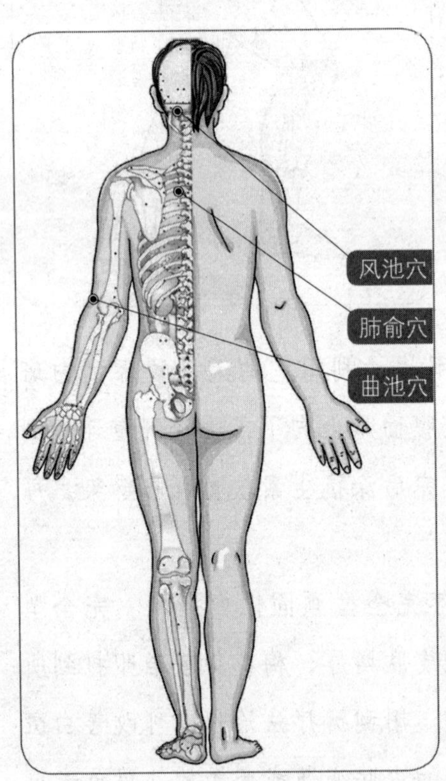

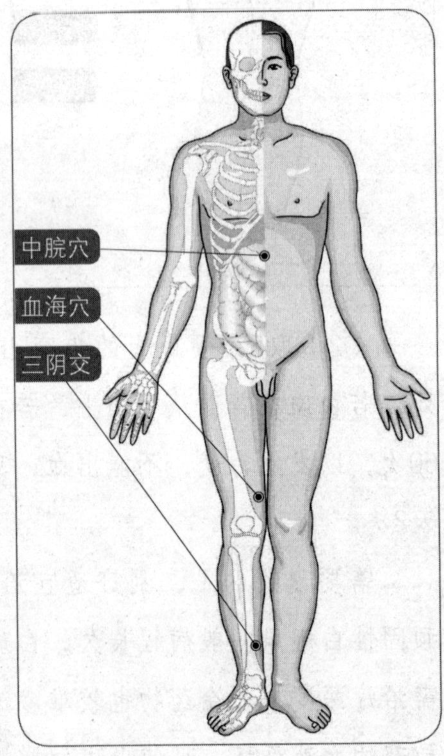

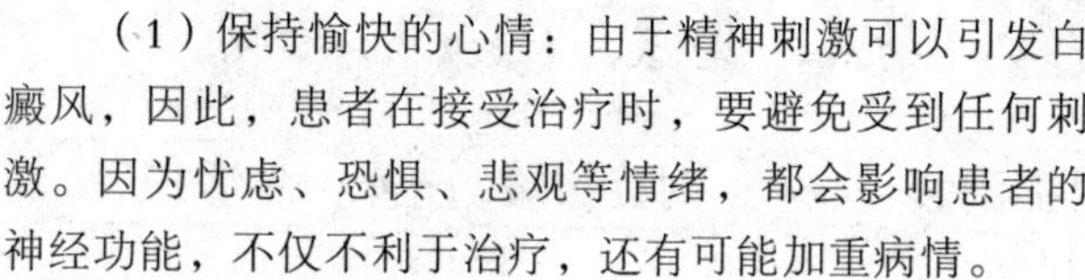

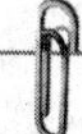

生活护理

（1）保持愉快的心情：由于精神刺激可以引发白癜风，因此，患者在接受治疗时，要避免受到任何刺激。因为忧虑、恐惧、悲观等情绪，都会影响患者的神经功能，不仅不利于治疗，还有可能加重病情。

（2）经常晒太阳：由于白癜风的发生，是因为受遗传、免疫、精神等因素的影响，引起局部皮肤和毛囊内黑色素合成出现障碍。而阳光中的紫外线能促进黑色素代谢，所以适当晒太阳，能使黑色素细胞转移到皮层中，使肤色加深，从而有利于白癜风的治疗。但在炎热的夏季，阳光中的紫外线反而能抑制黑色素的代谢，不利于黑色素的合成，所以，夏日应避免阳光的照射。

（3）合理饮食：饮食中缺乏酪氨酸也会影响黑色素的合成，因此白癜风患者应多吃一些富含酪氨酸、锌、铁等物质的食物，如瘦肉、蛋、各种动物内脏、牛奶、丝瓜、茄子、胡萝卜等新鲜蔬菜及豆制品等。

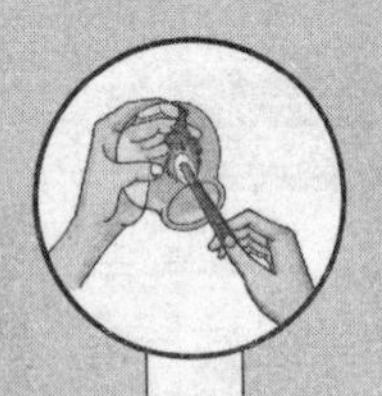

过敏性鼻炎

对症刮痧 → 对症拔罐 → 生活护理

过敏性鼻炎又称变态反应性鼻炎，是身体对某些过敏源敏感性增高而出现的以鼻黏膜病变为主的一种异常反应。本病与变态反应体质、精神因素和内分泌失调等有关，常因外界刺激而引发，以青少年多见。主要症状有：突然出现阵发性鼻内发痒，连续喷嚏，流大量清涕，并反复发作，常伴嗅觉减退或有其他过敏现象出现、鼻黏膜潮湿水肿，有时有咳嗽、寒热等感冒症状。

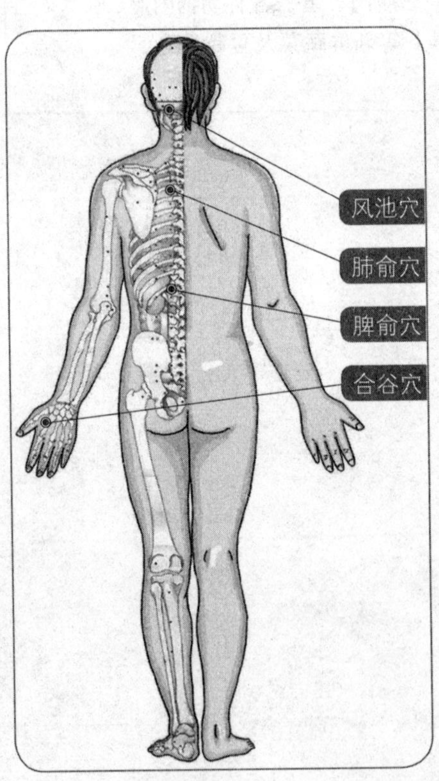

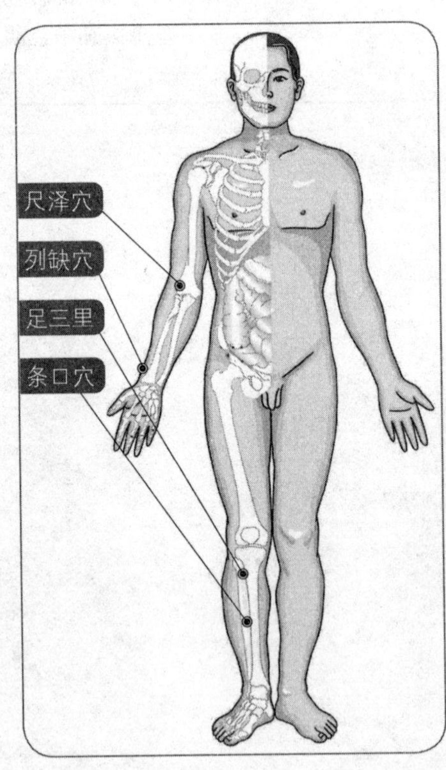

【对症刮痧】

刮痧部位

取足太阳膀胱经上双侧肺俞至脾俞穴；大肠经上双侧合谷；肺经上双侧尺泽至列缺；胃经上双侧足三里至条口。

刮痧方法

刮痧顺序是先背部，再上、下肢，成带状分布，刮拭用具建议用水牛角，如足三里等穴可以在点揉的基础上刮拭。

【对症拔罐】

拔罐部位

迎香、风池、风门、肺俞、脾俞、太渊、足三里。

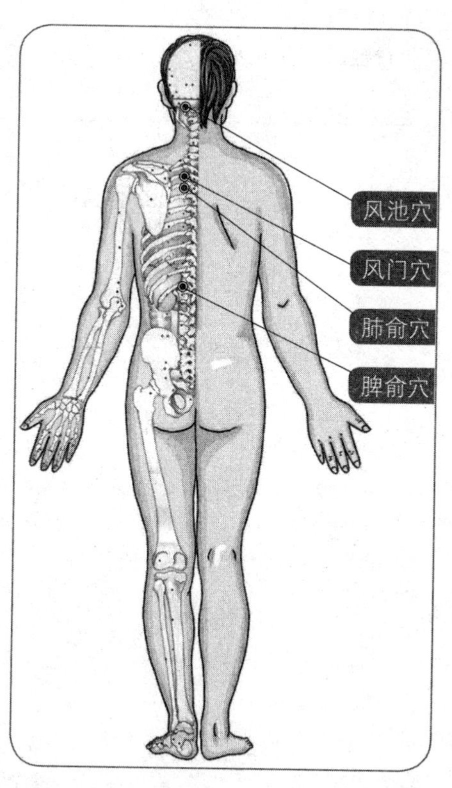

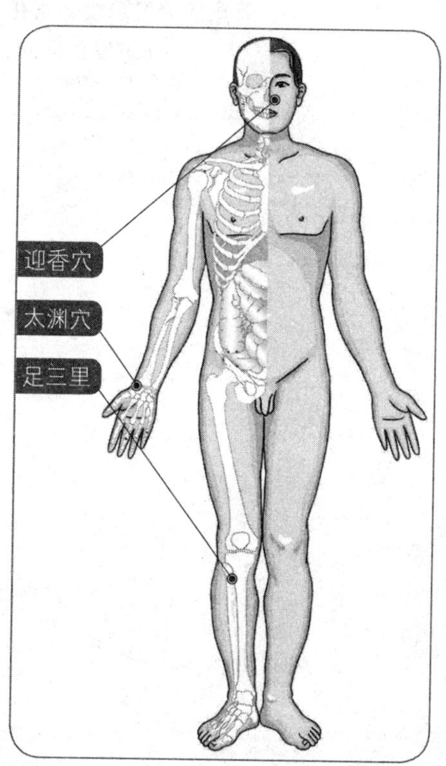

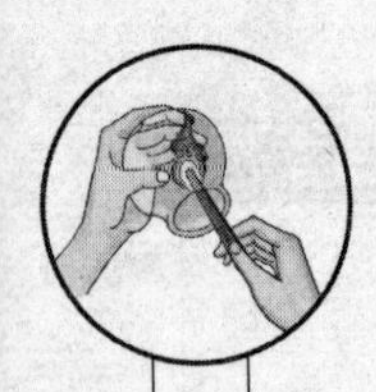

拔罐方法

发作期时令先行针刺风池、迎香、肺俞、脾俞、太渊、足三里，得气后留针，然后用火罐或抽气罐法将罐吸附于肺俞、脾俞和足三里穴位上；在缓解期时，取双侧风门、肺俞、足三里、脾俞，用火罐或抽气罐法将罐吸附于穴位上。

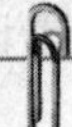

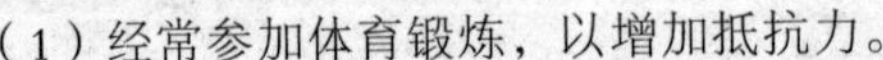

生活护理

（1）经常参加体育锻炼，以增加抵抗力。

（2）注意不要骤然进出冷热悬殊的环境。

（3）常做鼻部按摩，如长期用冷水洗脸更好。

（4）已知道致敏源者，尽量设法避免接触致敏物。

（5）季节性的每次发作时间，提前1周进服鼻窦康胶囊及鼻窦康雾化复合剂以预防。

（6）发作期间，要注意保暖，防止冷寒。

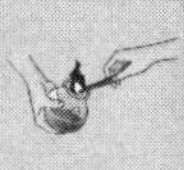

第七节 刮痧拔罐扫除五官病

红眼病

对症刮痧 → 对症拔罐 → 生活护理

红眼病是急性结膜炎的俗称，又叫“暴发火眼”。是由细菌感染而引起的急性传染性眼病。常见的致病菌有肺炎双球菌、葡萄球菌及结膜杆菌等，可通过各种接触途径，如手、手帕、公共脸盆、理发工具等传播，多在春秋季节流行。患眼红赤涩痒，有异物感和烧灼感，怕热畏光，眼睑肿胀，黏液性或脓性分泌物粘着睑缘及睫毛，使睑裂封闭。本病常一眼先发或双眼齐发，有时伴有发热、流涕、咽痛等全身症状。

中医称本病为“天行赤眼”，多因外感风热之邪或猝感时邪疫毒，以致经脉闭塞，血壅气滞交攻于目；或因肝胆火盛，火郁不宣，循经上扰，气血壅滞于目，使目睛肿痛。

【对症刮痧】

刮痧部位

取攒竹、睛明、四白、太阳、丝竹空、曲池、外关、合谷等穴。

刮痧方法

红眼病应该用按摩和刮痧相结合的方法。先用刮痧板点揉攒竹、睛明、四白、太阳、丝竹空各36下；再刮拭曲池、外关、合谷15 分钟。

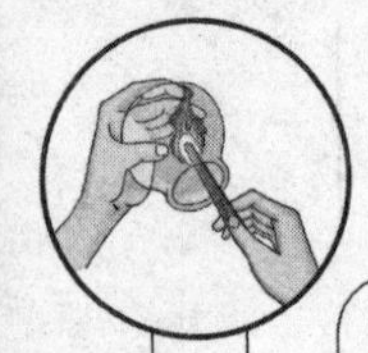

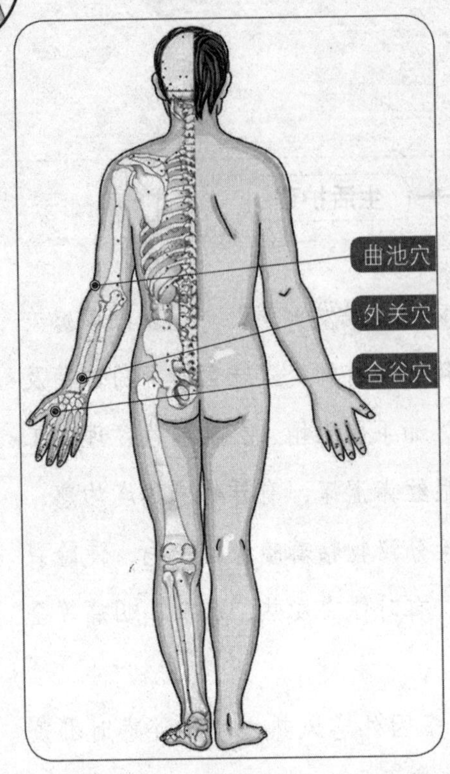

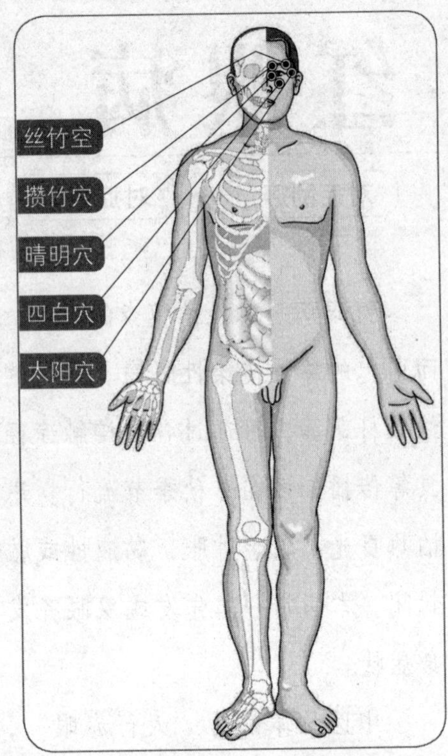

【对症拔罐】

拔罐部位

分两组穴位：①大椎、心俞、肝俞、身柱、膈俞、胆俞；②大椎（及其两侧旁开0.5寸处也可作为挑点，这三点交替应用）、印堂、攒竹（印堂与攒竹二穴交替应用）、太阳。

拔罐方法

取①组穴，采用刺络罐法，先用三棱针点刺穴位，然后用闪火法将罐吸拔在点刺穴位上，留罐15分钟。或取②组穴，采用刺络罐法或挑罐法、出针酒罐法，先用三棱针在穴位上点刺或挑穴，然后将罐吸拔在穴位上，也可用毫针针刺，得气后出针，用小抽气罐盛75%酒精3～5毫升，然后吸拔在针刺穴位上。以上方法均留罐20～30

分钟，每日1次或隔日1次。上穴交替应用，每次1组穴。

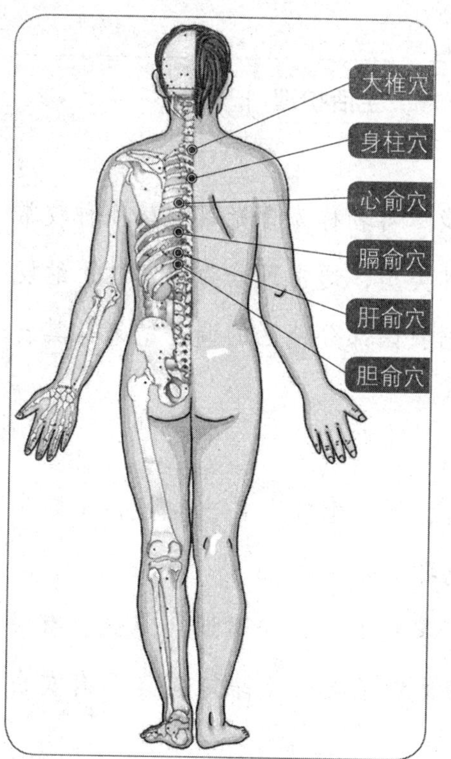

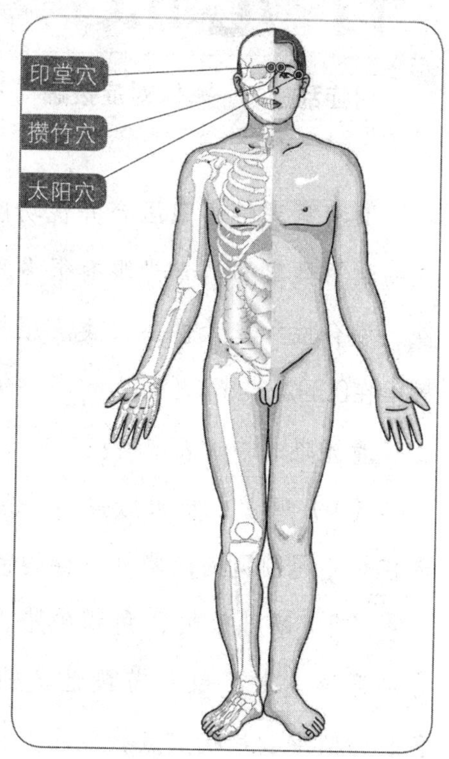

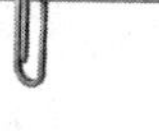

生活护理

本病具有传染性、流行性，所以对患者做好隔离工作，脸盆、毛巾等洗脸用具也要隔离，以防接触感染。注意眼睛的清洁，不要用手或脏手绢等揉擦眼睛。患者忌食辛辣刺激性食物。

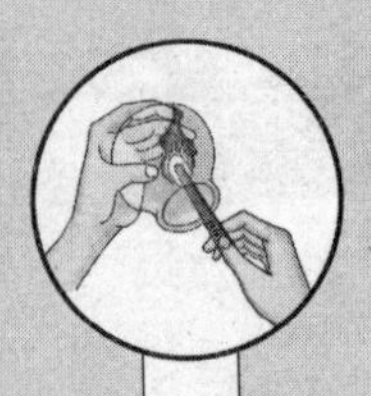

青光眼

对症刮痧 → 对症拔罐 → 生活护理

具有病理性高眼压合并视功能障碍者称为青光眼。是一种较常见的致盲性眼病。青光眼有很多种类型，通常可分为原发性、继发性、混合性和先天性四大类。根据我国部分地区的调查结果，其发病率在0.39%~2.6%之间。

青光眼的临床表现有：

（1）患者自觉眼胀痛，头痛，恶心呕吐，并出现虹视（即患者在灯光周围见到像彩虹一样的色环）等症状。

（2）瞳孔放大，角膜肿胀，雾状混浊，结膜混合充血，有时合并眼睑水肿。虹膜节段性萎缩及青光眼斑（晶体前囊下有灰白色、卵圆形、片状或点状混浊）。

【对症刮痧】

刮痧部位

眼部周围诸穴，如睛明、攒竹、鱼腰、阳白、丝竹空、瞳子髎、太阳及承泣、四白等穴；足少阳胆经之风池穴；手阳明大肠经之原穴合谷穴，膀胱经的膈俞、肝俞、脾俞、胃俞、肾俞等穴；督脉的印堂、上星、百会、风府、大椎等穴；足三阴经的三阴交、太溪、照海、太冲穴。

刮痧方法

（1）刮眼部：周围诸穴，如睛明、攒竹、鱼腰、阳白、丝竹空、瞳子髎、太阳及承泣、四白等穴。

（2）刮足少阳胆经之风池、光明穴处：刮手阳明大肠经之原穴合谷及足阳明胃经的合穴足三里穴。

（3）刮足太阳膀胱经：由膈俞穴处沿脊柱两侧向下经肝俞、脾俞刮至肾俞穴处。

（4）刮督脉：由印堂穴处向上经上星、百会、风府等穴刮至大椎穴处。刮足三阴经：由三阴交穴处沿小腿内侧经太溪、照海等穴，刮至太冲穴处。

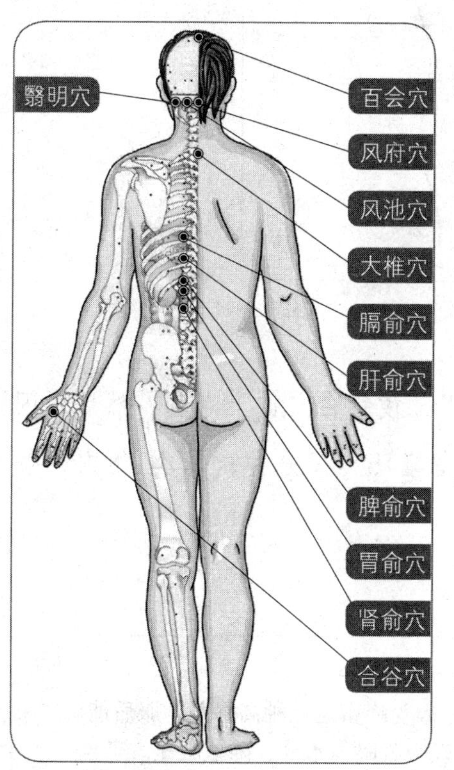

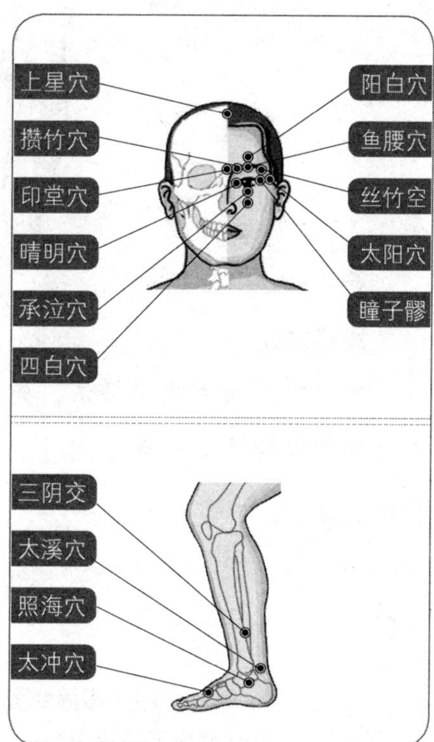

【对症拔罐】

拔罐部位

分两组穴位：①大椎、心俞、肝俞；②身柱、风门、胆俞。

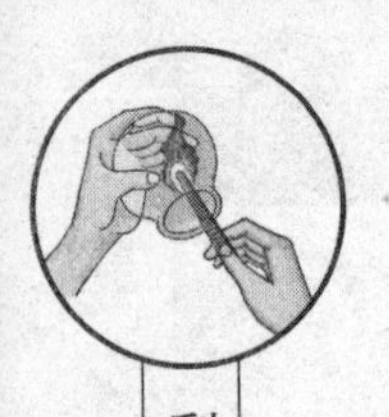

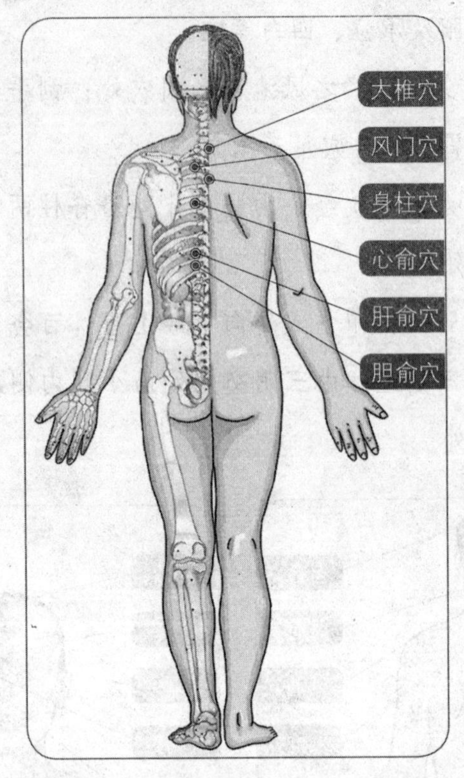

拔罐方法

取上穴，采用刺络罐法，先用三棱针在穴位上点刺，然后用闪火法将罐吸拔在点刺的穴位上，留罐15~20分钟，每次1组穴，每日或隔日1次。

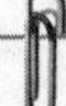

生活护理

（1）多服蜂蜜。因为蜂蜜是一种高渗剂，服后能使血液渗透压增高，以吸收眼内水分，降低眼压。

（2）饮食宜清淡。饮食应以素食为主，忌热性和过分油腻的食物。

（3）少喝水。眼压过高会导致青光眼。为了减低

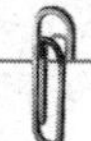

眼压，每天最多喝一升半水，并减少盐的摄入。

（4）忌烟酒。应该严禁抽烟、喝酒，同时辛辣等刺激性食物也不应食用，以防症状加剧。

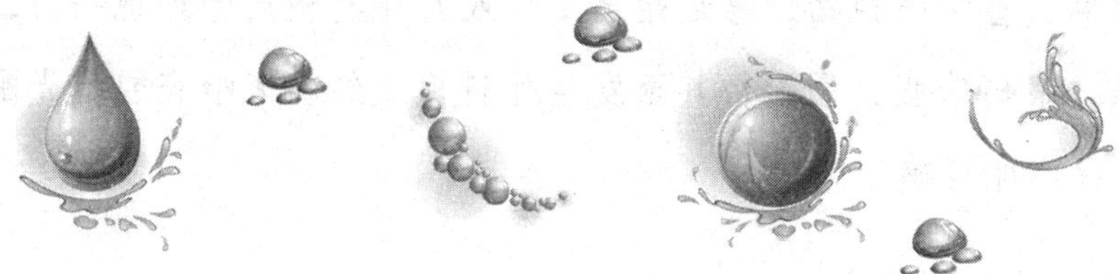

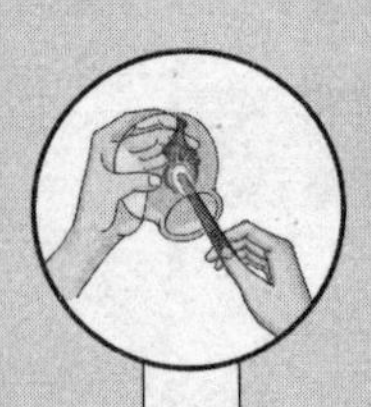

近视眼

对症刮痧 → 对症拔罐 → 生活护理

当眼球处于静止状态下，5米或5米以外的平行光线进入眼内，聚焦成像于视网膜前面者称为近视眼。眼外观良好，近看清晰，远看模糊，喜眯眼视物，喜近距离工作或常伴有视疲劳如视一为二，头痛，眼痛珠胀，恶心，甚至发生外斜视。经临床检查或验光配镜视力提高即可确诊。

【对症刮痧】

刮痧部位

取足三里、三阴交、太溪穴及足部的肝、肾、眼、脑垂体、生殖腺等反射区。

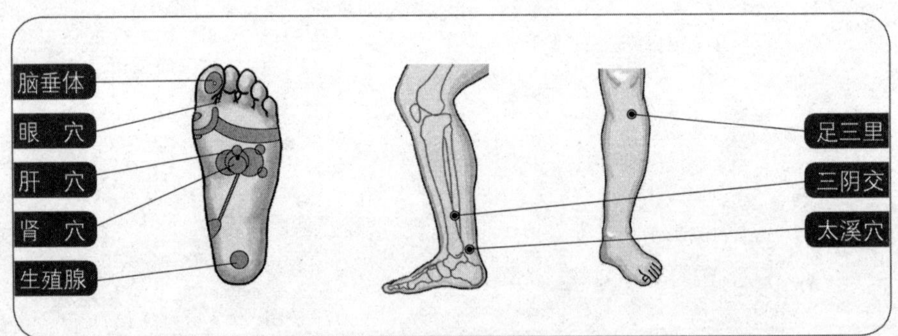

刮痧方法

足部反射区：先刮几个基本反射区，之后重刮肝、肾、眼、脑垂体、生殖腺等反射区各2分钟，每日1～2次。

下肢部：足三里、三阴交、太溪穴各3分钟，隔日1次。

需要特别说明的是，近视的刮痧治疗，通常是年龄小的效果好，近期疗效明显，治疗应持之以恒，平时要注意用眼卫生,每天坚持做眼保健按摩操。

【对症拔罐】

拔罐部位

承泣、翳明、风池、肝俞、肾俞、合谷、足三里、光明、三阴交。

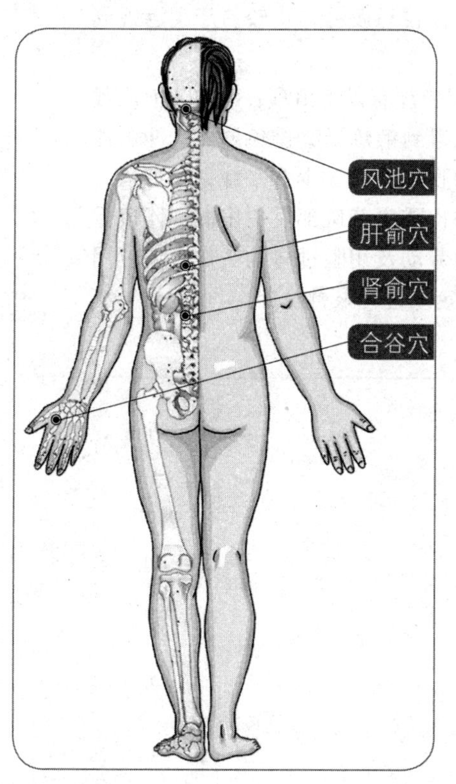

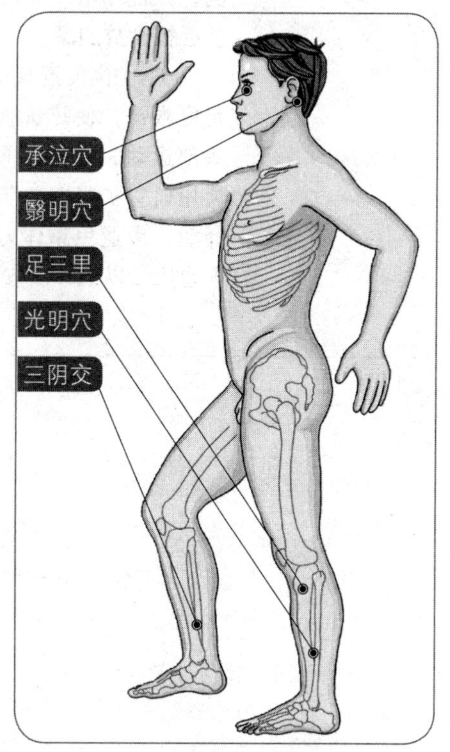

拔罐方法

取上穴，以单纯火罐法吸拔穴位，留罐10～15分钟，每日或隔日1次。

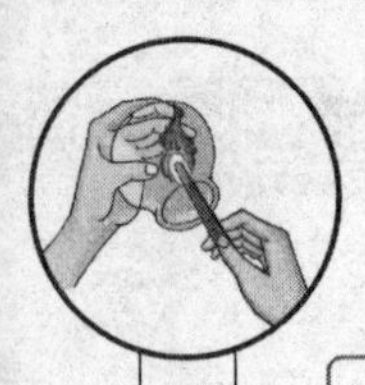

生活护理

（1）看书时，与读物保持适当的距离，不要侧着或躺着看书，也不宜在车上阅读。照明光线最好来自头部左后方，以60～100瓦灯泡，或不闪烁的日光灯皆可。

（2）避免过度用眼。近距离作业（如操作电脑）时应每30～60分钟休息5～10分钟，并观看远处景物。看电视要保持适当的距离，且电视荧屏的高度要比眼睛低一些。

（3）摄取足够的营养。营养不均衡则体能易衰弱，因此用眼工作时，较易疲劳，也较易产生近视或使近视度数加深。

（4）高度近视眼应注意以下事项：①45岁前应戴足度眼镜，使睫状肌得到锻炼。②避免剧烈、冲击性头部运动，防止视网膜脱离。③少食辛辣，忌烟酒，慎用血管扩张剂，防止眼底黄斑部反复出血。④慎重择业，应避免重体力劳动及用眼过多的工作，单位用人也应予以照顾。⑤定期进行眼科检查。

鼻窦炎

对症刮痧 → 对症拔罐 → 生活护理

鼻窦炎是鼻部的常见病之一。分急慢性两种，慢性较急性多见，常继发于急性鼻窦炎之后，急性鼻窦炎多单发于一个鼻窦，慢性鼻窦炎常为多发性，甚至可累及一侧或两侧所有的鼻窦。症状有：鼻中流涕，或清或黄，或伴有腥味，嗅觉减退，鼻痒，喷嚏时作。如为慢性者则长久不愈，时发时止，时轻时重，易感冒，伴头痛。感冒后鼻塞流涕和头痛均加重。

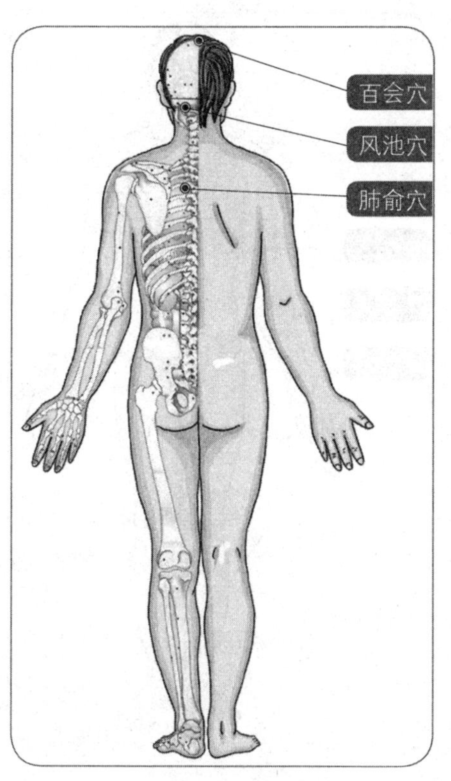

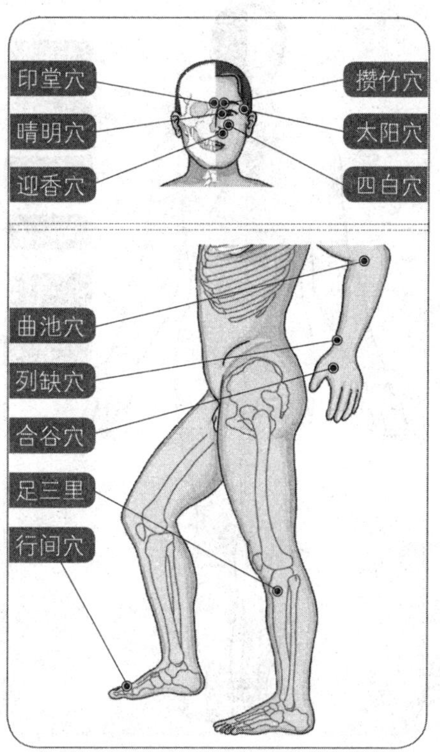

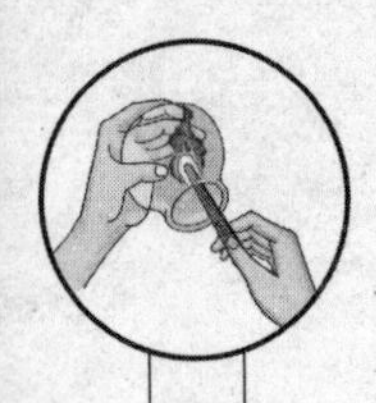

【对症刮痧】

刮痧部位

取百会、印堂、太阳、攒竹、睛明、迎香、四白、风池、肺俞、曲池、列缺、合谷、足三里、行间等穴。

刮痧方法

先从头部起刮，针对头部穴位的刮痧要根据患者情况，偏轻刮拭，各个穴位可以用拇指点揉基础上再施行刮痧疗治，一天早晚2次即可。背部和四肢需要重刮，以皮肤出现潮红或痧痕为宜。

【对症拔罐】

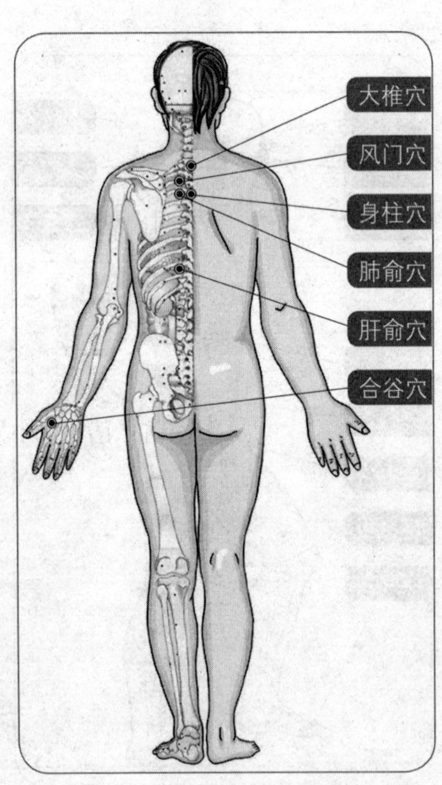

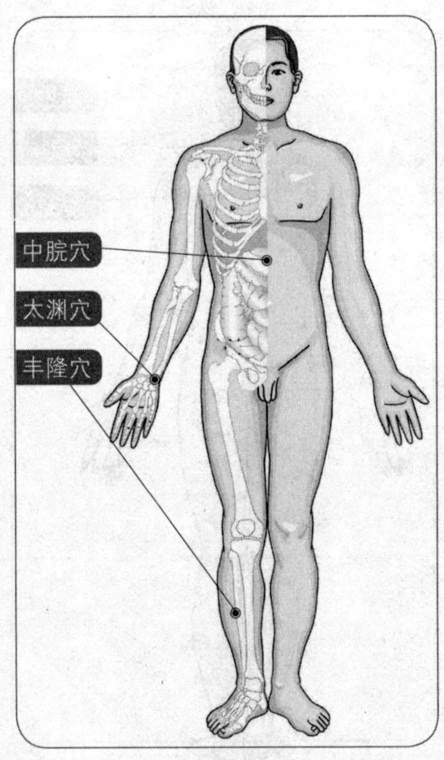

拔罐部位

取大椎、风门、身柱、肺俞、肝俞、中脘、太渊、合谷、丰隆等穴。

拔罐方法

（1）火罐法：用投火或闪火法将罐吸附于大椎、身柱、肺俞、合谷；或用抽气罐法。

（2）针罐法：先行针刺大椎、身柱、风门、肺俞、中脘、丰隆，得气后留针，用火罐或抽气罐法将罐吸附于穴位。

（3）刺络拔罐法：先对大椎、肺俞、肝俞、太渊进行消毒，后用三棱针在各穴点刺2～3下，再用闪火法将罐吸拔于点刺部位。

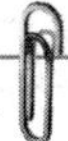

生活护理

（1）患者鼻塞、流涕应及时到医院就诊，尤其是小儿，以防延误治疗转为慢性，造成治疗困难，严重鼻窦炎可影响小儿健康。

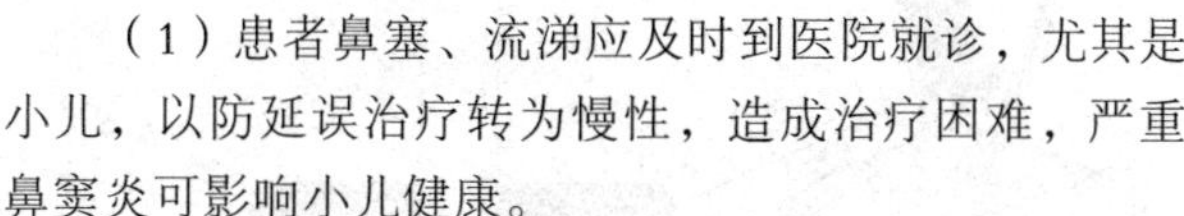

（2）鼻窦炎患者夏日不宜太贪凉，不能整天待在空调房间，不能过食冷饮及冷冻食品。

（3）冬天要注意保暖，不能受凉以预防感冒，特别是头部要戴帽子或围巾；注意脚部保暖，每晚热水泡脚20分钟。

（4）平时经常进行面部或鼻部迎香穴位按摩。

（5）急性发作时，多加休息。卧室应明亮，保持室内空气流通。但要避免直接吹风及阳光直射。

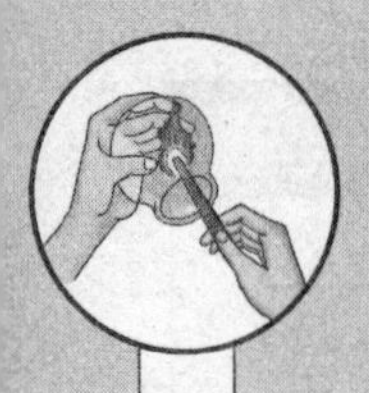

慢性咽炎

对症刮痧 → 对症拔罐 → 生活护理

慢性咽炎为咽部黏膜、黏膜下及淋巴组织的弥漫性炎症，常为上呼吸道炎症的一部分。咽部可有各种不适感觉，如灼热、干燥、微痛、发痒、异物感、痰黏感，习惯以咳嗽清除分泌物，常在晨起用力清除分泌物时，有作呕不适感，通过咳嗽，清除出稠厚的分泌物后症状缓解。上述症状因人而异，轻重不一，一般全身症状多不明显。本病为常见病，多发于成年人。在城镇居民中，其发病率占咽科疾病的10%～20%。

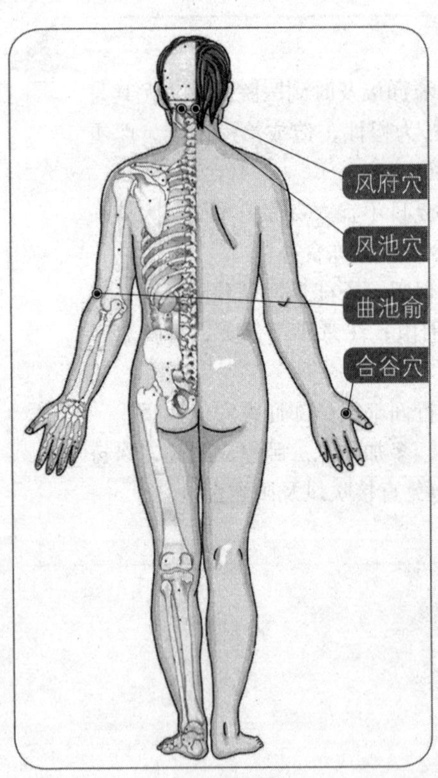

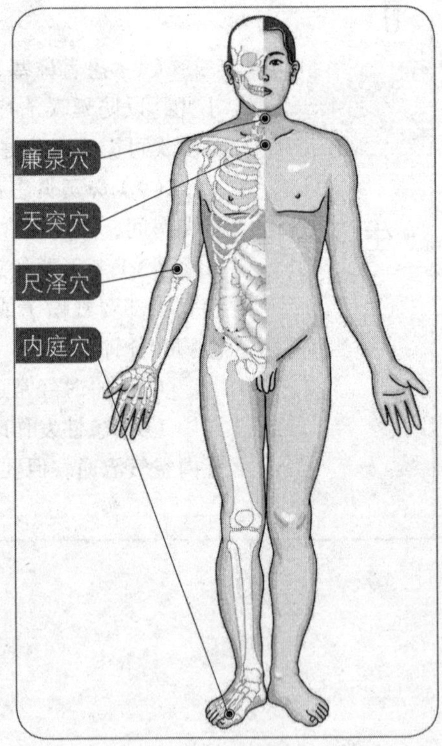

【对症刮痧】

刮痧部位

取风池、风府、天突、廉泉、尺泽、曲池、合谷、内庭等穴。

刮痧方法

刮拭之前先用手掌搓热后颈部，然后再用拇指点揉风池、风府、天突、廉泉等穴位基础上，用刮痧板较厚侧刮拭。上下肢相应穴位建议重刮。早晚各1次即可。四肢部位以皮肤潮红或出痧痕为宜。

【对症拔罐】

拔罐部位

廉泉、扶突、天突、肺俞、肾俞、尺泽、太渊、合谷、三阴交、

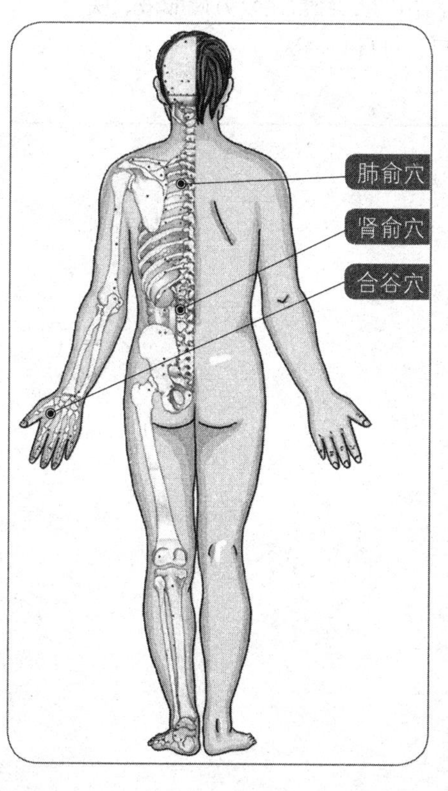

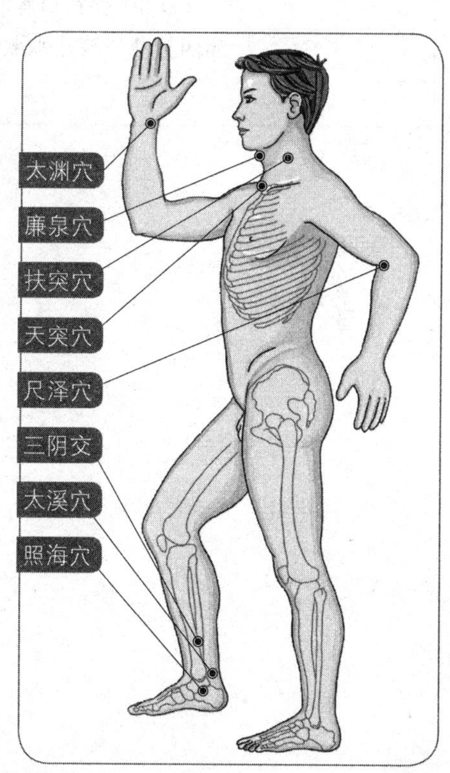

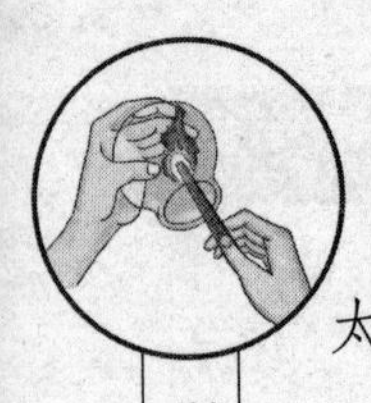

太溪、照海。

拔罐方法

取上穴，以单纯火罐法吸拔穴位，留罐10～15分钟，每日1次。

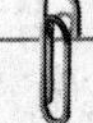

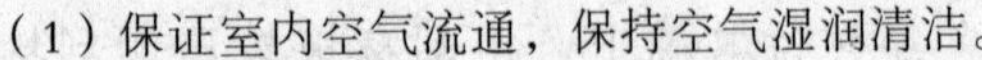

生活护理

（1）保证室内空气流通，保持空气湿润清洁。

（2）少食煎炸和刺激性的食物。

（3）避免过多讲话，注意休息，多饮白开水。

（4）锻炼身体，增强体质，防止呼吸道感染，戒除烟酒刺激。

（5）清涂各种致病因素。对在有害粉尘及气体环境下工作的人员要加强劳动保护，改善工作环境，积极治疗鼻及鼻咽部慢性炎症。

（6）保持口腔清洁卫生，经常用复方硼酸液、呋喃西林液、淡盐水漱口，每日4～5次。

耳鸣

对症刮痧 → 对症拔罐 → 生活护理

耳鸣是指患者在耳部或头部的一种声音感觉，但外界并无相应的声源存在，是多种耳科疾病的症状之一，亦可出现于内、外、神经、精神等科的疾病中。临床表现为：

①耳鸣。主观性耳鸣可呈铃声、嗡嗡声、哨声、汽笛声、海涛声、嗞嗞声、吼声等，也可呈各种音调的纯音或杂声。客观性耳鸣，耳鸣声不但患者自己感觉到，而且旁人也能听到。如由血管病变引起耳鸣者常与脉搏同步；腭肌阵挛所致的耳鸣多为一耳或双耳有不规则的咔嗒声。

②伴随症状有头昏、失眠、全身乏力、烦躁易怒等。

【对症刮痧】

刮痧部位

虚证取穴：肝俞、肾俞、听宫、听会、耳门、太溪、三阴交；

实证取穴：耳门、听宫、听会、翳风、外关、风门、曲池、合谷。

刮痧方法

（1）虚证：先刮头部耳门、听宫、听会，再刮背部肝俞至肾俞，然后刮下肢内侧三阴交，最后刮太溪。

（2）实证：先刮面部耳门、听宫、听会，再刮头部翳风、风池，然后刮前臂曲池至外关，最后刮合谷。

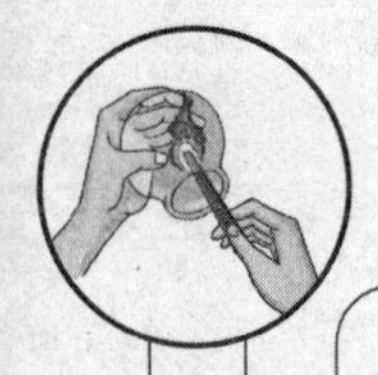

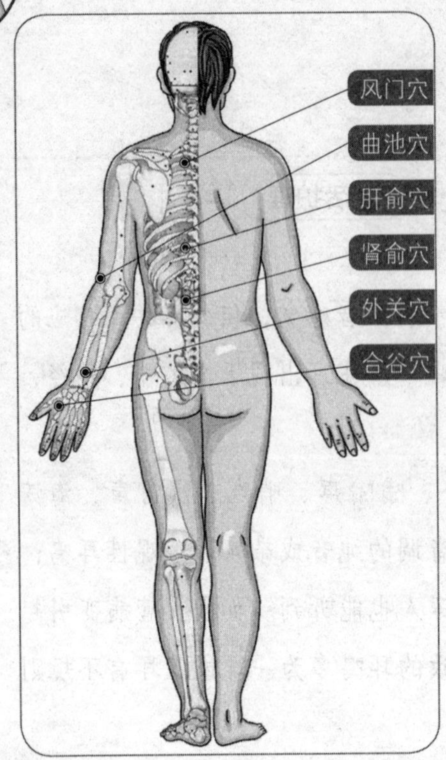

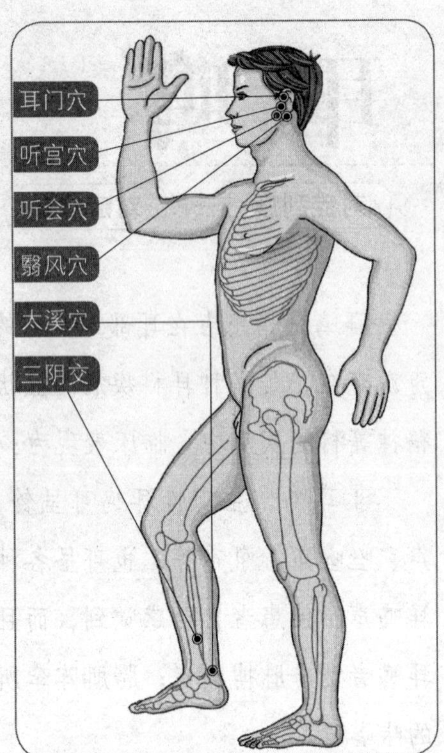

【对症拔罐】

拔罐部位

听宫、听会、翳风、肾俞、命门、少泽、中渚、足三里、太冲。

拔罐方法

取上穴，以单纯火罐法吸拔穴位，留罐10分钟，隔日1次。

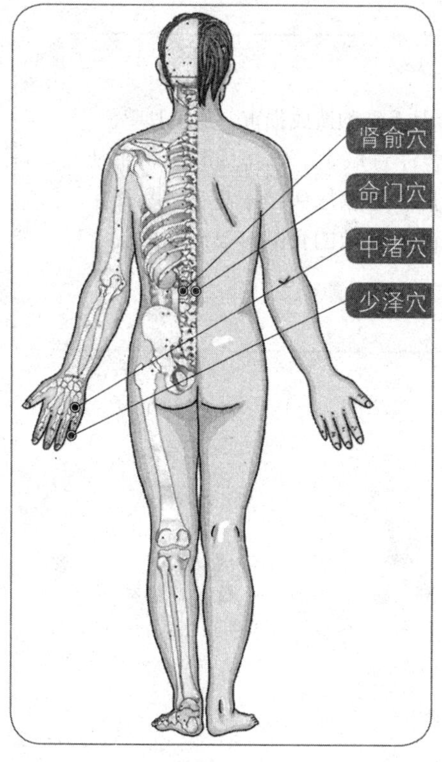

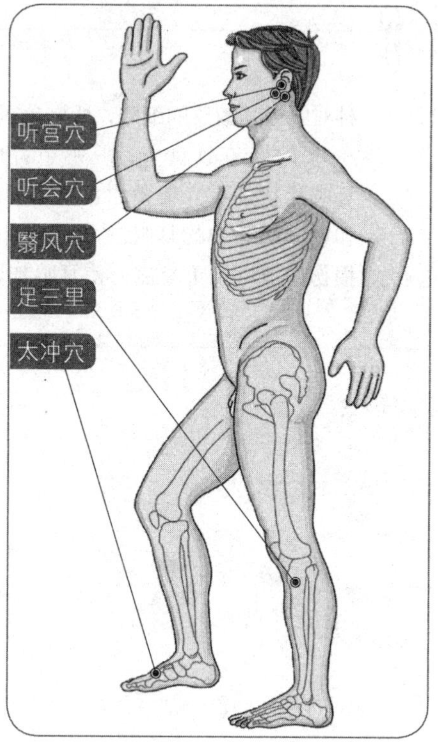

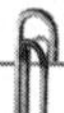

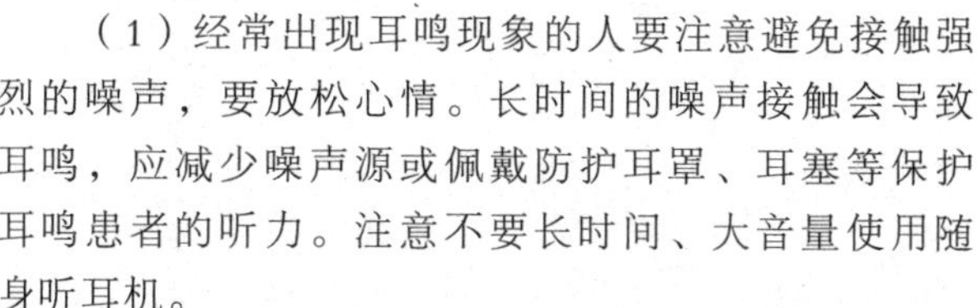

生活护理

（1）经常出现耳鸣现象的人要注意避免接触强烈的噪声，要放松心情。长时间的噪声接触会导致耳鸣，应减少噪声源或佩戴防护耳罩、耳塞等保护耳鸣患者的听力。注意不要长时间、大音量使用随身听耳机。

（2）长期处于精神高度紧张和在身体疲劳状态时也容易使耳鸣加重。因此适当调整工作节奏，放松耳鸣患者的情绪，转移对耳鸣的注意力都是有益的。

（3）耳鸣患者由于其他疾病就诊时，不要忘记告诉医师患有耳鸣，因为有些药物会使已有的耳鸣症状加剧，应避免使用这些药物。

（4）吸烟可以使血氧下降，而内耳毛细胞又是一

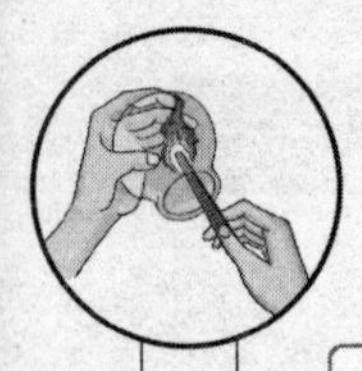

种对氧极其敏感的细胞，所以缺氧会对毛细胞造成损害，加重耳鸣。

（5）在饮食上，耳鸣患者也要注意取舍。咖啡因和酒精可使耳鸣症状加重。偏爱甜食者容易肥胖，患糖尿病概率高，容易产生和糖尿病有关的耳鸣。辛辣的调味品和辛辣的食品容易助长内火，损伤津液，加重炎症，使耳鸣加剧。

耳聋

对症刮痧 → 对症拔罐 → 生活护理

耳聋是各种听力减退症状的总称，为耳科临床常见病。临床上常将耳聋分为轻度、中度、重度和全聋四级。轻度耳聋者，远距离听话或听一般距离低声讲话感到困难，纯音语言频率的气导听阈在10～30分贝以内；中度者，近距离听话感到困难，纯音语言频率的气导听阈在30～60分贝；重度者，只能听到很大的声音，可听见在耳边喊叫的高声，纯音语言频率的气导听阈在60～90分贝；全聋者，完全不能听到声音，纯音听阈90分贝以上。

【对症刮痧】

刮痧部位

取耳和髎、耳门、听宫、听会穴、角孙、颅息、瘈脉、翳风、天容穴处；三焦经之中渚穴处；足少阳胆经之侠溪穴处。

刮痧方法

（1）刮耳前部：由耳和髎穴处向下经耳门、听宫，刮至听会穴处；

（2）刮耳后部：由角孙穴处沿耳后向下，经颅息、瘈脉、翳风等，刮至天容穴处。

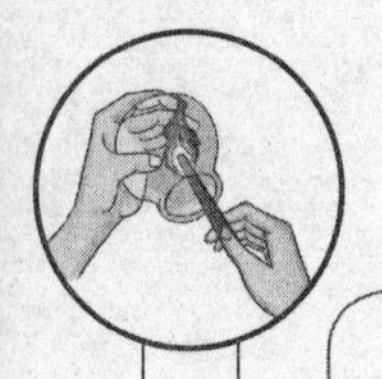

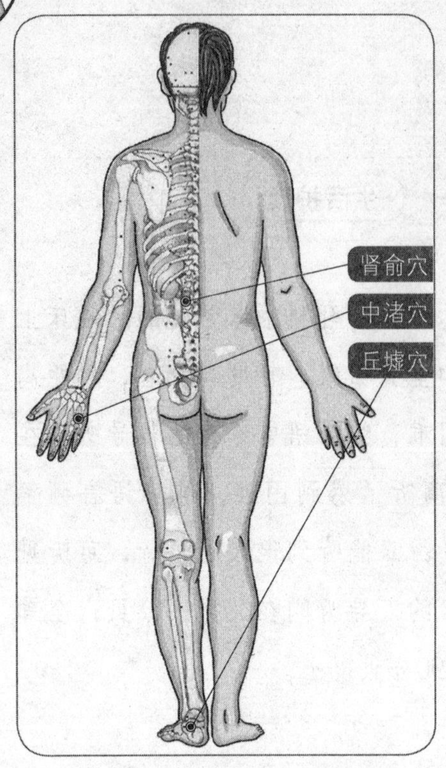

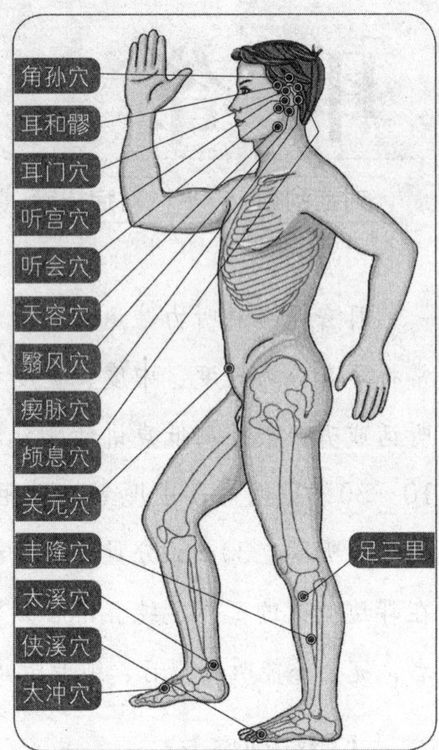

（3）刮手少阳三焦经之中渚穴处；刮足少阳胆经之侠溪穴处。

随症加减：肝胆火旺者加刮太冲、丘墟穴处；痰热郁结者加刮足阳明胃经：由足三里沿小腿外侧刮至丰隆穴处；肾虚者加刮肾俞、关元、太溪穴处。

【对症拔罐】

拔罐部位

耳门、听宫、翳风、听会、脾俞、肾俞、外关、中渚、阳陵泉、足三里、三阴交、太溪、侠溪。

拔罐方法

取上穴，以单纯火罐法吸拔穴位，留罐10分钟，隔日1次。

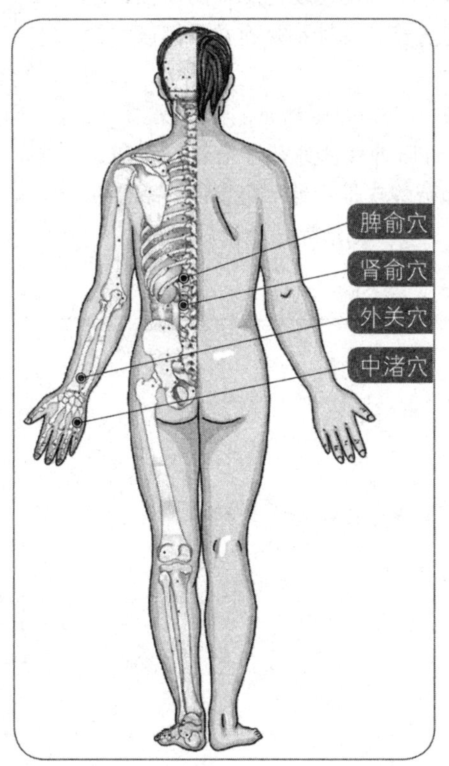

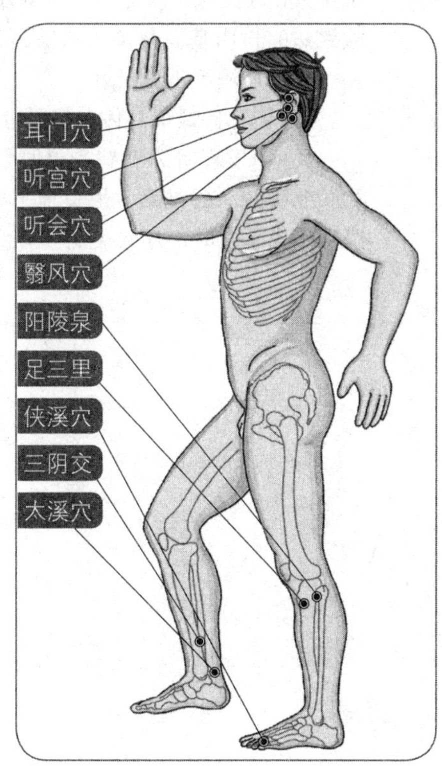

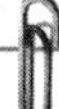

生活护理

（1）老年人应积极防治高血压病、高脂血症、骨关节病和内分泌疾病，有条件者应定期检查身体。心血管病、骨质增生和糖尿病等患者遵医嘱治疗是可以减少合并症的。

（2）慎用耳毒性药物。人老了代谢功能减弱，对药物所代谢的毒性物质的排泄也减弱，且耐受性降低，敏感性增强，如氨基糖甙类的链霉素、庆大霉素和卡那霉素等易致内耳中毒的药物应尽量不用。

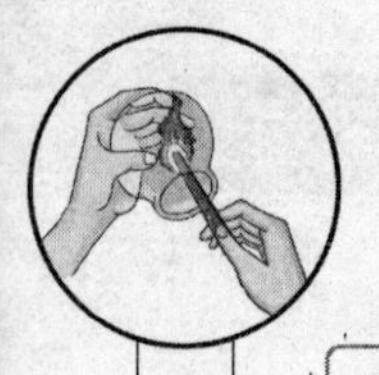

（3）少吃动物脂肪和内脏，多吃富含微量元素和维生素C、维生素E的食物，以提高体内SOD（超氧化物歧化酶）的活性，清除致病的自由基。蔬菜、水果、葱、姜、蒜等都是有益于健康的食品。戒除烟酒等不良嗜好。

（4）坚持锻炼身体，每天应做一些耳、眼器官的保健操。

（5）发现听力有些减退时，可服神经营养药和血管扩张药，如呋喃硫胺、谷维素、尼莫地平和硫酸软骨素等。突发性耳聋要在医师指导下及时治疗。炎症性耳疾更要早期治疗，免留后患。

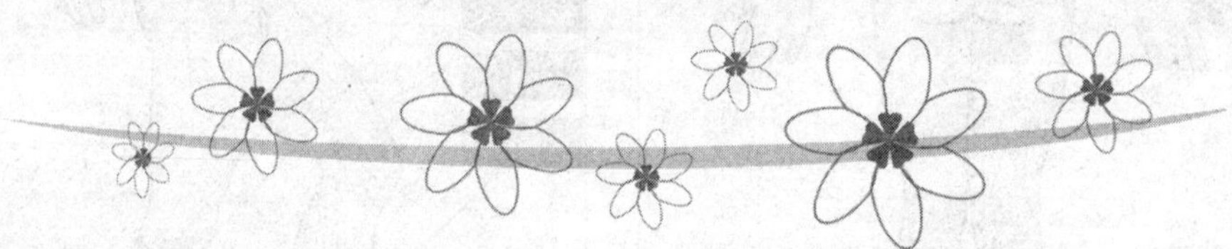

牙痛

对症刮痧 → 对症拔罐 → 生活护理

牙痛是多种牙齿疾病和牙周疾病常见症状之一。现代医学认为，牙痛多由牙齿本身、牙周组织及牙周脓肿、冠周炎、急性化脓性上颌窦炎等引起。此外，神经系统疾病，如三叉神经痛常以牙痛为主诉。主要临床表现为牙齿疼痛、咀嚼困难、遇冷热酸甜疼痛加重。

本病中医学称为“齿痛”、“牙痛”或“牙齿痛”。中医学认为，本病多因胃火、风火和肾阴不足所致。由于手足阳明经分别入上下齿，故而肠胃火盛，或过食辛辣，或风热邪毒外犯引动胃火循经上蒸牙床，伤及龈肉，损伤络脉为病者属实证；肾主骨，齿为骨之余，平素体虚和先天不足，或年老体弱，肾元亏虚，肾阴不足，虚火上炎，灼烁牙龈，骨髓空虚，牙失荣养，致牙齿松动而痛者为虚证。

【对症刮痧】

刮痧部位

实火牙痛选穴：颊车、下关、合谷、内庭、二间。

虚火牙痛选穴：太溪、合谷、颊车、下关、行间。

刮痧方法

（1）实火牙痛：在需刮痧部位涂抹适量刮痧油。先点揉下关、颊车穴，用力宜重。再刮手部合谷和二间穴，重刮，至皮肤发红、皮下紫色痧斑痧痕形成为止。最后刮足部内庭穴，用刮板角部，重刮30次，出痧。

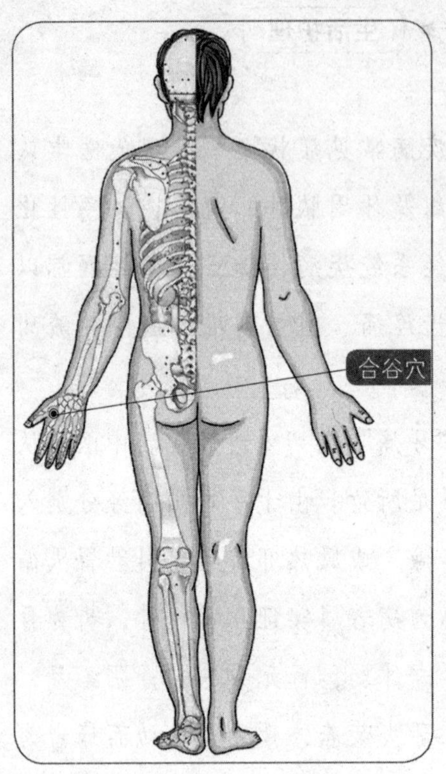

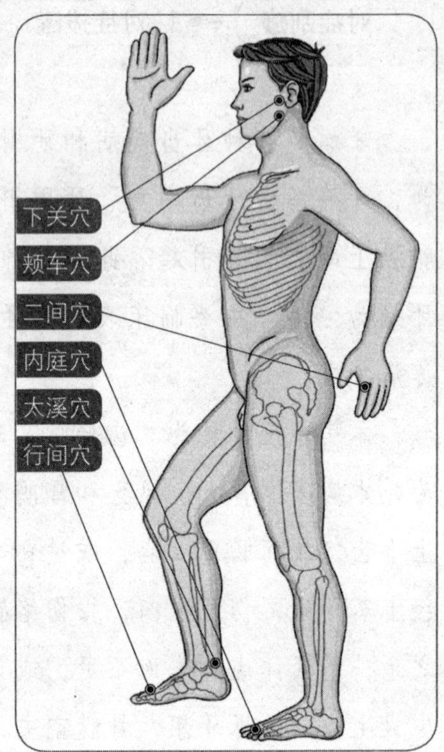

（2）虚火牙痛：在需刮痧部位涂抹适量刮痧油。先点揉下关、颊车穴，用力宜重。再刮手部合谷穴，重刮，至皮肤发红、皮下紫色痧斑痧痕形成为止。最后重刮足部太溪、行间穴，用刮板角部，各30次，出痧。

【对症拔罐】

拔罐部位

下关、颊车、风池、大椎、大杼、胃俞、合谷、内庭、行间。

拔罐方法

（1）火罐法：用投火或闪火法将罐吸附于大椎、风池、颊车、合谷，或用抽气罐法。

（2）针罐法：先行针刺下关、大椎、胃俞、内庭、行间，待得气后留针，再用火罐或抽气罐法将罐吸附于穴位。

（3）刺络拔罐法：先对合谷、颊车、胃俞、下关进行消毒，之后用三棱针在各穴点刺2～3下，再用闪火法将罐吸拔于点刺部位。

（4）走罐法：沿背部足太阳膀胱经的大杼至胃俞，自上而下走罐，以皮肤潮红为度。

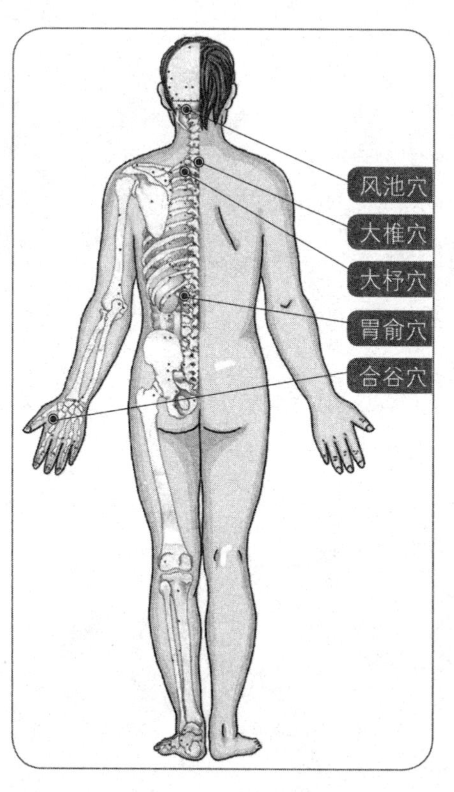

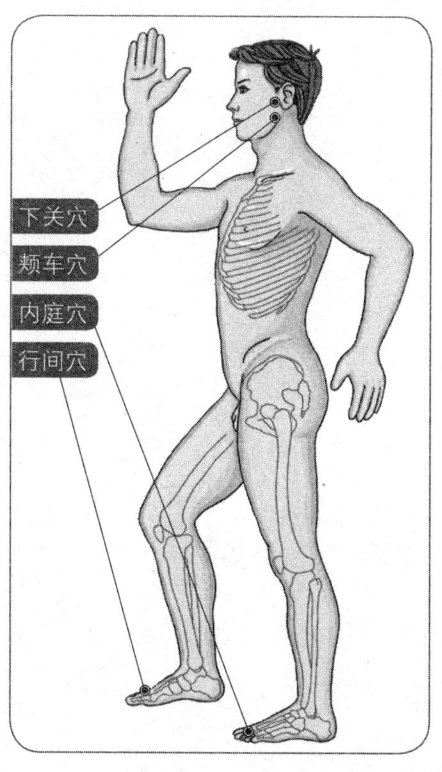

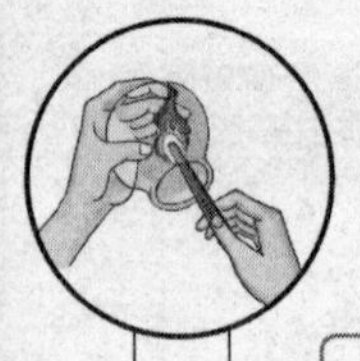

生活护理

拔罐疗法对于风火牙痛效果较好。对于龋齿感染、牙髓炎等应针对病因，结合口腔科治疗。平时应注意口腔卫生，忌吃生冷刺激类食物。

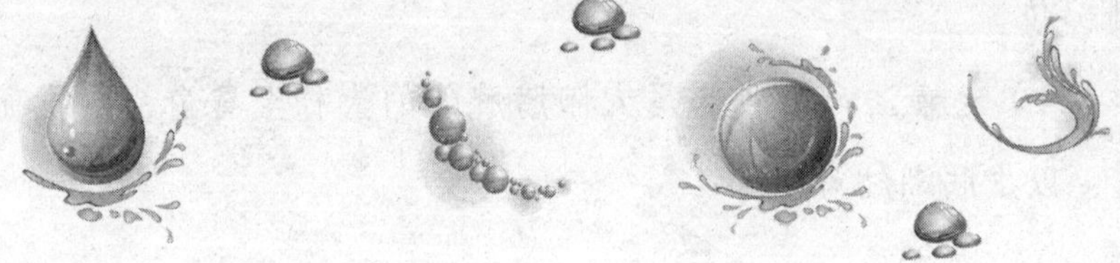